# 总主编简介

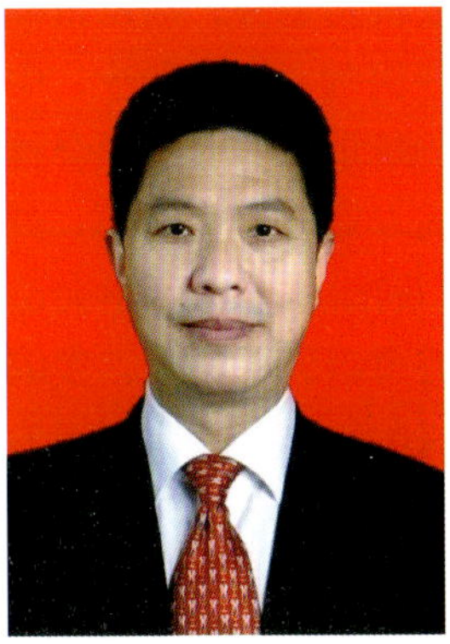

**吴绪平**，男，三级教授、主任医师，硕士研究生导师。现任中国针灸学会微创针刀专业委员会秘书长、中国针灸学会针刀产学研创新联盟理事长、世界中医药学会联合会针刀专业委员会学术顾问、湖北省针灸学会常务理事、湖北省针灸学会针刀专业委员会主任委员、湖北中医药大学《针刀医学》重点学科带头人、国家自然科学基金评审专家，已被收入《针刀医学传承家谱》，为中华针刀传承脉络第一代传承人。先后指导海内外硕士研究生 60 余名，2002 年 12 月赴韩国讲学，分别于 2003 年 3 月和 2011 年 5 月赴香港讲学。2013 年 11 月赴澳大利亚参加第八届世界针灸学术大会，并做学术报告。

40 年来，一直在湖北中医药大学从事针灸与针刀教学、临床及科研工作。主讲《经络腧穴学》《针刀医学》及《针刀医学临床研究》。研究方向：①针刀治疗脊柱相关疾病的临床研究；②针灸治疗心、脑血管疾病的临床与实验研究。先后发表学术论文 80 余篇，主编针灸、针刀专著 60 余部。获省级以上科研成果奖 6 项。主持的教学课题“针灸专业大学生最佳能力培养的探讨”，于 1993 年获湖北省人民政府颁发优秀教学成果三等奖。参加国家自然科学基金项目“电针对家兔缺血心肌细胞动作电位的影响及其机理探讨”，其成果达到国际先进水平，于 1998 年荣获湖北省人民政府颁发科学技术进步三等奖。参加的国家自然科学基金课题“电针对家兔缺血心肌细胞动作电位影响的中枢通路研究”达到国际先进水平，2007 年获湖北省科学技术进步三等奖。2005 年 10 月荣获湖北中医药大学“教书育人，十佳教师”的光荣称号。先后主编新世纪全国高等中医药院校规划教材《针刀治疗学》和《针刀医学护理学》，全国中医药行业高等教育“十二五”规划教材《针刀医学》《针刀影像诊断学》和《针刀治疗学》，新世纪全国高等中医药院校研究生教材《针刀医学临床研究》，全国高等中医药院校“十三五”规划教材《针刀医学》；主编《针刀临床治疗学》《分部疾病针刀治疗丛书》（1 套 9 部）及《专科专病针刀治疗与康复丛书》（1 套 16 部）、《针刀医学临床诊疗与操作规范》《中华内热针临床诊断与治疗》《中华内热针大型系列临床教学视听教材（12 集）》；总主编《分部疾病针刀临床诊断与治疗丛书》（1 套 10 部）；编著大型系列视听教材《中国针刀医学（20 集）》；独著出版《中国针刀治疗学》；主持研制的行业标准《针刀基本技术操作规范》于 2014 年 5 月 31 日由中国针灸学会发布，2014 年 12 月 31 日实施。

主要临床专长：擅长运用针刀整体松解术治疗各种类型颈椎病、肩周炎、肱骨外上髁炎、腰椎间盘突出症、腰椎管狭窄症、强直性脊柱炎、类风湿关节炎、膝关节骨性关节炎、神经卡压综合征、腱鞘炎、跟骨骨刺及各种软组织损伤疼痛等症。

# 主编简介

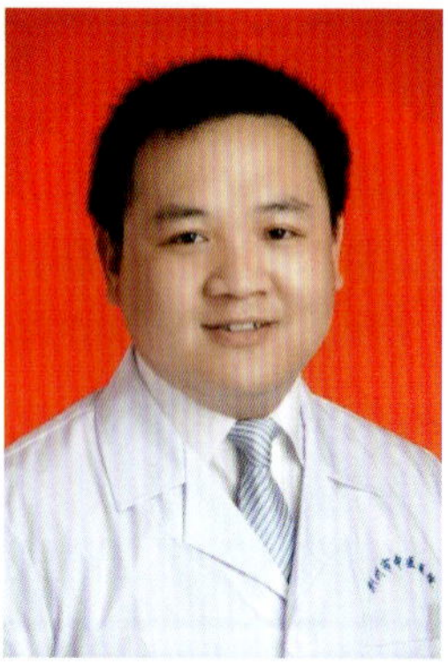

**周定军**，男，荆州市中医医院针灸康复科副主任，荆州市中医医院荆州区分院针灸康复科主任，副主任医师，医学硕士，中国针灸学会针刀产学研创新联盟常务理事，湖北省中医药学会推拿专业委员会委员，湖北省中医药学会脑病专业委员会委员，湖北省康复医学会康复治疗专业委员会委员，荆州市中医药学会康复专业委员会常务委员，参与并主持多项省市级课题研究，参编医学专著 2 部，在全国核心期刊发表论文 10 余篇，研究方向为神经内科、风湿疼痛科。擅长神经内科急危重症的诊治及应用针灸、刮痧、针刀疗法结合现代康复治疗中风后遗症、头痛、眩晕、失眠、面瘫、面痛及各种肌肉关节疼痛性疾病。

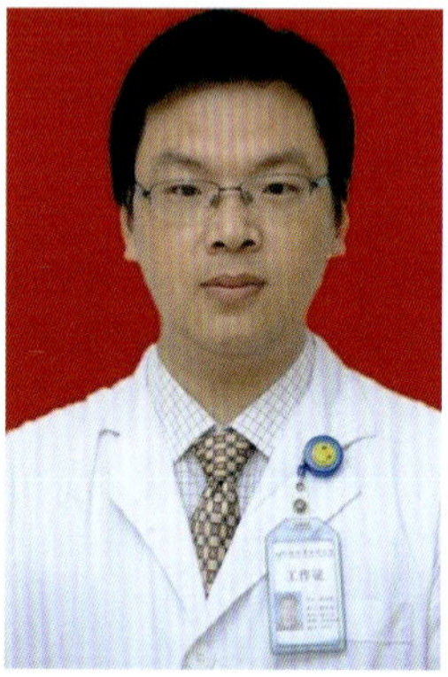

**张阳普**，男，康复医学中心主任，副主任医师，博士。现任世界中医药学会联合会痧疗罐疗专业委员会常务理事，中国民族针刀学会理事，汉章针刀医学研究院湖北学术部副主任委员，中国针灸学会针刀产学研创新联盟常务理事，湖北省中西医结合康复专业委员会委员，湖北省针灸学会理事，湖北省穴位注射委员会委员，湖北省针灸学会临床专业委员会委员，湖北省中医药学会推拿专业委员会委员，武汉市中医药学会推拿专业委员会常务委员，武汉市针灸学会理事，武汉市第六批中青年医学骨干人才。师从全国名老中医李家康教授及湖北省知名康复专家廖维靖教授，参与多项省部级课题研究，曾在华中科技大学附属同济医院及意大利锡耶纳大学医院康复医学科进修。参编医学专著 3 部，在全国核心期刊发表专业学术论文近 10 篇，研究方向为骨科康复、神经康复。擅长针灸、针刀、中药并用治疗颈肩腰腿痛、骨折、截瘫、脑瘫、脑外伤、中风偏瘫、面瘫、耳鸣、耳聋、偏头痛、呃逆、麦粒肿、月经不调、痛经、尿潴留、遗尿等疾病。

专科专病针刀整体松解治疗与康复丛书

总主编　吴绪平

# 关节强直针刀整体松解治疗与康复

主编　周定军　张阳普

中国健康传媒集团
中国医药科技出版社

## 内容提要

本书共分九章，第一章介绍关节强直针刀应用解剖；第二章介绍关节强直的生物力学；第三章介绍骨与软组织的力学系统——人体弓弦力学系统；第四章介绍慢性软组织损伤的病因病理机制；第五章介绍针刀操作技术；第六章介绍关节强直针刀整体松解治疗与术后康复护理；第七章介绍关节强直临证医案精选；第八章介绍关节强直针刀临床研究进展；第九章介绍关节强直针刀术后康复保健操。

全书内容丰富，资料详实，图文并茂，言简意赅，实用性强。适用于广大针刀临床医师，全国高等中医药院校针灸、骨伤、针刀及中医学专业大学生、研究生阅读参考。

**图书在版编目（CIP）数据**

关节强直针刀整体松解治疗与康复 / 周定军，张阳普主编. —北京：中国医药科技出版社，2019.6

（专科专病针刀整体松解治疗与康复丛书）

ISBN 978-7-5214-1196-6

Ⅰ. ①关…　Ⅱ. ①周…　②张…　Ⅲ. ①关节强直–针刀疗法　Ⅳ. ①R274.94

中国版本图书馆 CIP 数据核字（2019）第 096449 号

**美术编辑**　陈君杞
**版式设计**　张　璐

出版　**中国健康传媒集团** | 中国医药科技出版社
地址　北京市海淀区文慧园北路甲 22 号
邮编　100082
电话　发行：010–62227427　邮购：010–62236938
网址　www.cmstp.com
规格　787×1092mm　1/16
印张　13 1/4
字数　282 千字
版次　2019 年 6 月第 1 版
印次　2019 年 6 月第 1 次印刷
印刷　北京市密东印刷有限公司
经销　全国各地新华书店
书号　ISBN 978-7-5214-1196-6
**定价　39.80 元**

# 《专科专病针刀整体松解治疗与康复丛书》
## 编 委 会

# 《关节强直针刀整体松解治疗与康复》编委会名单


主　编　周定军　张阳普

副主编　陈　娟　孙华安　李晓慧　左　奇

　　　　郭美江　康　军

编　委（以姓氏笔画为序）

　　　　白红军　伍小玲　李　帆　李　梦

　　　　吴中文　吴洪阳　宋爱群　陈双平

　　　　武　峰　周朝进　莫锐芳　郭媛媛

　　　　黄　霞　韩　冻　熊　陆　薛艺璇

# 序

针刀医学发展至今，已具备较完整的理论体系，治疗范围也已由慢性软组织损伤和骨质增生类疾病扩展到内、妇、儿、五官、皮肤、美容与整形等临床各科疾病。针刀医学事业要不断发展壮大，需确立个人的研究方向，做到专科、专家、专病、专技。把针刀治疗的优势病种分化为多个专病或专科。从事针刀医学的各位中青年人才，应该走先“专而精”，后“博而广”的道路，这样才能为针刀医学的繁荣发展打下坚实的基础，才能为针刀医学走出国门、面向世界，“让针刀医学为全世界珍爱健康的人民服务”成为现实。

得阅由湖北中医药大学吴绪平教授总主编的《专科专病针刀整体松解治疗与康复丛书》，甚感欣慰。该套丛书提出了人体弓弦力学系统和慢性软组织损伤病理构架——网眼理论的新概念，进一步阐明了慢性软组织损伤和骨质增生类疾病的病因病理过程及针刀治疗的作用机理，将针刀的诊疗思路发展到综合运用立体解剖学、人体生物力学等知识来指导操作的高度上来，将针刀治疗从“以痛为腧”的病变点松解提升到对疾病病理构架进行整体松解的高度上来，发展和完善了针刀医学的基础理论，从不同的角度诠释了针刀医学的创新，这将极大地提高针刀治疗的愈显率，让简、便、廉、验的针刀医学更加深入人心。

该套丛书按专病和专科分为16个分册，每分册详细地介绍了相关疾病的病因、临床表现以及针刀整体松解治疗的全过程，将每一种疾病每一支针刀的具体操作方法淋漓尽致地展现给读者，做到理论与实践紧密结合，提高临床医师学习效率。该丛书是一套不可多得的针刀临床与教学专著，将对针刀医学的推广应用起到重要作用。故乐为之序。

中国工程院院士
天津中医药大学教授
国医大师
**2017年3月10日**

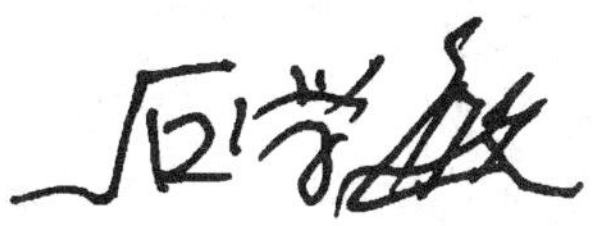

# 前　言

《专科专病针刀治疗与康复丛书》（一套16本）由中国医药科技出版社于2010年出版以来，深受广大针刀临床医师和全国高等中医药院校本专科大学生的青睐，该套丛书发行量大，社会反响强烈。在8年多的临床实践中，针刀治疗的理念不断更新、诊断技术不断完善、治疗方法不断改进，为了将这些优秀成果收录下来，我们组织全国针刀临床专家在《专科专病针刀治疗与康复丛书》的基础上编写了《专科专病针刀整体松解治疗与康复丛书》。本套丛书对针刀基础理论、针刀治疗方法进行了修改与补充，增加了针刀影像诊断、针刀术后康复及针刀临床研究进展的内容，以适应针刀医学的快速发展和广大读者的需求。

《专科专病针刀整体松解治疗与康复丛书》包括《颈椎病针刀整体松解治疗与康复》《腰椎间盘突出症针刀整体松解治疗与康复》《强直性脊柱炎针刀整体松解治疗与康复》《脊柱侧弯针刀整体松解治疗与康复》《痉挛性脑瘫针刀整体松解治疗与康复》《股骨头坏死针刀整体松解治疗与康复》《肩关节疾病针刀整体松解治疗与康复》《膝关节疾病针刀整体松解治疗与康复》《类风湿关节炎针刀整体松解治疗与康复》《关节强直针刀整体松解治疗与康复》《常见运动损伤性疾病针刀整体松解治疗与康复》《神经卡压综合征针刀整体松解治疗与康复》《常见内科疾病针刀整体松解治疗与康复》《常见妇儿科疾病针刀整体松解治疗与康复》《常见五官科疾病针刀整体松解治疗与康复》《常见美容减肥与整形科疾病针刀整体松解治疗与康复》。各分册分别介绍了针刀临床应用解剖、生物力学、骨与软组织的力学系统——人体弓弦力学系统、慢性软组织损伤的病因病理学理论及骨质增生的病理构架、疾病的诊断与分型、针刀操作技术、针刀整体松解治疗、针刀术后康复治疗与护理、针刀临证医案精选、针刀治疗的临床研究进展及针刀术后康复保健操等内容。

本套丛书以人体弓弦力学系统和慢性软组织损伤的病理构架理论为基础，从点、线、面的立体病理构架分析疾病的发生发展规律。介绍临床常见病的针刀基础术式，如“T”形针刀整体松解术治疗颈椎病，“C”形针刀整体松解术治疗肩周炎，“回”字形针刀整体松解术治疗腰椎间盘突出症及“五指定位法”治疗膝关节骨性关节炎等。将针刀治疗从“以痛为腧”病变点的治疗提升到对疾病的病理构架进行整体治疗的高度上来，提高了针刀治疗的临床疗效。同时，以人体解剖结构的力学改变为依据，着重介绍了针刀闭合性手术的术式设计、体位、针刀定位、麻醉方法、针刀具体操作方法及其疗程，并按照局部解剖学层次，描述每一支针刀操作的全过程，将针刀医学精细解剖学和立体解剖学的相关知识充分应用到针刀的临床实践中，提出了针刀术后整体康复的重要性和必要性，制定了针刀术后的康复措施及具体操作方法。

《专科专病针刀整体松解治疗与康复丛书》共计300余万字，插图约3000余幅，图文并茂，可操作性强。成稿后，经丛书编委会及各分册主编多次修改审定后召开编委会定稿，突出了影像诊断在针刀治疗中的指导作用，达到了针刀基础理论与针刀治疗相联系、针刀治疗原理与针刀术式相结合、针刀操作过程与局部解剖相结合的目的，强调了针刀术后护理及康复治疗的重要性，反映了本时期针刀临床研究的成果。由于书中针刀治疗原则、术式设计及操作步骤全过程均来源于作者第一手临床资料，可使读者直接受益。本丛书适用于广大针刀临床医师，全国高等中医药院校的针灸推拿学、针刀、骨伤及中医学专业大学生和研究生阅读参考。

丛书编委会非常荣幸地邀请到中国工程院院士、国医大师、天津中医药大学石学敏教授为本套丛书作序，在此表示诚挚的谢意！

尽管我们做出了很大努力，力求本套丛书全面、新颖、实用，但由于针刀医学是一门新兴的医学学科，我们的认识和实践水平有限，疏漏之处在所难免，希望广大中西医同仁及针刀界有识之士多提宝贵意见。

丛书编委会

2017 年 6 月

# 编写说明

《关节强直针刀治疗与康复》第一版于2010年5月出版发行以来，至今已经9年。该书指导针刀医师治疗关节强直，对提高针刀诊疗技术与术后康复起到重要作用，深受广大读者的青睐。随着社会的飞速发展，临床诊疗技术日新月异，针刀整体松解治疗疾病的思路不断拓展。经本书编委会反复酝酿、讨论，对该书进行了认真修订，进一步明确了针刀整体松解术治疗关节强直的新理念和具体操作方法，有助于提高临床疗效；强化了现代康复治疗，重视针刀治疗与术后康复相结合。故将书名改为《关节强直针刀整体松解治疗与康复》。

本书共分九章，第一章介绍关节强直针刀应用解剖；第二章介绍关节强直的生物力学；第三章介绍骨与软组织的力学系统——人体弓弦力学系统；第四章介绍慢性软组织损伤的病因病理机制；第五章介绍针刀操作技术；第六章介绍关节强直针刀整体松解治疗与术后康复护理；第七章介绍关节强直临证医案精选；第八章介绍关节强直针刀临床研究进展；第九章介绍关节强直针刀术后康复保健操。

本书的特色在于以骨与软组织的力学系统为主线，详细阐述了关节强直的力学病因、发病机制，论述了关节强直立体网络状病理构架与临床表现之间的联系，并根据骨与软组织的力学系统平衡失调，设计了针刀整体松解术式。本书的另一个特色在于重视针刀术后的整体康复治疗对针刀疗效的影响，设计了多种针刀术后康复方法供针刀医师在临床上使用。

全书内容丰富，资料翔实，图文并茂，言简意赅，实用性强。适用于广大针刀临床医师，全国高等中医药院校针灸骨伤、针刀及中医专业大学生、研究生阅读参考。

本书编委会

2019年5月

# 目　录

# 第一章
# 关节强直针刀应用解剖

## 第一节　肩关节解剖

### 一、表面解剖

在人体肩部，锁骨全长均可扪及。肩峰位于锁骨外侧端，为肩部最突出的部位。肩胛冈为沿肩峰向后、内方可触及的骨性嵴。喙突为锁骨中、外 1/3 交界处下方可触及的骨性突起。腋前襞为腋窝前壁下缘的皮肤皱襞，其深处有胸大肌下缘；腋后襞为腋窝后壁下缘处的皮肤皱襞，其深处有大圆肌及背阔肌下缘。

### 二、肩部弓弦力学系统

肩部弓弦力学系统由静态弓弦力学单元和动态弓弦力学单元及辅助装置（滑囊、脂肪及皮肤）组成，肩部静态弓弦力学单元由弓（骨骼）和弦（关节囊、韧带、筋膜）组成，肩部动态弓弦力学单元由弓（肩部骨骼）和弦（肩部骨骼肌）组成。

### 三、肩部的静态弓弦力学单元

**（一）弓**

**1. 锁骨**

锁骨位于胸廓前上部两侧，是一根横向的支柱，呈水平位。锁骨全长皆位于皮下，成人锁骨长度约 14.95cm，其前有颈阔肌覆盖，居第一肋上方，从上面或下面观均似横位“～”状，有两个弯曲，内侧凸向前，占全长 3/4～2/3；外侧凸向后，占全长 1/4～1/3（图 1-1）。

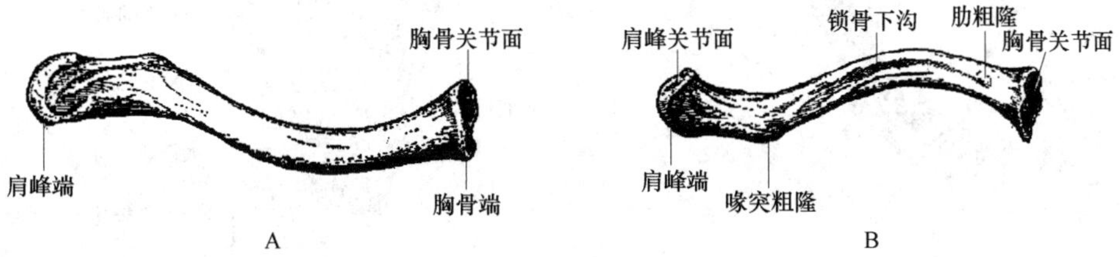


图 1-1　锁骨上、下面

A 上面观；B 下面观

**2. 肩胛骨**

肩胛骨属于扁骨，形似三角形，位于胸壁背侧上部，介于第 2～7 肋骨之间，有三缘二面、三角、二突。

肩胛骨内缘（脊柱缘）薄而长，稍凸向脊柱，有大、小菱形肌止于此。其下沿内侧缘有前锯肌附着，收缩时可使肩胛骨贴于胸壁并向外摆动。前锯肌瘫痪时，可使肩胛骨向后外突出形成翼肩。肩胛骨外缘（腋缘）向下向前最厚，其上有大、小圆肌附着。肩胛冈将肩胛骨背面分为冈上、下窝，分别有冈上、下肌附着。在肩胛骨顶部，肩胛提肌附于其上角，为连结颈肩部深层肌肉；肩胛骨下角钝而粗糙，有大圆肌、菱形肌及前锯肌附着其上（图 1-2，图 1-3）。

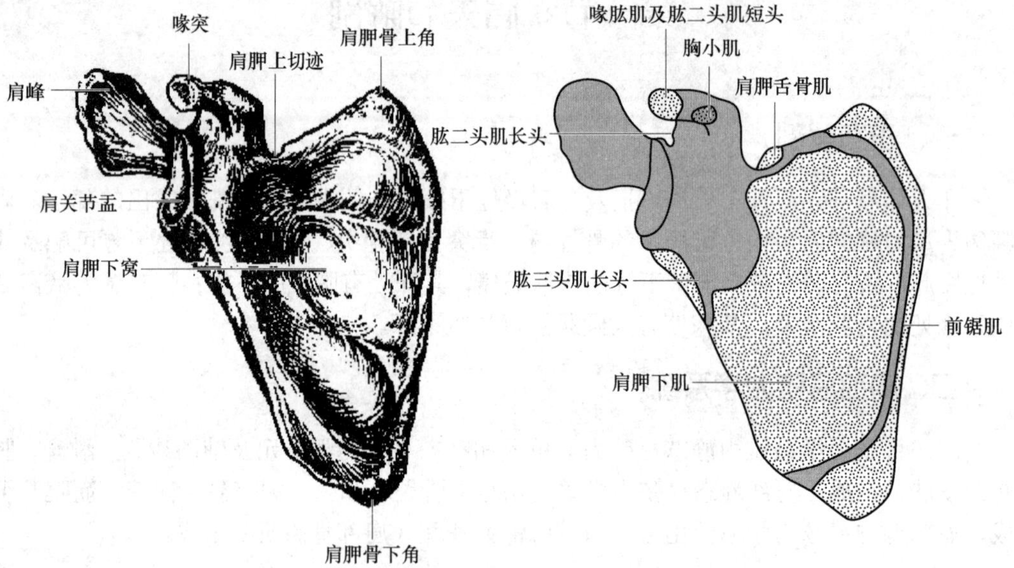


图 1-2　肩胛骨前面观

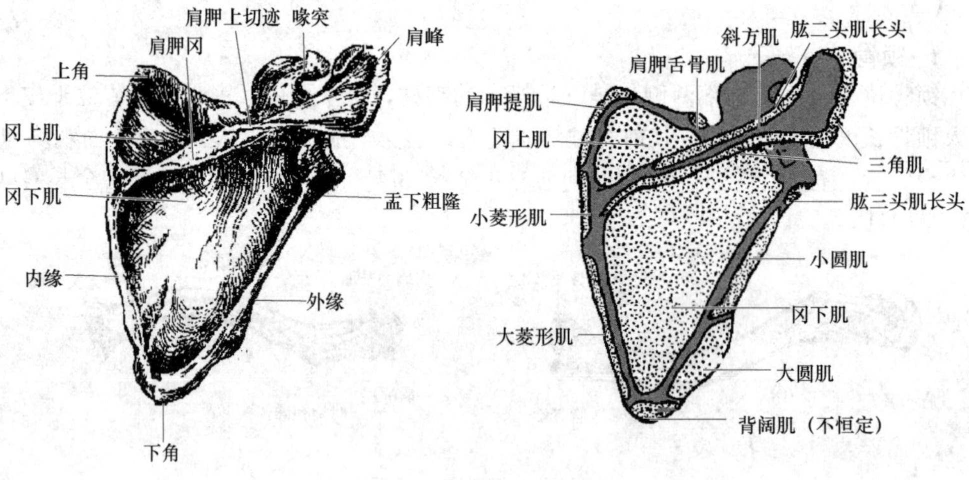


图 1-3　肩胛骨背面观

肩峰呈扁平状，有上、下二面及内、外二缘。上面凸而粗糙，有三角肌附着其上，下面凹而光滑，外侧缘肥厚而隆凸，内侧缘有一卵圆形锁骨关节面与锁骨肩峰端形成关节，峰尖有喙肩韧带附着。

喙突是肩胛上缘向前外较为坚固的骨突，是肩关节内侧作弧形切口的标志。喙突有胸小肌附着其上，为喙肱肌、肱二头肌短头起始处，并借喙锁韧带固定锁骨于正常位置。

**3. 肱骨上端**

肱骨是上肢最粗长的管状骨，其上端较粗壮，有肱骨头、解剖颈、大小结节和外科颈这四个部分（图 1-4）。

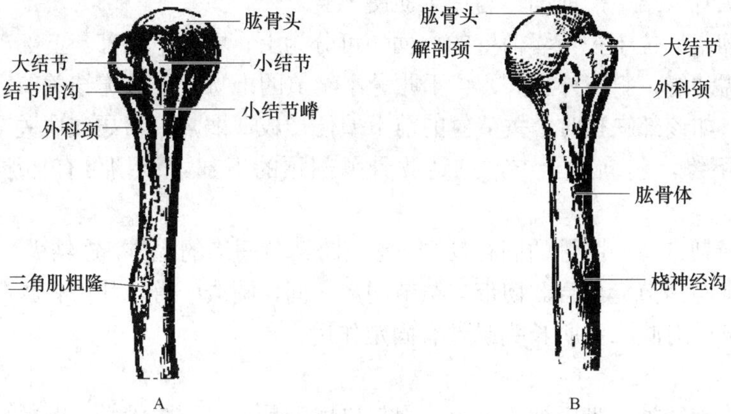


图 1-4　肱骨上端

A 前面观；B 后面观

肱骨头呈半球形，朝向上内并稍向后，覆盖有一层关节软骨，与肩胛骨的关节盂相关节。肱骨头与肱骨干之间有 130°～135° 的内倾角，肱骨头内翻时，内倾角可减少至 100° 以下。肱骨头对冠状面还有后倾角，为 15°～30°。肱骨头轴与肱骨下端滑车的轴形成一扭转角，约为 28°。

在肱骨头的关节面边缘有一缩窄的浅沟，即解剖颈，与水平面约 45°，关节囊止于此。解剖颈的下方为外科颈，相当于圆形的骨干与肱骨头交接处，此处骨皮质突出变薄，是骨折易发部位。

在肱骨头的前外为大、小二结节。大结节粗大而不显著，向外侧突出超过肩峰，因而使肩部呈圆形，是肩部最靠外的骨点，转动上肢可以触摸到该结节。大结节由上而下依次有冈上肌、冈下肌和小圆肌附着。小结节较小而显著，当上肢处于解剖位置时，它位于正前方，适在喙突的外下侧约 3.75cm 处，内旋或外旋肱骨时可触到小结节，有肩胛下肌附着，因小结节位于二头肌长头腱弯曲的内侧，当屈前臂时可起到滑车作用。大结节向下移行为大结节嵴，有胸大肌附着；小结节向下移行为小结节嵴，有背阔肌及大圆肌附着。结节间沟（二头肌沟）是位于大小结节之间的沟，其沟长约 3.2cm，深度约 0.4cm。

**（二）弦**

**1. 肩胛骨的关节盂**

关节盂呈梨状，上窄下宽，关节面浅小。关节盂的表面覆以一层透明软骨，中央较边缘为薄，其边缘镶以一层纤维软骨，为盂唇，以增加关节盂的深度。关节盂的上下各有一突起，为盂上、盂下粗隆，分别是肱二头肌长头及肱三头肌长头附着处。

**2. 盂肱关节的关节囊和支持韧带**

（1）关节囊　关节囊比较松弛，由斜行、纵行及环行的纤维构成纤维层。于肩胛骨处附着于关节盂的周缘、喙突的根部和肩胛骨颈，还包绕肱二头肌长头的起始部，并与肱三头肌长头的起始处相愈合，于肱骨处则包绕解剖颈，其内侧可达外科颈。

（2）盂肱关节的支持韧带

①喙肱韧带　为宽而强的韧带，位于盂肱关节的上面，自喙突根部的外侧缘斜向外下方，到达肱骨大结节的前面，与冈上肌腱愈合。

②盂肱韧带　位于关节囊前壁的内面，可分为上、中、下三部。上部起自喙突根部附近的关节盂边缘，斜向外上方，止于肱骨小结节的上方。中部连结关节盂前缘与肱骨小结节之间，如该部缺损时，关节囊的前下壁便形成薄弱点，易导致肩关节脱位。下部起自关节盂下缘，斜向外上方，到达肱骨解剖颈的下部。该韧带有加强关节囊前壁的作用。

③肱骨横韧带　为肱骨的固有韧带，它横跨结节间沟的上方，连结大、小结节之间，其一部分纤维与关节囊愈合。韧带与结节间沟之间，围成一管，其内有肱二头肌长头肌腱通过。该韧带对肱二头肌长头肌腱有固定作用。

**3. 肩袖**

肩袖又称旋转袖、肌肩袖或腱板，由起自肩胛骨，止于肱骨大结节的冈上肌、冈下肌、小圆肌和肩胛下肌四肌的肌腱所形成，临床上称之为肩关节肌内群。彼此交织以扁宽的腱膜形成一个半圆形，成马蹄状，牢固地由前、上、后附着于关节囊，腱膜厚约 5mm，表面光滑。在肩胛下肌止端上缘与冈上肌腱之间有一肩袖间隙，有一薄层带弹性的膜，此处有喙肩韧带及关节囊加强（图 1-5）。

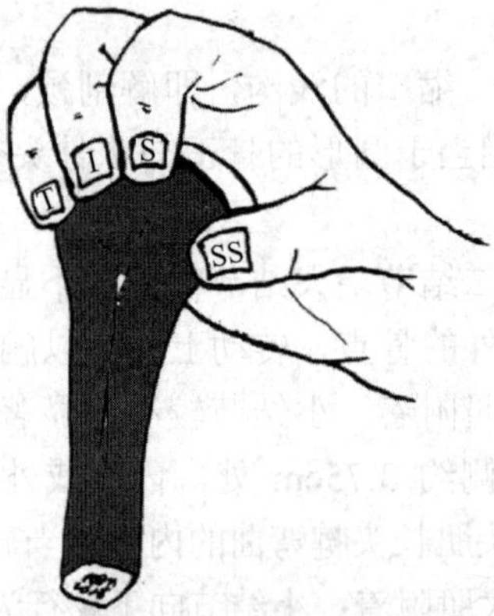


图 1-5　肩袖结构示意图

SS 肩胛下肌；S 冈上肌；I 冈下肌；T 小圆肌

**4. 肱二头肌长头腱**

在喙肩韧带内下方，位于结节间沟内，起自盂上结节，上覆以肱横韧带，完全被滑膜包围，滑膜反折形成支持带，挂于关节囊上，肌腱虽在关节内，却仍在滑膜外。

**3. 三角肌**

三角肌起点广泛，自肩胛冈、肩峰、锁骨外 1/3，从前、后、外覆盖盂肱关节，对该关节有保护及加强稳定作用。

## 四、肩部的动态弓弦力学单元

肩部动态弓弦力学单元由肩部骨骼加肩部肌肉组成。肩部骨骼如上所述，下面阐述肩部弓弦力学单元中弦的组成及功能。

根据肩部的解剖特点可将肩部的肌肉按区分为腋区、肩胛区和三角肌区三个部分。

### （一）腋区肌肉

**1. 胸大肌**

胸大肌呈扇形，肌肉宽大，起端分三部分：锁骨部起于锁骨近端上面前部 1/3；胸肋部起于胸骨前面及与其相连的上 6 个肋软骨前面；腹部最窄，起自腹直肌鞘的前层。止端扭转成 90° 似扇柄样，即起点越靠上，止点就越低。止点分二层，前面为锁骨部及胸肋部上部纤维，后面为胸肋部下部及腹部纤维，胸大肌止于肱骨大结节嵴，其深面可有滑液囊（图 1-6）。

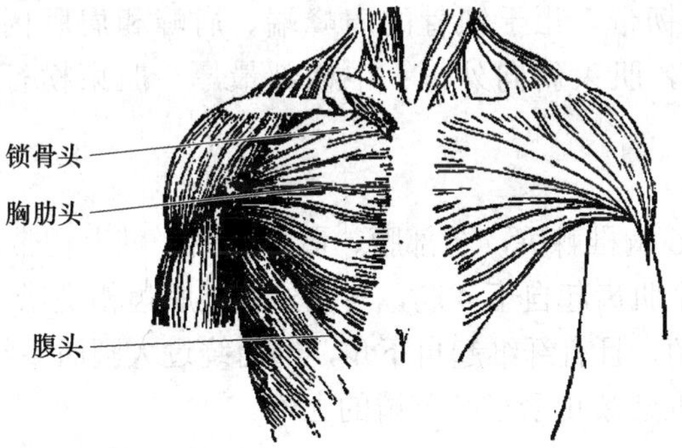


图 1-6　胸大肌

**2. 胸小肌**

胸小肌起于第 3～5 肋骨，向上外斜行成一腱，止于肩胛骨的喙突。大多数附着于喙突水平部上面与内缘，也有的仅附着于水平部上面（图 1-7）。胸小肌还可以有附加止点，止于盂上粗隆。

**3. 肩胛下肌**

肩胛下肌起自肩胛骨外侧缘和前面粗糙肌附着线。肌纤维斜向外上，移行呈一短宽的扁腱，经肩关节囊前面，止于肱骨小结节、肱骨小结节嵴的上部及肩关节囊前壁。

**4. 前锯肌**

前锯肌宽而扁平，肌齿起于上 8～9 肋骨的外侧面，纤维向后，广阔地贴附于胸廓侧面、前面和后面一部分，止于肩胛骨脊柱缘的前唇、肩胛骨的内侧角及下角的肋面（图 1-8）。

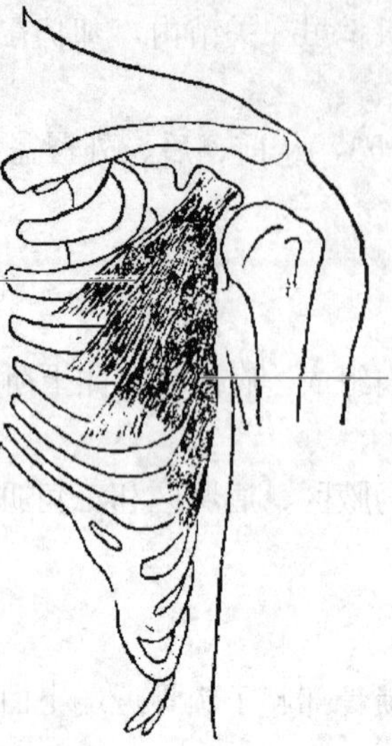


图 1-7　胸小肌

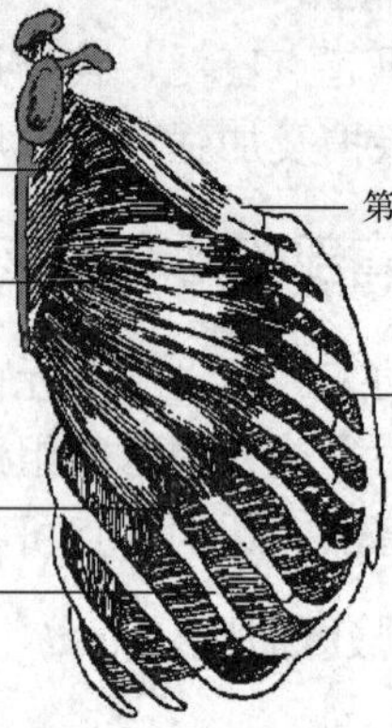


图 1-8　前锯肌

## （二）肩胛区肌肉

### 1. 斜方肌

斜方肌呈扁平三角形，位于颈部及肩背部，起点很宽，起自枕外隆凸和颈、胸、腰椎棘突及棘上韧带，止于锁骨的肩峰端、肩峰和肩胛冈。斜方肌可分为如下三部分：上斜部较薄，肌束斜向外下；中横部最厚，肌束横行；下斜部肌束长，斜向上外。

### 2. 背阔肌

以腱膜起自下第 6 胸椎棘突，全部腰、骶椎棘突，棘上韧带、髂嵴外缘后 1/3 及腰背筋膜后层，并以 4 个肌齿起自下 4 肋，与腹外斜肌肌齿相交错。肌纤维向外上聚合为扁平腱，覆盖肩胛下角，且有纤维起自下角，继而绕过大圆肌下缘，止于小结节嵴的下部；为下部的肌束纤维延续止于小结节嵴的上部。

### 3. 冈上肌

冈上肌位于肩胛骨冈上窝内，斜方肌的深面，呈长三角形双羽状。起自冈上窝及冈上筋膜，肌束斜向外上方，经肩峰及喙肩韧带的深面，止于肱骨大结节，并和肩关节囊愈着。冈上肌与肩峰深面有肩峰下滑液囊，有时与三角肌下滑液囊相交通。

### 4. 冈下肌

冈下肌为三角形的扁肌，位于肩胛骨背面的冈下窝内，部分被三角肌和斜方肌遮盖，较冈上肌发达。起自冈下窝及冈下筋膜，肌纤维向外逐渐集中，经肩关节囊的后面，止于肱骨大结节和关节囊。其腱与关节囊之间，可能有一滑膜囊，即冈下肌腱下囊。冈下肌被包绕于冈下骨性纤维鞘中，该鞘由肩胛骨冈下窝及附着于其边缘的冈下筋膜所构成。

### 5. 小圆肌

小圆肌位于冈下肌的下方，大部分被三角肌所遮盖，为圆柱形的小肌。起自肩胛骨外侧缘的上 2/3 的背面，肌束向外移行于扁腱，止于肱骨大结节和肩关节囊。

**6. 大圆肌**

位于冈下肌和小圆肌的下侧，其下缘被背阔上缘遮盖，整个肌呈柱形。起自肩胛骨外侧缘下部和下角的背面及冈下筋膜。肌束向上外方集中，经肱三头肌长头的前面，移形于扁腱，于背阔肌腱的下方，附着于肱骨小结节嵴。背阔肌囊夹于两腱之间。在大圆肌与肱骨内侧之间有大圆肌下囊。

**7. 肩胛提肌**

肩胛提肌起自上位 3～4 颈椎横突，附着于肩胛骨内侧角及脊柱缘的最上部，能上提肩胛骨，若止点固定，一侧肌肉收缩，可使颈屈曲，头部向同侧旋转。

**8. 大菱形肌和小菱形肌**

小菱形肌呈窄带状，起自下位二个颈椎的棘突，同时附着于肩胛骨脊柱缘的上部，在大菱形肌上方。大菱形肌菲薄而扁宽，呈菱形，起自上位四个胸椎的棘突，向外下方，几乎附着于肩胛骨脊柱缘的全长。

**（三）三角肌区**

三角肌为锥形，覆盖盂肱关节，纤维起自锁骨外 1/3 前缘、肩峰尖与其外侧缘及肩胛冈嵴，自下缩窄成为一腱，止于肱骨三角肌粗隆（图 1-9）。三角肌肌束分为前、中、后三部，三角肌前部肌束较长，从前方走向后下方，与结节间沟的外侧唇在一线上；中部纤维构成较复杂，肌束较短，似羽毛状，由肩峰下行，三五束肌纤维与由下部止点向上的腱索彼此镶嵌，腱性组织在近侧部伸展到整个肌的起始处，在远侧部则附着于不大的区域中；后部肌束较长，从后方斜向前方，形成桡神经沟的上界，向上与肱三头肌外侧头的起点在一线上。在三角肌的深面，三角肌筋膜深层与肱骨大结节之间，有一恒定的较大的黏液囊，为三角肌下囊，该囊为胚胎期最早出现的滑膜囊，由于此囊膨出许多突起，尤其是突入肩峰下面的最明显，因此也有人称它为肩峰下滑膜囊，在 40 岁以后，该囊易产生变性、损伤、粘连，从而引起肱骨头向上移位固定，产生肱骨上举困难，是临床常见的一种顽固性疾病。

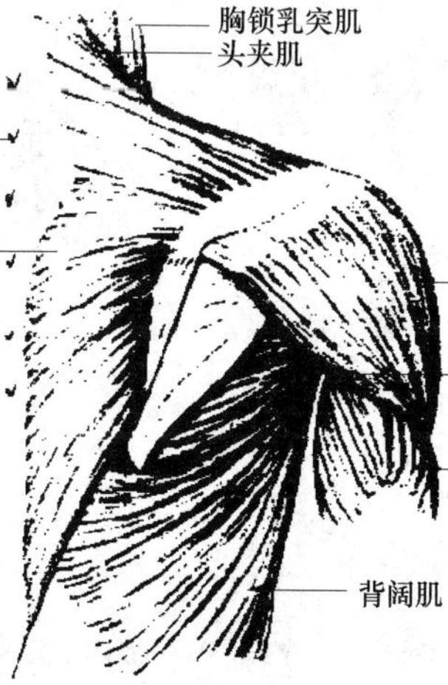


图 1-9　三角肌及邻近组织

## 五、肩部的神经

**臂丛**

臂丛由下位四个颈神经（$C_5$～$C_8$）的前支与第1胸神经（$T_1$）前支的大部分所组成。如上移，$C_4$～$C_8$参加，称为前置型；或下移，$C_6$～$C_{12}$参加，称为后置型。臂丛的5个神经根，先经椎动脉后侧及前后横突间肌之间向外侧行，再从前斜角肌与中斜角肌间的斜角肌间隙穿出。在此第5、6颈神经于中斜角肌外侧缘处合成上干；第7颈神经单独成中干；第8颈神经与第1胸神经，在前斜角肌后侧，合成下干。这三干向外下方在锁骨后侧经过，每干又分前后二股，因此以上三干共分为六股。根据与腋动脉第三段的位置关系，上干与中干的前股合成一束，叫外侧束，位于腋动脉的外侧。上、中、下三干的后股后成一束，叫后束，位于腋动脉的下侧。而下干的前股独自成为一束，叫内侧束，此束先在腋动脉后侧，然后转到它的内侧（图1-10）。

臂丛从斜角肌间隙穿出时，锁骨下动脉位于臂丛的前侧；至颈外侧三角的颈根部，其表面覆盖有颈阔肌、锁骨上神经及颈固有筋膜；另外，还有颈外静脉的下部、锁骨下神经、颈横静脉、肩胛上静脉、肩胛舌骨肌下腹及颈横动脉，均在臂丛的浅面越过。当臂丛经腋窝入口进入腋窝，在锁骨下肌的后侧时，有肩胛上动脉横过臂丛的前面。入腋窝后，三束包围腋动脉，在胸小肌下缘，三束分出终末支进入上肢，臂丛支配肩带及上肢所有肌肉。

臂丛神经根有以下3条分支：①肩胛上背神经：起自$C_5$支配肩胛提肌及大小菱形肌。②胸长神经：起自$C_5$～$C_7$支配前锯肌。③膈神经：由$C_5$发出的支与由颈丛$C_3$～$C_4$发出的支共同组成，主要神经纤维来自$C_4$（图1-11）。

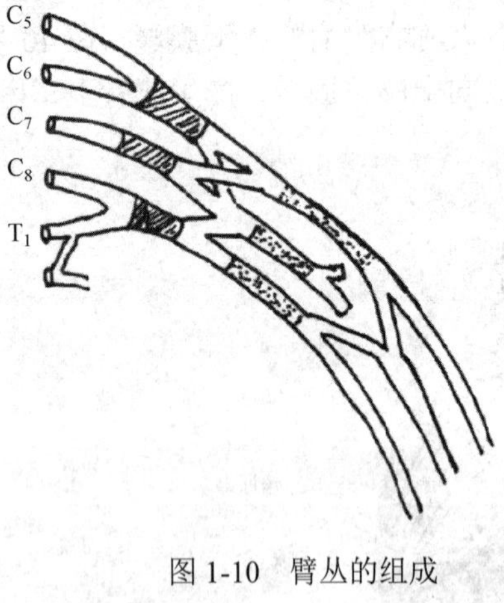


图1-10 臂丛的组成

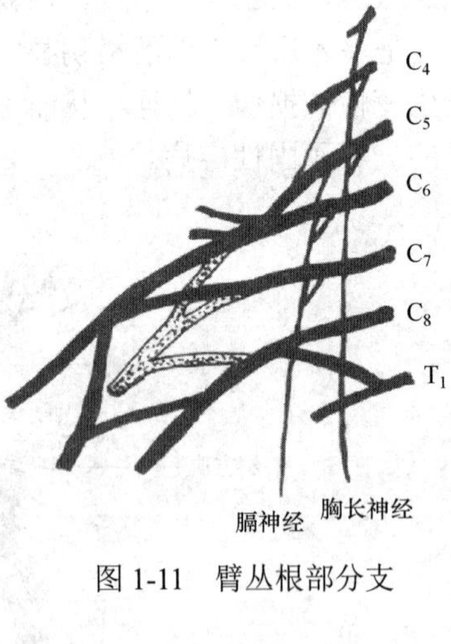


图1-11 臂丛根部分支

## 六、肩部的关节

**1. 盂肱关节**

见肩部的静态弓弦力学单元中“（二）弦”的内容。

**2. 肩锁关节**

肩锁关节位于皮下，为滑膜关节，由肩胛骨的肩峰关节面和锁骨外侧的肩峰关节面构成。锁骨的肩峰端为扁平结构，关节面呈卵圆形，向外并微朝下，肩峰关节面位于肩峰内缘，也呈卵圆形，朝向内上（图 1-12）。

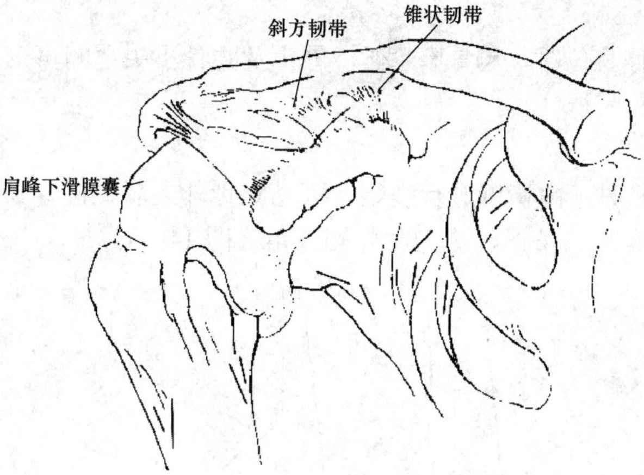


图 1-12　喙锁韧带

# 第二节　肘关节解剖

## 一、表面解剖

**1. 肘关节前的 3 个肌性隆起**

上正中隆起、下外侧隆起和下内侧隆起，3 个隆起围成一个三角形凹陷，即肘窝。

**2. 肘后区的 3 个骨性隆起（图 1-13）**

即肱骨内上髁、外上髁及尺骨的鹰嘴突，为肘后区三个明显突出的骨性结构。三者的关系会随着肘关节的屈曲或伸直等运动变化而改变。

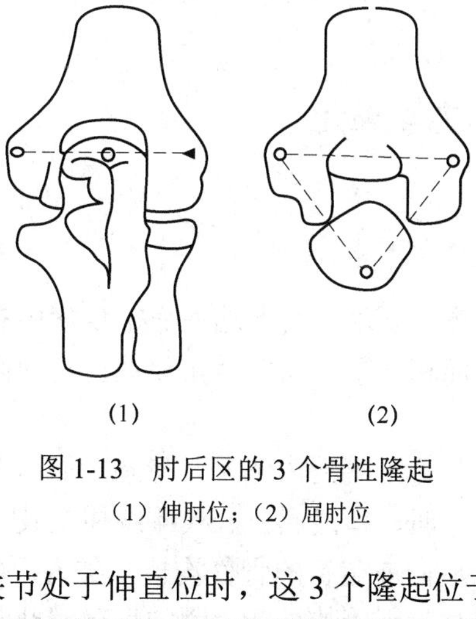


图 1-13　肘后区的 3 个骨性隆起

（1）伸肘位；（2）屈肘位

在正常情况下，当肘关节处于伸直位时，这 3 个隆起位于同一条直线上；而当肘关节屈曲至 90°时，这 3 个隆突则构成尖朝下的等腰三角形，该三角称为肘后三角。在肱骨内上髁与尺骨鹰嘴之间的皮下可触及尺神经，在肱骨外上髁与尺骨鹰嘴之间的皮下可触及肘后肌。

**3. 肘后窝**

当肘关节处于伸直位时，尺骨鹰嘴、桡骨头及肱骨小头之间可形成一个小的凹陷样结构，称肘后窝。

**4. 肘外侧三角**

肘关节屈曲90°时，由桡侧进行观察，可见肱骨外上髁、桡骨头及尺骨鹰嘴突三个骨性突起，形成一等腰三角形，称为肘外侧三角（图1-14）。

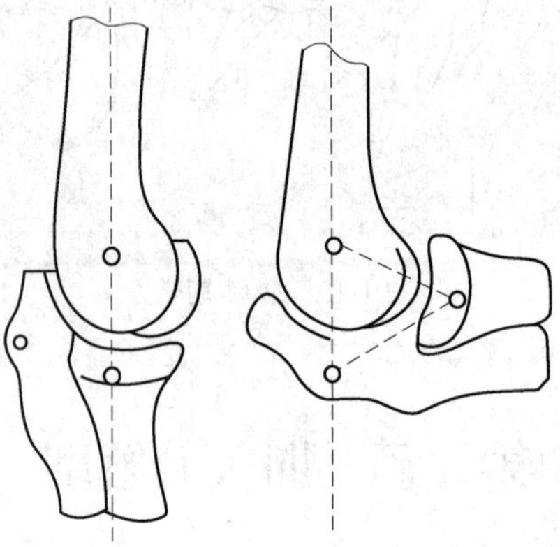

(1)　　(2)

图1-14　肘外侧三角

（1）伸肘位；（2）屈肘位

## 二、肘部弓弦力学系统

肘部弓弦力学系统由静态弓弦力学单元和动态弓弦力学单元及辅助装置（滑囊、脂肪及皮肤）组成，肘部静态弓弦力学单元由弓（骨骼）和弦（关节囊、韧带、筋膜）组成，肘部动态弓弦力学单元由弓（肘部骨骼）和弦（肘部骨骼肌）组成（加上脂肪和皮肤部分）。

## 三、肘部的静态弓弦力学单元

### （一）弓

**1. 肱骨**

肱骨位于臂部，分为一体和两端。其上端在肩部疾病中有详细的描述，在此不再赘述。肱骨下端前后略显扁平而稍向前倾，并略带卷曲。其向内外侧突出，形成肱骨髁部（图1-15）。

（1）肱骨内上髁　位于肱骨下端的内侧，其形态大而显著，髁部的前下面粗糙，为旋前圆肌、桡侧腕屈肌、掌长肌、指浅屈肌、尺侧腕屈肌及尺侧副韧带的附着部。其后面光滑，但在后下方有一从后向前走行的骨性沟槽，称为尺神经沟。

（2）肱骨外上髁　位于肱骨下端的外侧，髁的后部稍凸起。在外上髁的外侧面有一压迹，为前臂浅层伸肌如桡侧腕长伸肌、桡侧腕短伸肌、指总伸肌、小指固有伸肌、尺侧腕伸肌等肌肉的附着处。此外，肱桡肌与旋后肌也起于肱骨外上髁部。

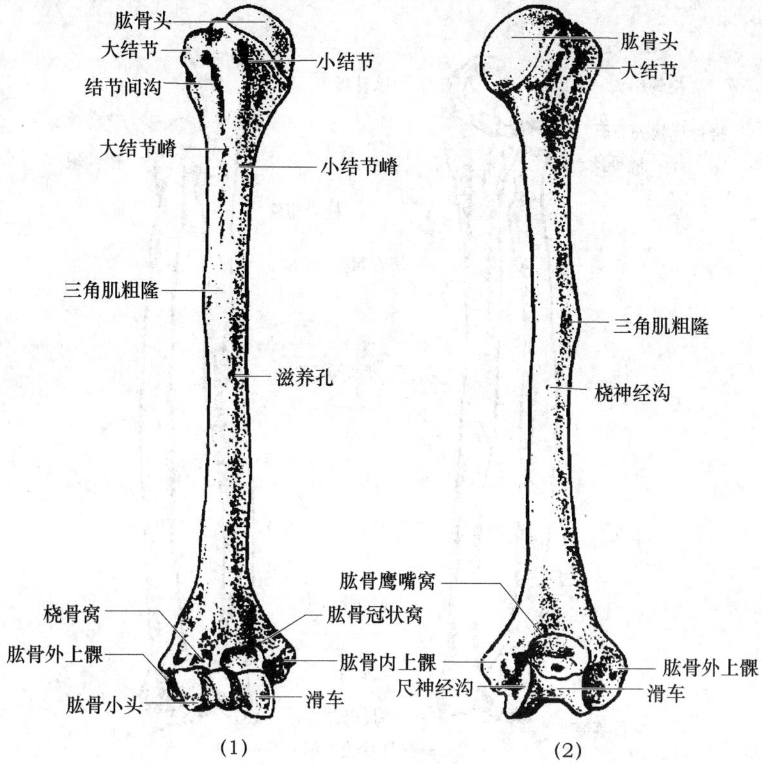


图 1-15　肱骨的解剖形态

（1）前区；（2）后区

（3）肱骨滑车　在肱骨内、外上髁之间，有一形如滑车样的结构，称为肱骨滑车，其形态呈线轴样，主要与尺骨近端的半月切迹构成关节（即肱尺关节）。

（4）肱骨小头　该结构位于肱骨下端的前外侧，为半球形的突起，在肱骨滑车的外侧部与之相接，与桡骨小头的凹陷相关节（即肱桡关节）。肱骨小头上方有一浅窝，称为桡骨窝，当肘全屈时，桡骨小头的前缘恰与此窝相接。

**2. 桡骨（图 1-16，图 1-17）**

桡骨位于前臂外侧部，分为一体两端。桡骨体呈三棱柱形，上端细小，下端粗大。上端有稍为膨大的桡骨头，头上面有关节凹陷与肱骨小头相关节（即肱桡关节）；在头的周围有环状关节面与尺骨桡切迹相关节（即尺桡近侧关节）；小头部稍膨大，其关节面以下较细的部分为桡骨颈，桡骨颈、体相连处的后内侧有一卵圆形隆突，称为桡骨粗隆，系肱二头肌肌腱的止点处。

**3. 尺骨（图 1-16，图 1-17）**

尺骨位于前臂的内侧部，分为一体两端。尺骨体呈三棱柱形，上端较为粗大，前面有一大的凹陷性的关节面，称为半月切迹（或称为滑车切迹），与肱骨滑车相关节（即肱尺关节）。在切迹的后上方与前下方各有一突起，分别称为鹰嘴和冠状突，冠状突外侧面的关节面为桡切迹，与桡骨头的环状关节面相关节（即尺桡近侧关节），冠状突前下方的粗糙隆起，称为尺骨粗隆。

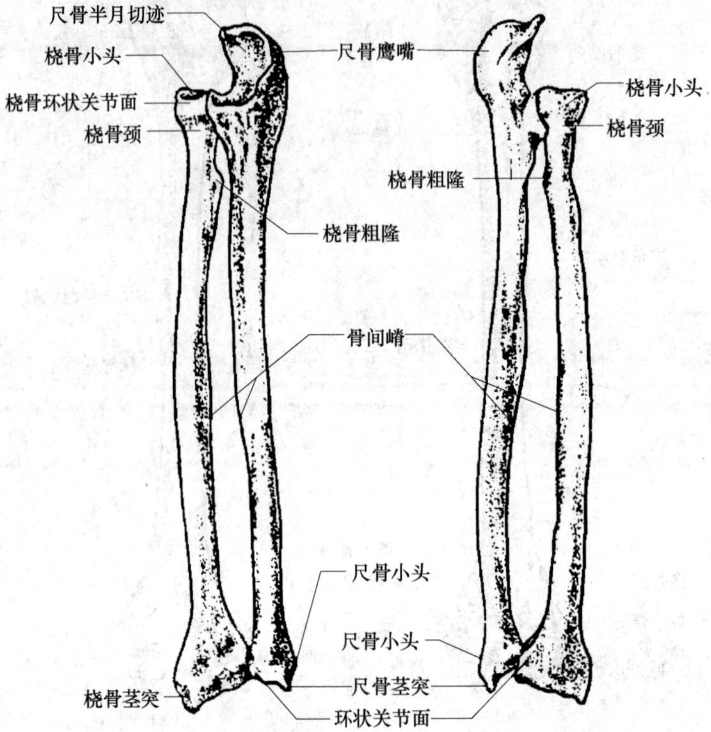


图 1-16　桡骨与尺骨的解剖形态

（1）前区；（2）后区

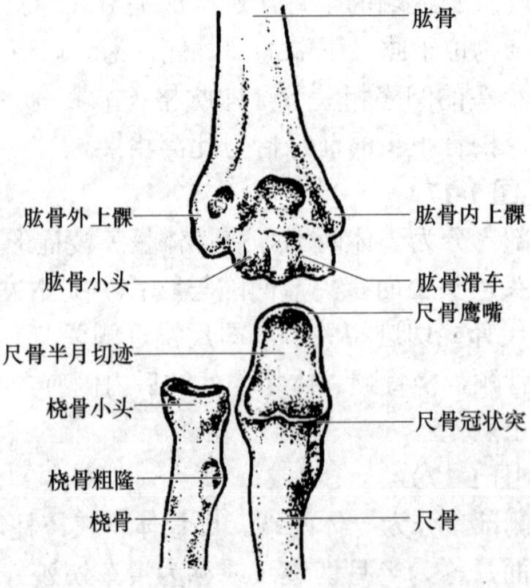


图 1-17　肘关节结合处的解剖形态

## （二）弦

### 1. 尺侧副韧带（图 1-18）

尺侧副韧带，又称内侧副韧带，呈三角形。该韧带相当肥厚，以肱骨内上髁的前面和下面为起点，放射形向下分为前、后及横三束：前束，呈条索状，起自内上髁的前下方，止于尺骨冠状突的尺侧缘；后束，呈扇形，起自肱骨内上髁下方略偏后，向前方止于半月切迹中后部及鹰嘴的内侧面；横束（亦称横韧带），起自尺骨粗隆后方与半月切迹，止于鹰嘴突与半月切迹后部（即冠状突和鹰嘴突之间）。

### 2. 桡侧副韧带（图 1-18）

桡侧副韧带，又称外侧副韧带，起于外上髁的粗糙面，呈扇形分为三束，它并不抵止于桡骨，而是围绕桡骨头的前、外、后三面，该韧带连接着肱骨外上髁的下部与环状韧带之间，止于尺骨的旋后肌嵴。

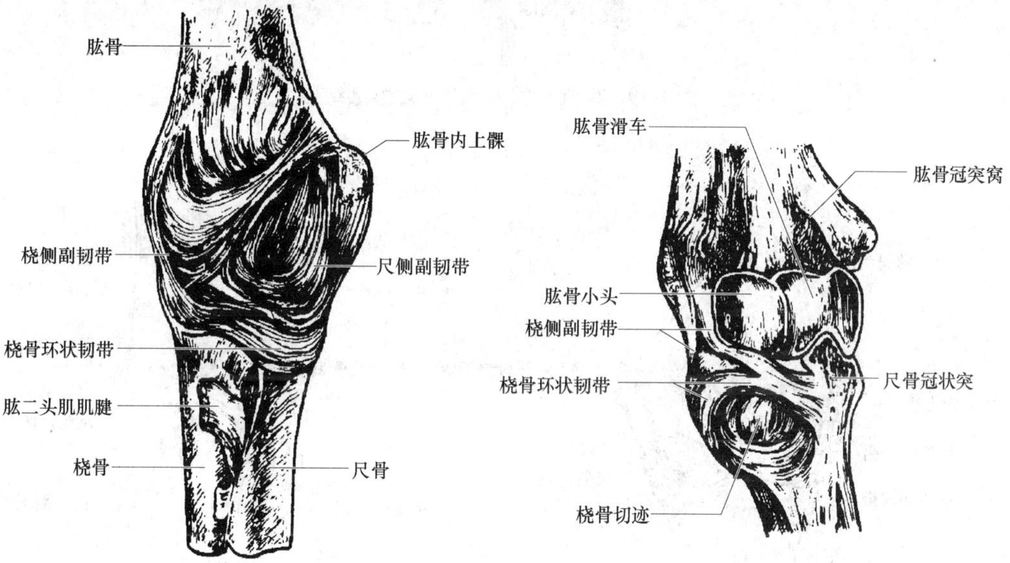


图 1-18 肘部的韧带装置

### 3. 桡骨环状韧带（图 1-19，图 1-20）

桡骨环状韧带为环绕桡骨小头的强韧的纤维带，起自尺骨的桡骨切迹前缘，止于尺骨桡骨切迹后缘，由于环状韧带对桡骨小头的包绕，使该处形成一上口大、下口小的杯盏形结构，此种结构对桡骨小头起到了有效的固定作用，从而可防止其滑脱。

### 4. 方形韧带

方形韧带起于尺骨上端的桡切迹下缘，止于桡骨颈。其被覆在关节下端的滑膜层表面，薄而松弛，其两侧缘由环状韧带的上缘纤维所加强。该韧带连接在桡骨颈与尺骨桡切迹的下缘之间，具有支撑滑膜的作用。

### 5. 肱二头肌腱膜（图 1-20）

肘前浅层有肱二头肌的下止腱，该肌腱向肘内侧呈扇形扩展，而固定于肘内侧的骨膜上，从而形成了一坚韧的肌膜层，即肱二头肌腱膜。

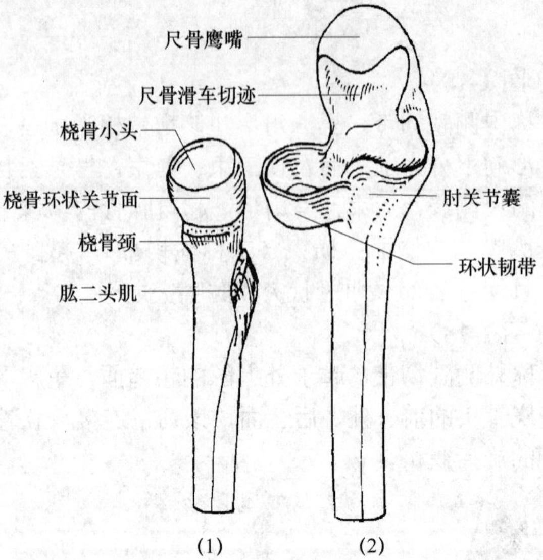


图 1-19　桡骨环状韧带及邻近解剖结构

（1）桡骨；（2）尺骨

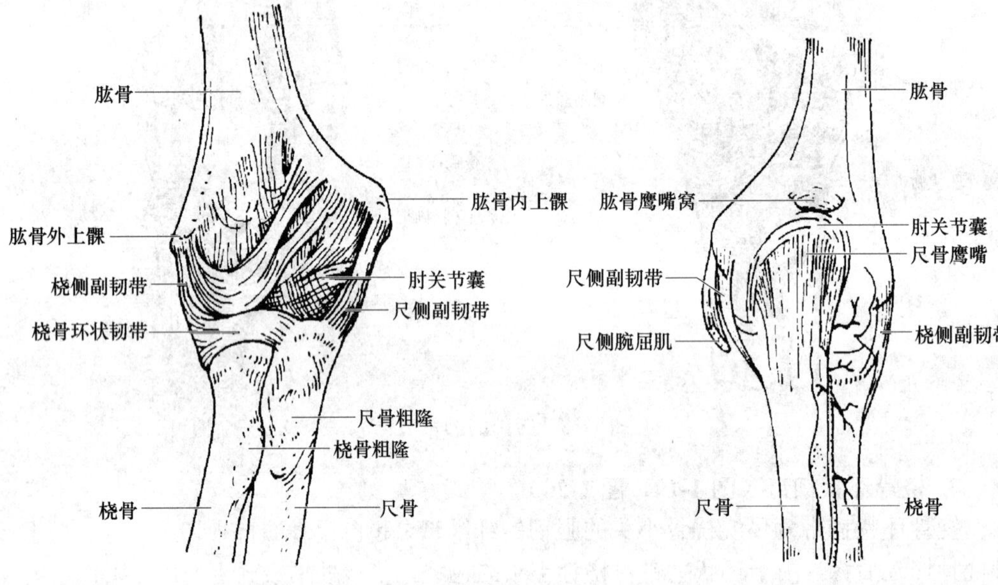


图 1-20　肘部关节囊及邻近结构

（1）前区；（2）后区

**6. 肘关节囊**

有时可称为肘关节滑膜囊。肘关节由肱尺、肱桡及桡尺关节三个关节联合构成，由一个共同的肘关节囊所包被，故该关节常被视为一个关节。

肘关节囊的前壁，上方起自肱骨内上髁的前面、桡骨窝及鹰嘴窝的上方（图 4-25），向下止于尺骨冠突的前面及桡骨环状韧带，并向两侧逐渐移行于桡、尺侧副韧带；肘关节囊的后壁，上起自肱骨小头的后面、肱骨滑车的外侧缘、鹰嘴窝及内上髁的后面，向下止于鹰嘴的上缘和外侧缘、桡骨头环状韧带及尺、桡骨切迹的后面（图 4-25）。正常肘关节内的润滑液为 3～4ml。

**7. 肘部滑膜囊**

在肘关节囊的内层，滑膜遍布于关节囊纤维层内面、鹰嘴窝、冠状窝及桡骨颈等处，但并不完全占满，凡面向关节而不覆以软骨的骨才有滑膜覆盖，如在冠状窝内与鹰嘴窝内的非软骨的部分，其均有滑膜及脂肪组织覆盖；另在桡骨头与肱骨小头的非软骨的部分亦同样如此，在关节腔内，可见滑膜皱襞，其分别位于肱桡部、肱尺部、鹰嘴窝及冠状窝等处（图 1-21）；在肘关节腔的外侧，滑膜层向下方有囊状膨出，达桡骨环状韧带的下方并包绕桡骨颈。

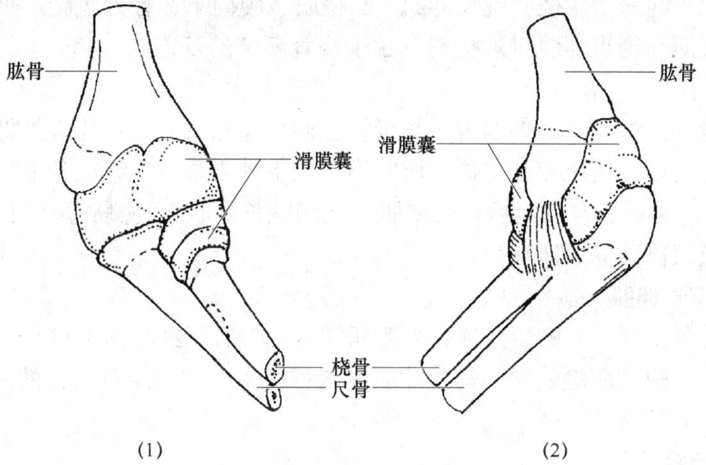


图 1-21　肘部滑膜囊

（1）前区；（2）后区

关节有了滑膜的存在，便可维持关节内压力的平衡，并有缓冲与散热的作用；另外，在桡骨头处的滑膜的一部分向下延续至环状韧带以下，形成袋状隐窝，此结构对桡骨头的旋转运动有协助的作用。

**8. 肘关节滑囊**

肘关节的滑囊比其他大关节较为简单，滑囊有两个，一个为尺骨鹰嘴滑囊，另一个为肱二头肌滑囊。

## 四、肘部的动态弓弦力学单元

肘部动态弓弦力学单元由肘部骨骼加肘部肌肉组成。肘部骨骼如上所述，下面阐述肘部弓弦力学单元中弦的组成及功能。

**1. 肱二头肌**

位于臂部前方，该肌的起点分为两头：一头起自肩胛骨的盂上粗隆，称为肱二头肌长头；另一头起自肩胛骨的鹰嘴窝，称为肱二头肌短头。两条肌束的肌纤维向下方移行，并于肱骨前方的上段处融合为一整块肌肉继续向下移行为粗大的肌腱，最终抵止于桡骨粗隆。

**2. 肱肌**

位于肱二头肌的深面。该肌起自肱骨前面的下半段骨面，止于尺骨粗隆。

**3. 拇长展肌**

该肌于肘肌及旋后肌止点处的下方起自尺骨和桡骨中部的背面及邻近的骨间膜，该肌肌纤维行经于尺侧腕伸肌、指总伸肌的深面，在拇短伸肌上方，向下外方移行为长肌腱，与桡侧腕短伸肌腱及桡侧腕长伸肌腱斜行交叉，并行于上述两块肌肉的深面，最后经腕背韧带深处行至手部，止于第 1 掌骨底的外侧。

**4. 肱桡肌**

起自肱骨外上髁上方和外侧肌间隔。于此肌内侧，自上而下分别为肱肌、旋前圆肌和桡侧腕屈肌，其深层为桡侧腕长伸肌。肱桡肌肌腹向下移行为肌腱，肌腱末端的外侧部分被拇长展肌与拇短伸肌腱所掩盖，止于桡骨茎突的基部。

**5. 旋后肌**

起自肱骨外上髁及指总伸肌腱，与尺骨腕伸肌起点愈着，并且该肌肌腱还与桡骨环状韧带及尺骨旋后肌肌嵴相连。该肌肌纤维斜向下外方移行，绕桡骨上端，止于桡骨上 1/3 段的前缘。旋后肌自前而后被肱桡肌、桡侧腕长伸肌、桡侧腕短伸肌、指总伸肌、尺侧腕伸肌及尺侧腕屈肌所遮盖。

**6. 桡侧腕长伸肌**

起自肱骨外上髁、外侧髁及前臂外侧肌间隔。该肌肌纤维向下移行为长腱，于拇长展肌腱及拇长、短伸肌腱的深面与上述肌腱斜行交叉，并经腕背韧带的深面行至手背，止于第 2 掌骨底的背侧。

**7. 桡侧腕短伸肌**

起于肱骨外上髁和前臂骨间膜，该肌肌束向下移行为长而扁的肌腱，于桡侧腕长伸肌背面的内侧，止于第 3 掌骨底的背侧。

**8. 指总伸肌**

起于肱骨外上髁及前臂筋膜，该肌肌纤维向下移行，并分裂为四条长肌腱，于腕背韧带的上方与食指固有伸肌腱共同通过腕背韧带深面的骨性纤维管行至手背，分别抵止于第 2～5 指末节指骨底的背面。

**8. 小指固有伸肌**

起自肱骨外上髁的指总伸肌腱上（实际上，该肌仅仅是指总伸肌腱的一部分），该肌在指总伸肌腱的内侧，于腕背韧带深面穿过，止于小指中节及末节指骨底的背面。

**9. 尺侧腕伸肌**

起自肱骨外上髁、前臂筋膜及尺骨的后缘，该肌肌纤维向下移行为长肌腱，行经尺骨的后面及前臂背面最内侧的皮下，最后穿经腕背侧韧带的深面，止于第 5 掌骨底的背侧。

**10. 拇长屈肌**

起自桡骨前中部的指浅屈肌的起点与旋前方肌的止点之间及邻近的骨间膜，有时还可有一束肌肉起自肱骨内上髁和尺骨。该肌肌纤维向远侧移行为长腱，并经腕管行至拇指末节指骨基底的掌侧。

**11. 拇短伸肌**

起自桡骨背面上拇长展肌起点的下方及邻近的骨间膜，该肌肌纤维紧贴拇长展肌腱的外侧向下方移行，并与拇长展肌腱同行，止于拇指近节指骨底的背侧。

**12. 旋前圆肌**

该肌的起点分为两头：一头起自肱骨内上髁、臂内侧肌间隔和前臂固有筋膜，称为旋前圆肌的肱骨头（图 1-22）；另一头起自尺骨鹰嘴窝，称为旋前圆肌的尺骨头。在两头之间有正中神经通过，而两头继续向下移行，并在正中神经的前面汇合，其肌束斜向外下方，先于肱肌和肱二头肌腱的浅面走行，后于桡骨的掌侧面移行为扁平的肌腱，止于桡骨中 1/3 段的背侧缘及外侧缘。

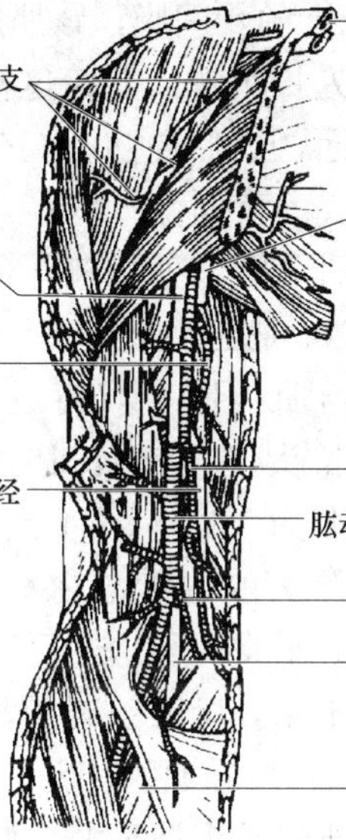


图 1-22　旋前圆肌起点及其周围结构

**13. 桡侧腕屈肌**

起自肱骨内上髁和前臂筋膜，该肌的肌纤维斜向外下方移行为细长的肌腱。此腱穿经腕横韧带下面，并沿大多角骨沟移行至手掌，止于第 2～3 掌骨基底部的掌侧面。

**14. 尺侧腕屈肌**

该肌的起点分为两头：一头起自肱骨内上髁和前臂筋膜，称为尺侧腕屈肌的肱骨头；另一头起自尺骨鹰嘴和尺骨上 2/3 段的背侧缘，称为尺侧腕屈肌的尺骨头。尺神经恰通过两头之间。该肌肌纤维向下方移行为短肌腱，并经腕横韧带深面，止于豌豆骨，继续移行为豆沟韧带和豆掌韧带。

**15. 掌长肌**

起于肱骨内上髁和前臂筋膜，该肌肌腹较小，其肌纤维斜向下方移行为细长的肌腱，并经腕横韧带，止于掌腱膜。

**16. 指浅屈肌**

该肌的起始端宽大，分为两头：一头起自肱骨内上髁和尺骨鹰嘴窝，称为指浅屈肌的肱骨头；另一头起自桡骨上 1/2 的掌侧面区域，称为指浅屈肌的桡骨头。两头的中间相互融合形成一腱弓。正中神经、尺动、静脉通过该腱弓的深面，该肌肌纤维向下移行为四条肌腱，分别附着于第 2～5 指的中节指骨底。

**17. 指深屈肌**

该肌的起点与旋前方肌的起点相同，即尺骨下 1/4 的前缘部和尺骨前缘、内侧面和邻近的骨间膜，止于第 2～5 指末节指骨底的掌侧。

**18. 旋前方肌**

起自尺骨下 1/4 段前缘，该肌肌纤维斜向外侧，并微向下方止于桡骨掌面的下 1/4 段的骨面及其前缘。

**19. 拇长伸肌**

起自尺骨中 1/3 段的后缘及邻近的骨间膜，该肌肌纤维在指总伸肌腱的外侧向下方移行为长肌腱，并跨过桡侧腕短伸肌腱和桡侧腕长伸肌腱的浅面，最后经腕背韧带深处斜向拇指面，止于拇指末节指骨底的背侧。

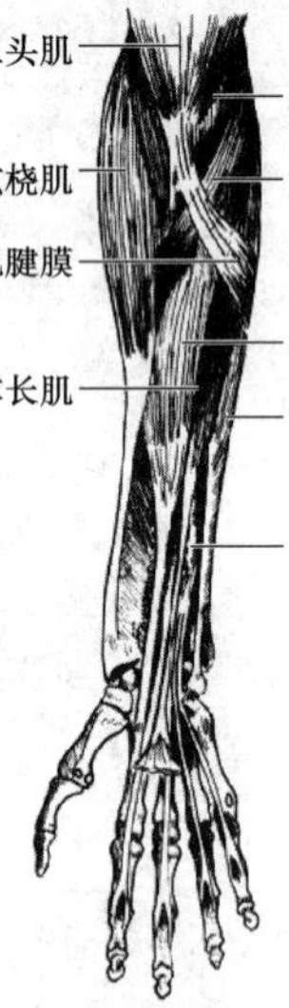

图 1-23　肘前区部分肌肉

肘前区部分肌肉分布图如图 1-23 所示。

**20. 肱三头肌**

该肌肉因其具有近侧的长头、外侧头及内侧头而得名。长头位于该肌肉的中间，起自肩胛骨的盂下粗隆，沿其肌束下行，经小圆肌的前面、大圆肌的后面，然后在外侧头的内侧与之相融合，并掩盖部分内侧头；外侧头起自肱骨后上方外侧桡神经沟以上的区域及外侧肌间隔的上部，其上部居于长头的外侧，其下部遮盖了内侧头的一部分；内侧头起自肱骨后面桡神经沟以下的区域及内、外侧两个肌间隔。肱三头肌的三个头中，以内侧头的位置最深，仅其下部在长头的内侧和外侧头的内侧居于皮下。三个头向下移行而相互融合，并于肱骨后面的下 1/2 段移行为扁肌腱，抵止于尺骨鹰嘴上缘和两侧缘，在肌腱与鹰嘴之间有鹰嘴腱下囊，肌腱的外侧有起于外上髁的前臂伸肌群。

肱三头肌的内侧头深面的少量肌纤维抵止于肘关节囊，而正是基于此结构，该肌才可起到伸肘的作用。又因其长头越过肩关节的后面，故肱三头肌还可以同时使肱骨后伸及内收。

肱三头肌受桡神经支配。

**21. 肘肌**

该肌位于肘关节后面的外侧皮下，系一三角形的短肌，上缘与肱三头肌的内侧头相结合。肘肌起自肱骨外上髁及桡侧副韧带，该肌肌纤维呈扇形向内移行，止于尺骨上端（上 1/4）的背面及肘关节囊处。

## 五、肘关节囊的神经分布

分布于肘关节囊附近的神经主要为桡神经、正中神经、肌皮神经、尺神经及骨间掌侧神经的分支，其中桡神经的分支主要分布至关节囊的后壁及前外侧壁；正中神经的分支分布于关节囊前内侧壁和前壁；而肌皮神经的分支分布于关节囊前壁的浅层，与正中神经的分支互为补充；尺神经的分支则分布于尺侧副韧带上。因此，当关节囊受到某些因素刺激，即有疼痛、肿胀、僵硬感和渗出，并伴随功能障碍和关节积液。若肘上某平面的神经产生麻痹，并不能导致失神经支配的神经性关节病，而逐渐由另外几条神经的分支弥补代偿(值得注意的是，当有 3 条以上神经损伤，神经性关节病的发生率为 11.4%；4 条神经损伤，神经性关节病的发生率为 36.1%；5 条神经损伤，发生率则为 94.6%)。图 1-24 为肘前下区的血管、神经与肌肉组织。

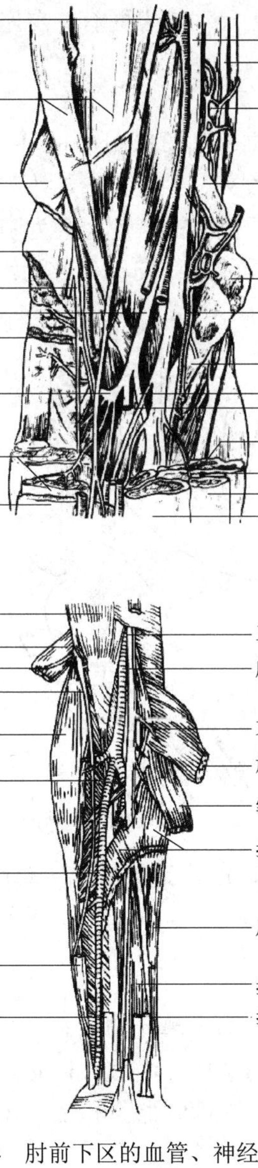


图 1-24　肘前下区的血管、神经与肌肉

# 第三节　桡腕关节解剖

## 一、表面解剖

**1. 腕关节的皮肤横纹**

当手强力握拳屈腕时，腕前可以呈现 3 条纵行皮肤隆起。其中位于中线的是掌长肌，正中神经位于其下方；其桡侧隆起则为桡侧腕屈肌腱；最内侧隆起的为尺侧腕屈肌腱。在桡侧腕屈肌腱与桡骨茎突之间，可触摸到桡动脉的搏动。尺动脉和尺神经则介于指浅屈肌腱与尺侧腕屈肌腱之间，由于尺动脉表面有一层坚韧的筋膜覆盖，所以较难触到动脉搏动。

**2. 骨性标志（图 1-25）**

（1）大多角骨结节　其位于舟骨结节远侧 1cm 处。

（2）舟骨结节　其位于腕远纹外、中 1/3 交点处。

（3）豌豆骨　其位于腕远纹尺侧端的突起，其为腕前区的重要标志之一，其桡侧可摸到尺动脉的搏动；向上连尺侧腕屈肌；向下外方为钩骨钩，适对环指的尺侧缘。

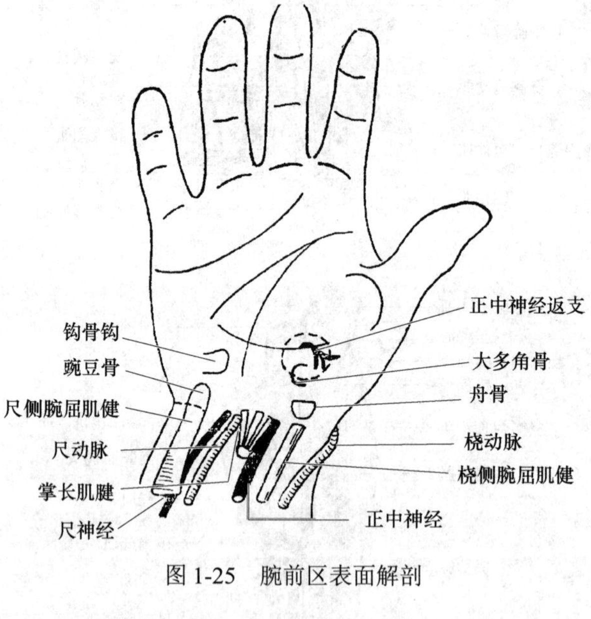


图 1-25　腕前区表面解剖

## 二、腕部弓弦力学系统

腕部弓弦力学系统由静态弓弦力学单元和动态弓弦力学单元及辅助装置（滑囊、脂肪及皮肤）组成，腕部静态弓弦力学单元由弓（骨骼）和弦（关节囊、韧带、筋膜）组成，腕部动态弓弦力学单元由弓（腕部骨骼）和弦（腕部骨骼肌）组成（加上脂肪和皮肤部分）。

## 三、腕部的静态弓弦力学单元

### （一）弓

**1. 腕骨**

共有 8 块，排成两行。所有腕骨除掌、背两面有骨膜、关节囊及韧带附着外，其余都构成关节面，很少有肌腱附着。这 8 块腕骨其大致分成远近两排，舟骨为连接两排的骨头（图 1-26）。

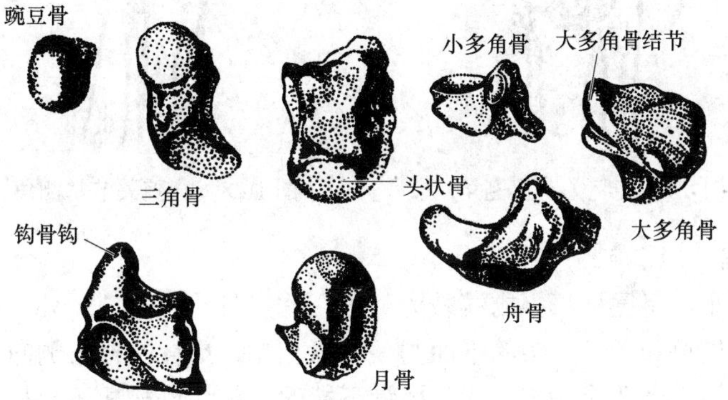


图 1-26　腕骨掌面观

（1）头状骨　位于远排腕骨中心，为腕骨中最大的一块，其近端呈圆形，位于月骨凹面上。尺侧与钩骨相连，桡侧与小多角骨、舟骨相连。

（2）大多角骨　有 4 个关节面：第 1、2 掌骨，小多角骨及舟骨。其近侧端的关节面为凹形，与舟骨远端的桡侧或外侧相关节，为可以滑动的关节。

（3）小多角骨　紧密地附着于大多角骨上，深埋于第 2 掌骨基底关节面中。小多角骨的掌侧面只有背侧面的 1/2，其远端尖状处与第 2 掌骨成关节，近端的凹面则与舟骨相连，桡、尺侧分别与大多角骨及头状骨形成关节，四周都为软骨所覆盖。

（4）钩骨　钩骨分体、沟和钩 3 个部分。钩骨体在腕关节的背尺侧，桡侧与头状骨相连，远端与第 4、5 掌骨基底相连，近侧则与三角骨相连。钩骨长而薄，向掌侧突出于小鱼际边缘的基底部，有腕掌侧支持带附着。

（5）舟骨　舟骨远端掌侧隆起为舟骨结节，桡侧腕屈肌腱有部分肌腱止于此。其远端与大多角骨、小多角骨相连接，形成滑动型关节。

（6）月骨　是腕骨中唯一的掌侧大背侧小的骨头。月骨外形上呈半圆形，侧面观为半月状。近端为凸面与桡骨远端形成关节面，远端则为凹面与头状骨和一小部分钩骨形成关节面，其桡侧端与舟骨、尺侧端与三角骨形成关节。

（7）三角骨　形似三角形，呈锥状，位于月骨与钩骨之间，并与两骨形成关节。

（8）豌豆骨　呈圆形，实则为尺侧腕屈肌腱的籽骨，位于三角骨的掌侧端。

**2. 桡骨下端**

桡骨下端呈方形，有掌、背、桡、尺 4 个面。掌侧面光滑，有旋前方肌附着，背面稍为突起，有 4 个骨性腱沟，伸肌腱也由此通过。桡侧为桡骨茎突，是肱桡肌的止点。

尺侧面有尺骨切迹（图 1-27，图 1-28）。

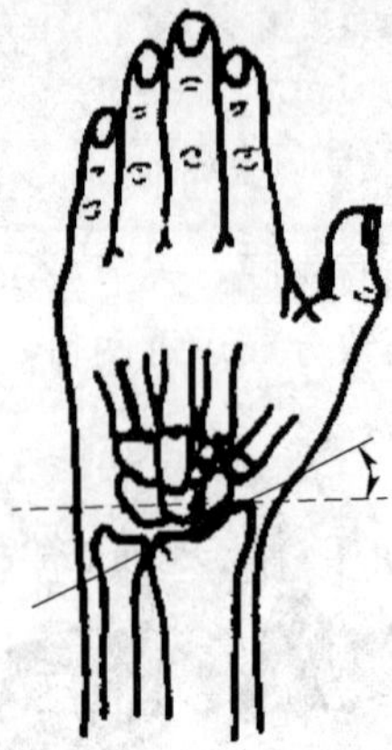

图 1-27　桡腕关节尺侧角

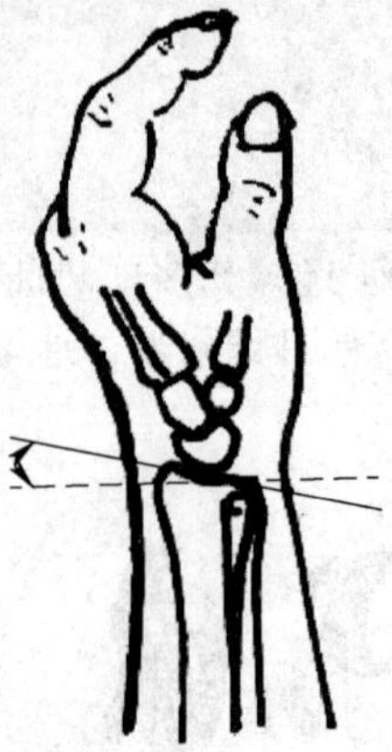

图 1-28　桡腕关节掌侧角

**3. 尺骨下端**

尺骨下端狭小，呈圆柱形，末端较为膨大，称尺骨头，其前、外、后缘的环状关节面与桡骨的尺骨切迹相关节。头的下面与关节盘相贴，尺骨的背内侧向下突起为尺骨茎突。尺骨头的桡侧有半环状关节面，与桡骨下端的尺骨切迹构成下尺桡关节，当桡骨围绕尺骨作 150°旋转时，尺、桡骨茎突在皮下均可以摸到，桡骨茎突比尺骨茎突长 1～1.5cm。

## （二）弦

**1. 腕掌侧韧带**

位于 3 条腕横纹的深面，其解剖位置较为表浅，两侧的远端与腕背侧韧带（伸肌支持带）相连，与腕横韧带相融合。

**2. 腕横韧带**

其又名为屈肌支持带，长、宽各约为 2.5cm，厚 0.1～0.2cm，其居于腕掌侧韧带的远侧。

**3. 腕管**

是由腕横韧带与腕骨沟共同构成，管的中部比较窄，其后壁是附着于腕关节囊前面的筋膜，向上与旋前方肌筋膜相续。管内分别有屈指、屈拇肌的 9 条长腱通过，其分别被屈肌总腱鞘和拇长屈肌腱鞘所包绕。通过该管的结构主要有：正中神经（图 1-29）、指浅屈肌腱、拇长屈肌腱和指深屈肌腱、屈肌腱鞘、腕背侧韧带。

腕背侧韧带（伸肌支持带），其两侧分别附着于桡、尺骨的茎突和腕骨。在此韧带的深面有从前臂来的 12 条肌腱通过。

腕背侧韧带（伸肌支持带）的深面发出 5 个筋膜间隔，分别附着于尺、桡骨远侧端的背面。来自前臂的 3 条伸腕肌、3 条伸展拇指肌以及 3 条伸指肌，共 12 条肌腱，分别被 6 个腱鞘所包绕，通过上述的 6 个管道，到达手背和手指的部位。各腱鞘分别超过腕背侧韧带的近侧端和远侧端各 2.5cm 左右。从桡侧到尺侧，各管道通过的肌腱及腱鞘，依次为：①拇长展肌与拇短伸肌腱；②桡侧腕短、长伸肌腱；③拇长伸肌腱；④食指固有伸肌腱与指伸肌；⑤小指伸肌腱；⑥尺侧腕伸肌腱。有的人拇长伸肌腱鞘与桡腕关节腔是彼此相交通的。此外，拇长展肌常有副腱，约占80%以上。因此拇长展肌与拇短伸肌腱鞘，相对较为狭窄；两腱绕过桡骨茎突，并形成一定的角度；由于拇指的活动度较大，故该腱鞘易受劳损，形成狭窄性腱鞘炎（图1-30）。

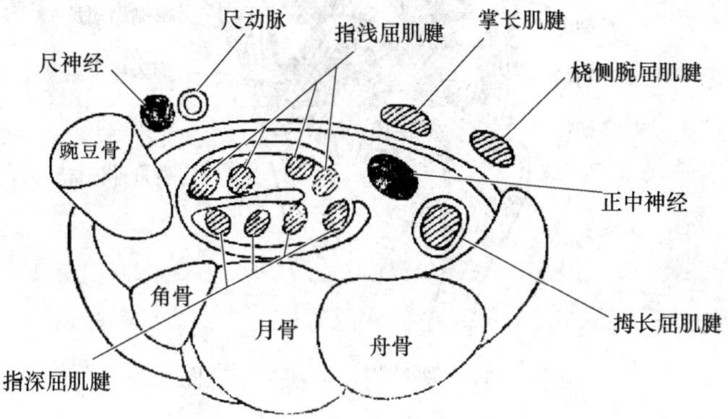


图1-29　通过腕管的结构

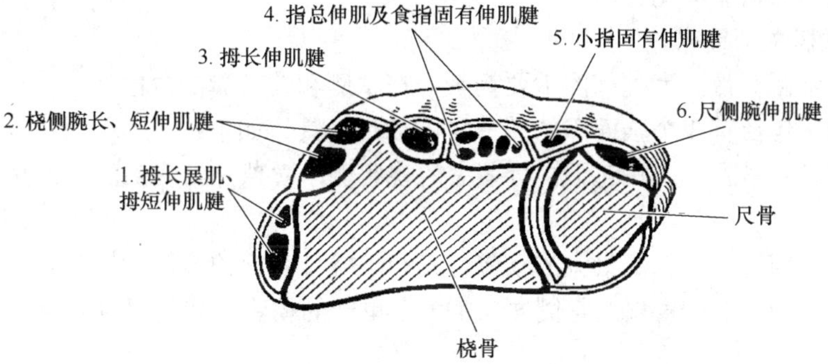


图1-30　腕后区横断面示6个腱鞘

### （二）腕部关节韧带（图1–31）

在解剖学上腕关节韧带有两种划分方式：外在韧带和内在韧带；腕掌侧韧带和腕背侧韧带。

**1. 两组腕关节韧带**

（1）外在韧带　外在韧带可以分为桡腕韧带和腕掌韧带，其中桡腕韧带又分为桡侧副韧带、掌侧桡腕韧带、尺侧复合组织、背侧桡腕韧带。掌侧桡腕韧带包括浅韧带和深韧带，深韧带有桡舟头韧带、桡月韧带、桡舟月韧带。

外在韧带是连接腕骨与桡骨、尺骨（桡腕韧带、尺腕韧带）和腕骨与掌骨（腕掌韧带）的韧带。

（2）内在韧带　内在韧带有长的，包括有掌侧腕骨韧带和背侧骨间韧带；短的，有掌侧、背侧、骨间韧带；中间的，有月三角韧带、舟月韧带、舟大多角韧带。

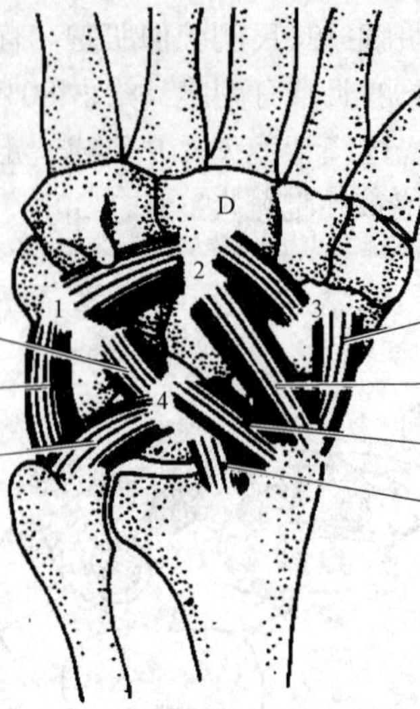


图 1-31　腕掌侧主要韧带示意图

内在韧带起止点均在腕骨之上。内在掌侧韧带较背侧韧带更为厚而坚韧。根据其长度，允许腕骨间有不同的活动度。短的腕骨间韧带有坚韧的纤维，能将远排 4 块腕骨连接成一个独自的功能单元。

**2. 两种腕关节韧带**

（1）腕掌侧韧带　为腕部的主要韧带，在掌侧和关节囊的内面。

桡腕韧带包括有 3 个强而深的关节囊内韧带，具体如下：

①头韧带　最强大。其起于桡骨茎突的桡掌侧，横越舟骨腰部的沟，并止于头状骨掌侧的中央。

②桡三角韧带　是腕部最大的韧带，其起于桡骨茎突的掌侧，挨着桡头韧带，越过月骨的掌侧，并止于三角骨的掌侧面，是一个单一的韧带，其作用对月骨来说相当于是一个吊腕带。

③桡舟韧带　起于桡骨远端的掌侧唇，并直接进入舟月关节近端的掌侧部分。

尺腕韧带包括：

①尺月韧带　其起于关节内尺骨的关节半月板，最后止于月骨。

②尺三角韧带　位于尺月韧带的尺侧，其起于尺骨的三角软骨盘掌侧，最后止于三角骨。

腕骨间韧带包括：

①头三角韧带　它是连接头状骨的掌侧面与三角骨之间的韧带。

②月三角韧带　它是连接月骨与三角骨之间的韧带。

（2）腕背侧韧带

①背侧桡腕韧带　起于桡骨背侧的远端至三角骨背侧结节和尺侧腕伸肌腱的底部。其最坚强的肌束起自于桡骨背侧唇（即 Lister 结节和第 3、4 间隔的隔膜）至三角骨的背侧结节，并强而有力地附着于月骨的背尺侧缘部分。

②背侧腕间韧带　薄而窄，起自于三角骨背侧结节的桡侧，在舟骨背侧粗糙沟的表

面，并止于舟骨掌远侧结节和舟大多角韧带。

③桡侧侧韧带　很薄，为 0.7～0.8mm，从桡骨茎突背侧斜向舟骨结节的远端，其掌侧纤维与桡侧腕屈肌腱鞘相混合，深层有掌侧腕横韧带，其背尺侧缘很清楚，但是桡掌侧缘则不清楚。

④尺侧侧韧带　在尺侧腕伸肌腱的底部，桡侧与腕背第 5、6 之间隔间相连，覆盖尺骨远端与三角骨之间的背尺侧部分，当腕桡偏时此韧带紧张度增高。

⑤舟月骨间韧带　其横切面呈三角形，并附着于舟骨、月骨的近侧以及关节的周围部分，其背侧部分最厚。

⑥三角钩韧带　位于腕背尺侧，是连结三角骨和钩骨的韧带。

⑦舟大多角韧带　其位于舟骨远侧结节和大多角骨外侧缘之间。

⑧背侧骨间韧带　在各腕骨间，其厚度为 1.5～2mm，尤其以远排的韧带较为紧密。

**3. 腕背韧带与伸腱滑膜鞘**

前臂背侧筋膜在腕背部增厚，并形成腕背韧带，它包绕所有的伸肌腱，与尺、桡骨远端构成 6 个间隔。

## 四、腕部关节

腕关节为复合关节，它是由尺桡下关节、桡腕关节、中腕关节、腕掌关节和腕骨间关节所共同组合而成的（图 1-32）。

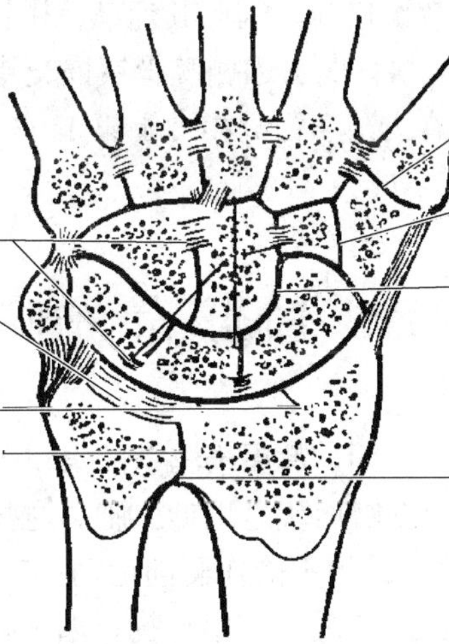


图 1-32　腕部关节

**1. 尺桡下关节**

尺桡下关节是由尺骨小头的环状关节面和桡骨远端的尺侧切迹共同组成的车轴关节。其内有一个三角纤维软骨盘（或称软骨板）相连结。三角形的底部附着于桡骨的尺侧切迹下缘，与桡骨远端关节面相移行；三角形的尖部则附着于尺骨茎突的桡侧基底小窝部，与腕关节尺侧副韧带相连，它的前后缘增厚，其中止于尺骨处最厚（5～6mm），中央薄（约 2mm）上下呈双凹状，并被前后关节囊韧带所加强，关节囊较薄弱且松弛，其滑膜面近侧突出于尺桡下关节面 6～7mm，形成囊状隐窝，便于前臂进行回旋运动，并免受损伤。

**2. 桡腕关节**

桡腕关节是腕部的主要关节，由桡骨下端关节面以及三角纤维软骨与腕舟骨、三角骨和月骨组成，呈椭圆形关节，其关节腔较大，关节囊松弛。

**3. 腕骨间关节**

腕间关节由远、近排腕骨所组成。关节腔呈“Z”形。近排腕骨中的豌豆骨属于关节外骨，它是尺侧腕屈肌腱的种籽骨，并不参与构成桡腕和腕间关节。在近侧腕骨间关节中，舟骨与月骨和两角骨之间并没有独立的关节囊，在相邻的骨之间借助 3 种韧带相连；远侧腕骨间关节中的大小多角骨及头状骨和钩骨，其相邻骨间亦借助 3 种韧带相连。

**4. 中腕关节**

该关节也可称为腕横关节，位于远近两排腕骨之间，为一个变形的平面滑膜关节，它仍是腕骨间关节的一个组成部分。其位于近、远侧的腕骨之间，关节呈“∽”形，桡侧面半凸向远侧，尺侧面半凸向近侧，活动灵活多样。但是，豌豆骨并不参与构成该关节。各列腕骨之间，有韧带相连，所以腕中横关节与桡腕关节、腕掌关节都互不相通。

**5. 腕掌关节**

腕掌关节即掌骨基底关节，由远侧腕骨的远侧关节面与5个掌骨基底关节面所形成。其可以分为两个部分。

它由远侧列腕骨与 1～5 节掌骨底所构成。拇指腕掌关节属于鞍状关节，它使拇指和其余四指，在功能上处于对立统一的地位，完成对掌功能，其担负一半手的功能。小指腕掌关节也属于鞍状关节，关节囊松弛，因此其运动范围比第 2～4 腕掌关节要大。而第 2～4 腕掌关节则是由第 2～4 掌骨底与远侧腕骨镶嵌交错而成，故其运动范围较小，能适应于手的握取功能。腕掌关节线在掌背侧相当于第 1、3、5 掌骨底的连线，在掌侧则正对腕横韧带的远侧缘处。

## 第四节　指间关节解剖

指间关节共 9 个，它们的构造相同，都属于典型的滑车关节。关节囊松弛，亦有掌侧韧带及两侧副韧带加强，背侧无韧带而代之以伸肌腱。这些关节一般只能作屈、伸运动。当伸指时，两侧副韧带最紧张，故指不能作侧向运动；在关节屈曲时，副韧带松弛，可作较小的侧屈运动，从而使得在握拿时，四指靠拢，增加握持力量。

## 第五节　髋关节解剖

### 一、表面解剖

**1. 髂骨上的骨性标志（图 1-33，图 1-34）**

（1）髂嵴　从侧面观，双侧髂嵴的最高点的连线相当于第四腰椎棘突的水平，而髂嵴的最外侧部又被称为髂嵴结节，一般也可于皮下触及。

（2）髂前上棘　位于髂嵴的前端，为下肢长度测量的重要标志。

（3）髂后上棘　位于髂嵴的后端。

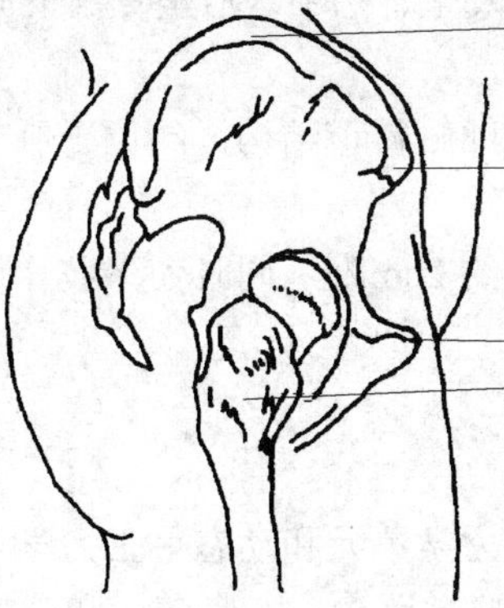


图 1-33　髋部骨性标志（外侧）

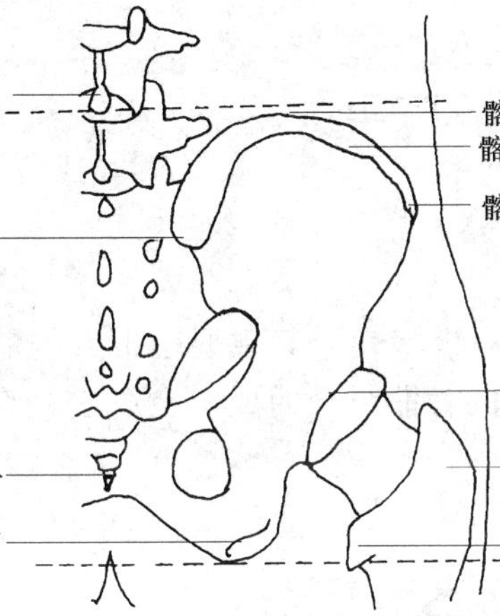


图 1-34　髋部骨性标志（后面）

**2. 耻骨上的骨性标志**

耻骨结节位于腹股沟内侧，并向内移行为耻骨嵴。在正中线处，两侧耻骨嵴之间有纤维软骨使之相互连接，称为耻骨联合。通常，在偏瘦的人体上可以触及耻骨结节（图 1-35）。

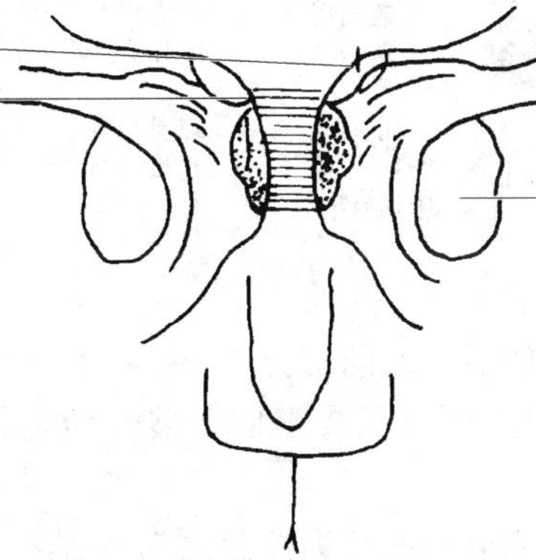


图 1-35　耻骨上的骨性标志

**3. 坐骨上的骨性标志**

（1）坐骨结节　在坐骨上，位于髂后上棘的下方。当髋关节处于屈曲位时，臀大肌向外侧滑移，因此，能够清楚地触及坐骨结节。沿坐骨结节向上可以触及坐骨以及耻骨的下肢。

（2）尾骨尖　可于两臀部皱襞间触得该结构，约位于肛门后一寸半的地方。

**4. 股骨上的骨性标志**

用力按压腹股沟韧带的中点下约 2cm 处，同时使下肢作旋转运动时，可于指下感觉到股骨头的滚动。

## 二、髋部弓弦力学系统

髋部弓弦力学系统由静态弓弦力学单元和动态弓弦力学单元及辅助装置（滑囊、脂肪及皮肤）组成，髋部静态弓弦力学单元由弓（骨骼）和弦（关节囊、韧带、筋膜）组成，髋部动态弓弦力学单元由弓（髋部骨骼）和弦（髋部骨骼肌）组成（加上脂肪和皮肤部分）。

## 三、髋部的静态弓弦力学单元

### （一）弓

**1. 髋骨**

髋骨为一个不规则的扁板状骨。其主要由上方的髂骨、前下方的耻骨以及后下方的坐骨等 3 块不同形态的骨骼组合而成，上述 3 块骨骼于前外下方相汇聚形成髋臼（图 1-36）。

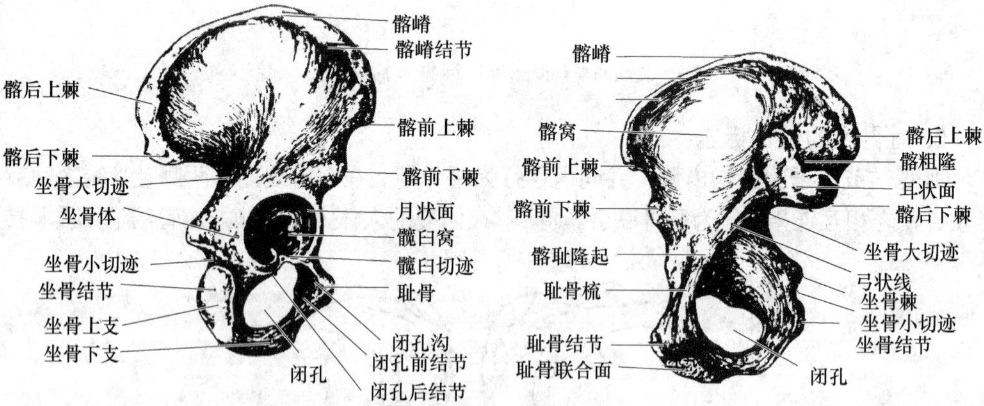

图 1-36　髋骨

（1）髂骨　髂骨为髋骨的后上方的部分，一般将其分为体与翼两部分。髂骨体较肥厚，参与髋臼的上 2/5 部分的构成。髂骨翼向上展开而扁阔，其上缘增厚而形成呈“S”形的髂嵴。

髂骨翼的两面：髂骨翼的外侧面分为前后二部：前部向外突出，此面有 3 个条状隆起，分别为臀前线、臀后线及臀下线。髂骨翼内侧面的前部，即髂窝，光滑而凹陷，构成大骨盆的后外侧壁。该部的上界为髂嵴内侧唇，下界为弓状线，后界为耳状面与髂粗隆前缘，此处有髂肌附着。髂骨翼内侧面的后部，即粗糙不平的耳状关节面，其恰与骶骨的耳状关节面构成骶髂关节。髂骨耳状面的周围有关节囊与骶髂前韧带附着，位于其后上方的粗糙面为髂粗隆，为竖脊肌与多裂肌肌腱以及骶髂骨间韧带与骶髂背侧短韧带的附着处。髂骨内侧面的下方有弓状线，该线可作为髂骨翼与髂骨体的分界线。

髂骨翼的髂嵴：髂嵴的内外缘比较锐利，又分为内、外唇。内唇的前部为腹横肌及腰方肌的肌腱附着处。外唇为背阔肌、阔筋膜张肌、腹外斜肌以及臀中肌肌腱的附着处。内、外唇间的中间线为腹内斜肌腱的附着处。

（2）坐骨　坐骨为髋骨的后下方的部分，类似舀勺的形状，分为坐骨体与坐骨支两部分。

①坐骨体　位于坐骨的上部，主要参与髋臼后下部约 2/5 部分的构成，为坐位时支持人体上半身体重的主要部分。其近似三棱柱状，分为内、外二面以及前、后二缘。

②坐骨支　坐骨上支呈三棱柱形，向下后方移行并终于坐骨结节处，坐骨上支的前缘形成闭孔的后界，而其后缘与坐骨棘下之间的部分形成坐骨小切迹。坐骨下支起于坐骨上支的下端，向前上内方移行而弯曲并连接于耻骨的下支。

③坐骨结节　为坐骨体与坐骨支会合处的肥厚而粗糙的隆起，其外观呈卵圆形，横截面呈三角形。横嵴又将该结节分为上、下二部，上部为半膜肌的附着点；下部为半腱肌、股二头肌长头以及大收肌坐骨部的附着点。坐骨结节的下端与股骨小转子处于同一平面，该平面同时又是股方肌与内收大肌在坐骨上的分界线。此外，该结节的外侧缘为股方肌肌腱的起点；内侧缘的下部则为骶结节韧带的附着点；上缘为下孖肌肌腱的起点。当人体处于坐位时，坐骨结节为支撑人体上半身体重的重要结构。

（3）耻骨　耻骨为髋骨的前下方的部分，分为耻骨体与耻骨支两部分。当人体处于坐位或站立时，耻骨有固定与支撑的作用。

①耻骨体　参与髋臼的前下 1/5 部分的构成。其与髂骨连接处所形成的粗糙隆起，称为髂耻隆起。

②耻骨支　髂耻隆起向前内方伸出移行为耻骨上支，其内侧端则急转向下方移行为耻骨下支。

在耻骨上、下支移行处的内侧面，有一长圆形的关节面，即为耻骨联合面，其与对侧耻骨的相同结构共同构成耻骨联合。

耻骨体和耻骨支为 5 块股内收肌肌腱的起始处，这 5 块肌肉的肌纤维向下放射，并最终止于股骨嵴等处。

（4）髋臼　髋臼位于髋骨外侧面的中部，并居于髂前上棘与坐骨结节连线之间的区域内。髋臼为一半球形的深窝状结构，呈倒置的杯形，占球面的 170°～175°，直径平均为 3.5cm。由髋臼的周缘与其开口所形成的平面与躯干的矢状面形成了一个开口向后的 40° 的夹角；此平面又与躯干的水平面形成一个开口向外的 60° 的夹角。因此，髋臼的开口是向前、向外以及向下倾斜的。

（5）闭孔　闭孔为坐骨与耻骨共同围成的大孔，多数呈三角形，少数为卵圆形。闭孔的上界为耻骨上支的下缘；其下界为坐骨下支的上缘；外界为坐骨上支与坐骨体的前缘以及髋臼切迹的边缘；其内界为耻骨下支的外侧缘。闭孔边缘比较锐利，在活体上，有闭孔膜附着其上并将其封闭。

**2. 股骨上端**

（1）股骨头　股骨头除顶部有特殊结构而使之略扁平外，其整体上还呈现为一球形。该球体的直径为4～5cm，体积约占一相同大小球体体积的2/3。股骨头的几何学中心为髋关节的垂直轴、水平轴以及前后轴所贯穿。位于股骨头顶部稍后方有一小的凹陷性结构，即为股骨头凹。

相对而言，股骨头的关节面要比髋臼的大一些，因而其可以增加髋关节的活动范围。并且覆盖髋臼的软骨也相对较少，多呈倒置的马蹄形，两臂间为髋臼窝。股骨头一直为髋臼所包罩，主要在股骨头的赤道线以外，但位于股骨头前部、上部以及后部边缘上的一小部分关节软骨则显露于髋臼唇的外方。

（2）股骨颈　股骨颈为股骨头下方一处较细的部分，该结构位于股骨头的外下方。其略向前方凸出，而中部较细（图 1-37）。股骨颈的上下两缘呈圆形，其上缘几乎呈水平，微向上突出，并向外移行为大转子；其前上缘在靠近股骨头处有时会形成股骨颈窝，其下缘则向后下外方移行，并与股骨干相续于股骨小转子附近。

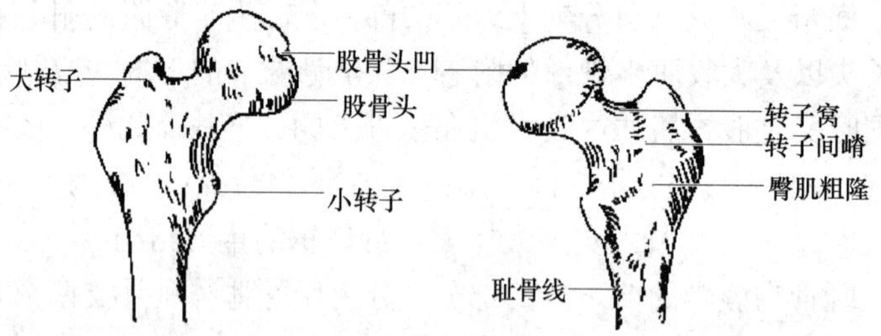


图 1-37　股骨上段

（3）在股骨颈的下方有两个明显隆起，即位于外侧的股骨大转子以及位于内侧的股骨小转子，上述两个隆起的结构为许多肌肉附着处（图 1-38）。

①大转子　为一长方形的隆起，位于股骨颈、体相连接处的后上部，大转子的位置比较表浅，易于皮下触得，故为临床上常用的骨性标志。

②小转子　为一呈圆锥状突起的结构，其位于大转子的平面以下股骨干后上方的内侧，由股骨颈后下缘与股骨体的连接处向内后上方突出。

（4）转子间线　在股骨颈的前面，位于股骨颈、体间的相连接处有一略隆起的粗线状结构，即转子间线。转子间线比较平滑，起自股骨大转子前缘的上内部并向下内方移行至股骨小转子的下缘，向下方移行为耻骨肌线。

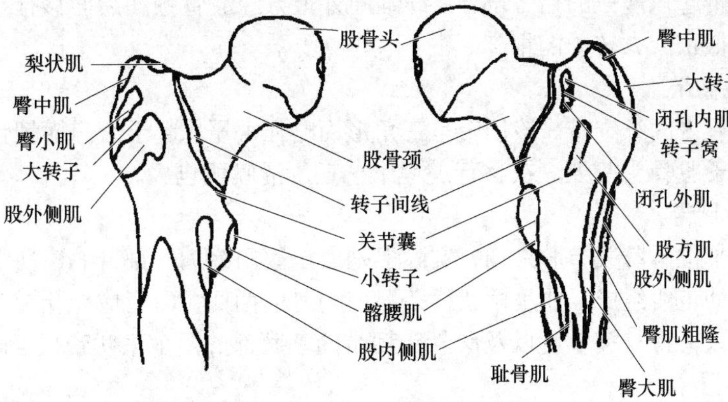


图 1-38　股骨上端肌肉附着点

（5）转子间嵴　在股骨颈的后面，位于股骨颈、体间的连接处有一圆形的嵴状结构，即转子间嵴，该嵴较转子间线粗糙。

（二）弦

**1. 髂股韧带**

髂股韧带位于髋关节囊之前，并紧贴于股直肌深面，呈一倒置的“Y”形。该韧带与髋关节囊的前壁紧密地相接触，其长度较长而较坚韧。该韧带为全身最大的韧带。髂股韧带起自髂前下棘及其后方 2cm 处的髋臼缘，在向下方移行时分为二支：外支则抵止于转子间线的上段；内支抵止于转子间线的下段（图 1-39）。

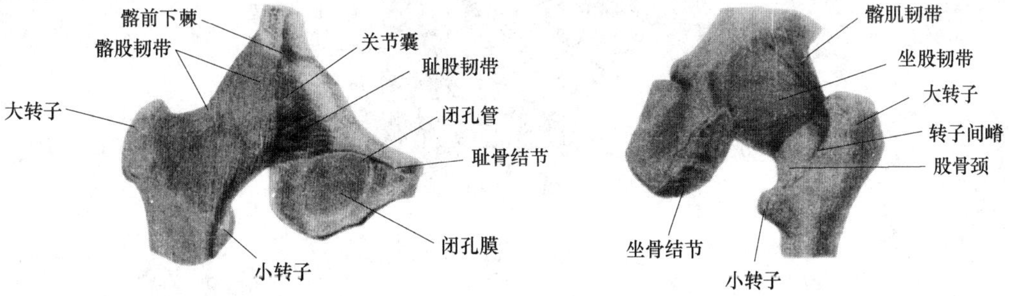


图 1-39　髂骨韧带

**2. 耻骨囊韧带**

耻骨囊韧带位于髋关节囊的前下方，呈三角形。起自耻骨上支、耻骨体、髂耻隆起、闭孔嵴以及闭孔膜上，而斜向下外方移行，并通过股骨头的前方而向外下方至股骨颈处，其行于髋关节囊的内侧部而与髋关节囊以及髂股韧带内支的深面相合并，该韧带最终抵止于转子间线的下部。

**3. 轮匝韧带**

该韧带为髋关节囊位于股骨颈处深层纤维的呈环形增厚的部分。

**4. 坐骨囊韧带**

坐骨囊韧带包括三角形的纤维囊，其位于髋关节囊后面，略呈螺旋样而较薄弱。

坐骨囊韧带起自髋臼的后下部，其纤维向外上方经股骨颈的后面移行于髋关节囊的轮匝带，最终抵止于大转子的根部。

**5. 股骨头韧带**

为髋关节囊内的纤维带。该韧带呈三角形而略显扁平，起于髋臼横韧带与髋臼切迹处，最终抵止于股骨头凹处，在移行过程中一直为滑膜所包裹。

**6. 髋臼横韧带**

髋臼横韧带位于髋关节腔之内，实际上是属于髋臼缘的一部分。该韧带系由强有力的扁平的纤维韧带所组成，并呈桥状横跨髋臼切迹的两侧，而形成一孔道，其内有血管及神经通过，该韧带与关节囊以及股骨头韧带的基底部的两个束状带相互融合。

**7. 髋关节囊**

髋关节囊的附着处有远近的不同：髋关节囊的远侧，其前面止于小转子间线处，后面止于转子间嵴的内侧约 1.25cm 的地方，此处相当于股骨颈的中、外 1/3 交界处；而髋关节囊近侧则附着于髋臼盂缘、髋臼边缘以及髋臼横韧带等处。股骨颈前面全部被包裹在髋关节囊内；股骨颈后面有 1/3 的部分没有被包裹在髋关节囊内；股骨头、颈之间的横形骨骺板亦被包裹在髋关节囊内。

臀区滑膜囊共 12 个（图 1-40）：

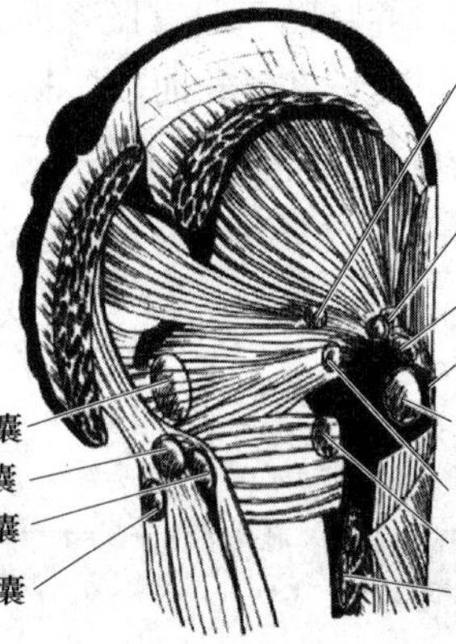


图 1-40　臀区的滑膜囊

（1）臀大肌坐骨囊　位于臀大肌下面与坐骨结节之间的区域内。

（2）臀肌间囊　为臀大肌抵止于股骨臀肌粗隆深面时所形成的 2～3 个滑液囊。

（3）臀中肌转子囊　通常有 2 个：位于前方的一个居于臀中肌止腱与股骨大转子之间的区域内，而位于后方的一个则居于臀中肌的止腱与梨状肌之间的区域内。

（4）臀小肌转子囊　位于臀小肌的止腱与股骨大转子之间的区域内。

（5）梨状肌囊　位于梨状肌的止腱与股骨大转子之间的区域内。

（6）闭孔内肌腱下囊　位于闭孔内肌抵止处的深面。

（7）闭孔内肌坐骨囊　位于闭孔内肌腱与坐骨小切迹的软骨面之间的区域内。

（8）转子皮下囊　位于股骨大转子与皮肤之间。

（9）臀大肌转子囊　位于臀大肌肌腱与股骨大转子之间的区域内。

（10）坐骨皮下囊　位于臀大肌坐骨囊下方，当人体处于坐位时，该囊则居于坐骨结节与皮肤之间。

（11）股方肌囊　位于股方肌的深面与股骨之间。

（12）股二头肌上囊　位于股二头肌长头的起始部与半膜肌的起始部之间的区域内。

**8. 髂胫束**

髂胫束为位于大腿外侧的阔筋膜所增厚的部分，在位于髂嵴外唇前部以及胫骨外侧髁之间的区域内，该结构显得非常紧张。位于股骨大转子所在的平面，阔筋膜张肌以及臀大肌的肌腱移行进入髂胫束中，而阔筋膜张肌恰位于髂胫束上 1/3 部分的前后两层之间。臀大肌向后上方牵引髂胫束，阔筋膜张肌向上方牵引髂胫束，二者共同收缩，从而能沿大腿的纵轴向上反复牵引胫骨并使得膝关节伸直。

## 四、髋部的动态弓弦力学单元

髋部动态弓弦力学单元由髋部骨骼加髋部肌肉组成。髋部骨骼如上所述，下面阐述髋部弓弦力学单元中弦的组成及功能。

**1. 髋前区与腹股沟区的肌肉**

（1）腹直肌　位于髋前区处的腹直肌为该肌的下部分。该肌纵列于腹前壁白线的两旁，居于腹直肌鞘内，呈一上宽下窄的多腹带形肌。腹直肌以肌腱起自耻骨联合与耻骨嵴处，抵止于胸骨剑突以及第 5～7 肋软骨处。

（2）髂腰肌　髂腰肌为髋关节屈曲肌群中起主要作用的肌肉，该肌肉为髂肌与腰大肌的合称。

髂腰肌位于髋关节的前面，一部分肌纤维起自第 12 胸椎以及全部腰椎的侧面；另一部分肌纤维则起自髂窝处，由髂窝及腹后壁处向下方移行，两处的肌纤维逐渐联合腱而抵止于股骨小转子处。位于该肌肌腱与小转子间的区域，存在着一个不恒定的滑膜囊，即髂肌腱下滑囊。髂腰肌的表面覆盖着一层筋膜，称为髂腰筋膜。

（3）缝匠肌　该肌位于大腿的前面以及内侧面的皮下，为一细长形的带状肌，该肌肉在位于腹股沟韧带与阔筋膜张肌之间的区域，以短窄的肌腱起自髂前上棘以及其下方的骨面处，并斜向下方移行而跨越大腿前面的全程，肌腱的下端移行为扁平的薄肌腱，类似鹅足状，并跨越半腱肌与股薄肌的表面，其最终抵止于胫骨上端的前缘内侧以及胫骨粗隆的内侧面。

（4）股四头肌

①股内侧肌　股内侧肌起自股骨转子间线的下部、股骨粗线内侧唇以及股内侧肌间隔处，其起点的内外缘分别与内收肌以及股中间肌相结合，其肌纤维向下移行而抵止于胫骨粗隆处。

②股外侧肌　股外侧肌起自股骨转子间线的上部，以及位于股骨大转子下缘处的臀肌粗隆外侧唇、股外侧肌嵴、股外侧肌间隔及股骨粗线外唇的上部等处，其肌纤维向前下方移行，并覆盖于股骨体的前面以及其外侧面，最终以腱膜的形式与股四头肌腱相延续，并抵止于髌骨的外侧缘处。

③股直肌　呈一纺锤状，是典型的双羽状肌。该肌肉的起点形成了一短而坚强的肌腱，并分为两头：分叉的一头称为直头，自髂前下棘出，并与肌纤维的走行方向一致；

分叉的另一头则称为反折头，起自髋臼的上部，覆盖于髂股韧带的侧方，并与上述的直头形成钝角或直角。股直肌肌腱的下部向下缩成一窄而厚的腱索，并分别与股四头肌的其他各组相互融合，形成坚强的股四头肌肌腱，并止于髌骨底及其两侧处，其继续向下方移行为髌韧带，最终止于胫骨粗隆处。

④股中间肌　位于股直肌的深面，起自股骨前面及其外侧面上 2/3 的区域，其肌纤维由后方向前下方走行；在股直肌、股内侧肌以及外侧肌的覆盖下，该肌紧贴股骨干的前面，并与股内、外侧肌形成部分融合，而后一同向下移行为股四头肌腱。

（5）股薄肌　股薄肌位于缝匠肌与半膜肌间的区域，并与长收肌相邻，存在于长收肌的后内侧，为缝匠肌所覆盖，该肌为髋前内侧肌群中位置最为浅表的扁长的带状肌。

（6）耻骨肌　耻骨肌位于长收肌的上方。耻骨肌起自耻骨梳以及耻骨上支处，其肌纤维斜向外下方及后方移行，最终以扁腱抵止于股骨的耻骨线处，该肌的部分纤维则止于髋关节囊。

（7）长收肌　长收肌以扁腱起自耻骨体以及耻骨上支的前面上部，肌纤维斜向下外方移行为宽阔的扁腱，抵止于股骨粗线内侧唇的中 1/3 处。

（8）短收肌　短收肌起于耻骨体以及耻骨下支的前面，并抵止于股骨粗线内侧唇的上 1/3 处。

（9）大收肌　大收肌起自耻骨下支、坐骨结节以及坐骨下支的前面处，其肌纤维向外移行并扩张，而后抵止于整个股骨粗线上及股骨内侧髁的骨上嵴上部。

**2. 臀区的肌肉**

（1）臀大肌　该肌肉呈一扁平的菱形，臀大肌的一部分肌腱起自髂骨臀后线处的髂骨臀面，另一部分肌腱以短腱的形式起自骶骨下部、髂后上棘以及尾骨的背面等处，以及骶结节韧带、两骨间的韧带与一部分胸腰筋膜处。该肌的起点比较广泛，在髂嵴的附着部分就占据了髂嵴全长的后 1/4 部分，主要向外下方平行延续。臀大肌的止腱几乎呈腱板状，腱板的上 3/4 部分斜行跨越股骨大转子而移行至髂胫束的深面，并与之相延续，腱板的下 1/4 部分则穿经大收肌与股外侧肌之间的区域而止于股骨臀肌粗隆处。

（2）臀中肌　位于臀区肌群的中层，起自臀前线上方与臀后线前方的髂骨骨面、阔筋膜以及髂嵴外唇处，其肌纤维移行为一扇形而扁平肌束，抵止于股骨大转子尖端的上面以及外侧面。位于臀中肌止点处的深面，有 1～2 个臀中肌转子滑囊，有时该结构可发生钙化。

（3）梨状肌　位于臀区肌群的中层。梨状肌的上缘与臀中肌相邻，其下缘与上孖肌相邻。梨状肌大部分肌纤维起自骶骨第 2～4 骶前孔的外侧，当由骨盆移行出来后，另有骶棘韧带、骶结节韧带以及骶髂关节囊的附加纤维参与组成，上述结构几乎占据坐骨大孔的全部；由此出骨盆后其肌纤维移行为肌腱，紧贴髋关节囊的后上方并向外方移行，抵止于股骨大转子上缘的后部。梨状肌腱抵止处的下方即为髋关节囊，该囊与梨状肌间可能会存在有大小不等的滑膜囊，当患有滑囊炎时，这些滑膜囊可刺激梨状肌而使其挛缩，从而引起坐骨神经痛。

①梨状肌上孔　该结构的上缘为骨性的坐骨大切迹上部，下缘为梨状肌。穿经该孔的结构自外向内依次为：臀上神经、臀上动脉以及臀上静脉。

②梨状肌下孔　该结构的上缘为梨状肌自身，其下缘则为坐骨棘以及骶棘韧带。穿经该孔的结构自外向内依次为：坐骨神经、股后皮神经、臀下皮神经、臀下动脉、臀下静脉、阴部内动脉、阴部内静脉以及阴部神经。

（4）股方肌　股方肌起自坐骨结节的外侧面，抵止于股骨大转子后面的股方肌结节处。股方肌的终止部分大多数为肌性组织，有少数可呈半肌半腱性组织，只有极少数完全为腱性组织。

（5）闭孔内肌　位于臀区肌群的中层，并贴于骨盆的侧壁，为三角形的扁肌。闭孔内肌起自闭孔的内面以及周围的骨面，其肌纤维向坐骨小切迹处移行并集中，肌腱呈直角方向绕过坐骨小切迹的后方，在肌肉跨过坐骨小切迹的地方存在一囊性结构，即为闭孔内肌坐骨囊，而后该肌的肌腱经坐骨小孔进入臀深部，跨越髋关节的后方，最终抵止于转子窝的内侧面。在闭孔内肌腱止点的深面，有一闭孔内肌腱下囊。

（6）上孖肌与下孖肌　均位于臀区肌群的中层，分别居于闭孔内肌腱的上、下方的区域内。上孖肌起自坐骨小孔的上缘，即坐骨棘处；下孖肌起自坐骨小孔的下缘，即坐骨结节处，两肌的肌纤维与闭孔内肌的肌腱相合，最终抵止于转子窝处。

（7）臀小肌　位于臀中肌的深面，起于臀前线及髋臼以上的髂骨的背面，其肌纤维逐渐移行为扁状肌腱，最终抵止于股骨大转子上面及其外侧面。臀小肌前部的肌纤维比较厚，并覆盖着股直肌的两头。

（8）闭孔外肌　位于臀区肌群的深层。闭孔外肌起于闭孔膜外面以及其周围的骨面，最终抵止于股骨的转子窝。

**3. 股后区（上部）的肌肉**

（1）股二头肌　股二头肌的起点分为长短两头：长头起自坐骨结节上部下内方的压迹处；短头起自股骨粗线的外侧唇下方的外侧肌间隔处，二者在下端合并为一条肌腱，并最终抵止于腓骨小头处。该肌为腘窝的外上界。

（2）半膜肌　起自坐骨结节上外方的压迹处，止于胫骨内侧髁后方的横沟与腘肌筋膜处。并且其肌纤维还向上方移行而扩张，而形成了膝关节囊后方的腘斜韧带。

（3）半腱肌　半腱肌起自坐骨结节的上部，其在股薄肌肌腱与缝匠肌的深面穿行并向下方移行，最终抵止于胫骨粗隆的内侧面。

**4. 髋外侧区**

（1）阔筋膜张肌　阔筋膜张肌以腱膜组织起自髂前上棘、髂嵴外唇前 2.5cm 以及阔筋膜处，并被阔筋膜覆盖，该肌肉被全部包裹于两层阔筋膜之间，其肌腹呈扁带状，上厚下薄，其肌纤维向下后方移行，在股上、中 1/3 分界处移行为髂胫束，并继续向下方移行，最终抵止于胫骨外侧髁。

（2）髋三角肌　阔筋膜张肌由髂前上棘处向下方移行，而臀大肌则由髂嵴后 1/3 的区域以及骶尾骨的背面向前下方斜行，两肌分别抵止于髂胫束的前、后缘，而形成一广阔的扇形结构，其尖端指向下，并覆盖着髋区的外面，犹如位于肩部外侧的三角肌。因此，此二肌又合称为髋三角肌（图 1-41）。

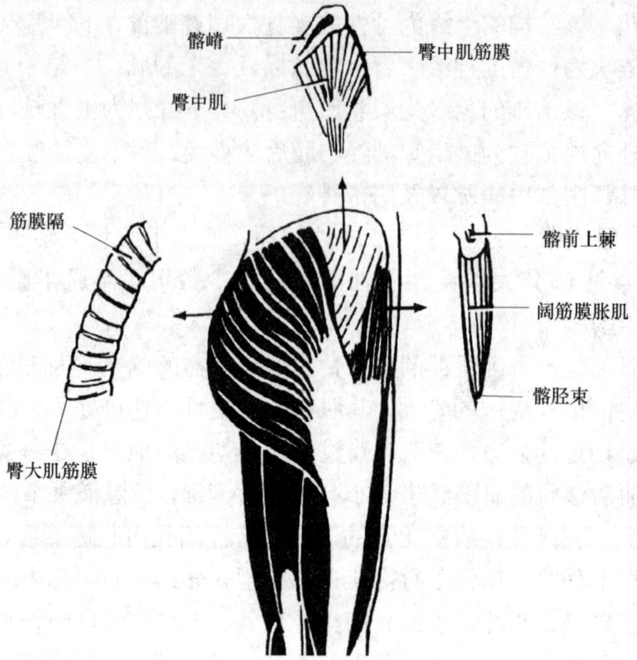


图 1-41　髋外侧区

## 五、髋关节的神经支配

髋关节主要接受来自闭孔神经、股神经、臀上神经以及坐骨神经分支的支配。髋关节的前方主要接受闭孔神经以及股神经关节支的支配；而髋关节的后方主要接受来自臀上神经以及坐骨神经关节支的支配（图 1-42）。一般分布于髋关节处的神经支比较细，其分布重叠现象不如其他大关节明显，而其分支常常会随相关血管一同进入关节内。

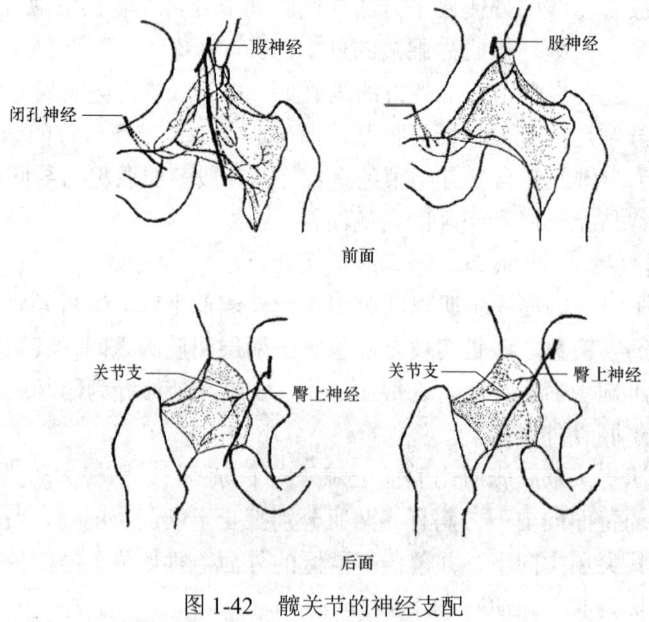


图 1-42　髋关节的神经支配

# 第六节　膝关节解剖

## 一、表面解剖

### （一）骨性标志

**1. 髌骨**

髌骨是人体最大的籽骨，位于膝关节前方皮下，股四头肌腱扩展部内，其表面界限极为明显，可摸清其下方的髌尖及上方的髌底。

**2. 股骨内侧髁与外侧髁**

股骨的下端膨大，形成内侧髁与外侧髁，两髁几乎全部位于皮下，于下关节的内上方和外上方均易触及。

**3. 股骨内上髁与外上髁**

在股骨内侧髁的内侧面及外侧髁的外侧面均有一粗糙的凸隆，分别称为股骨内上髁和股骨外上髁。

**4. 胫骨内外侧髁**

胫骨内外侧髁为胫骨上端内外两侧的膨大处，位于膝关节内外侧的下方，并分别与股骨内外侧髁相对，内侧髁较大，外侧髁较突出，均易在皮下触及。

**5. 胫骨粗隆**

胫骨粗隆位于胫骨上端与胫骨体连接处的前方，为一呈三角形的粗糙的骨性隆起，在膝关节的前下方可清楚地观察到，因为胫骨粗隆是髌韧带的抵止点，顺着髌韧带向下（或顺着胫骨前缘向上）很容易触及该结构。

**6. 胫骨前缘和内侧面**

从胫骨粗隆向下触摸，可扪及胫骨前缘或前嵴，其上部较锐，至小腿下 1/3 段则变钝。在胫骨前缘与内缘之间，为胫骨内侧面。

**7. 腓骨头**

腓骨头为腓骨上端的锥形膨大，体表位于胫骨外侧髁后外稍下方，与胫骨粗隆处于同一平面上。当膝关节屈曲时，可在膝关节的外侧下方看见腓骨头形成的隆起。

### （二）体表投影

**1. 腓总神经**

腓总神经位于股二头肌腱的下方，下行至腓骨头，在其下 2.5cm 处，绕小腿前外侧分为浅及深支：①浅支主要为感觉神经，沿小腿外侧向下，绕过足背外侧及前侧；②深支为肌支，穿过肌层，与足背 1、2 趾间穿出至皮下。

**2. 腘动脉**

平股部的中下 1/3 交点作一环线，此线与股后正中线相交处内侧约 2.5cm 处为起点，该点至腘窝中点的连线，即为腘动脉斜行段的投影。经腘窝中点向下的垂线，即为腘动脉垂直段的投影。

**3. 胫前动脉**

胫骨粗隆与腓骨头连线的中点，该点与内外侧髁经足背连线的中点的连线，为胫前动脉的体表投影。

**4. 胫后动脉**

腘窝中点下方 7～8cm 处为起点，该点与内髁后缘与跟腱内缘之间连线的中点的连线，即为胫后动脉的投影。

## 二、膝部弓弦力学系统

膝部弓弦力学系统由静态弓弦力学单元和动态弓弦力学单元及辅助装置（滑囊、脂肪及皮肤）组成，膝部静态弓弦力学单元由弓（骨骼）和弦（关节囊、韧带、筋膜）组成，膝部动态弓弦力学单元由弓（膝部骨骼）和弦（膝部骨骼肌）组成（加上脂肪和皮肤部分）。

## 三、膝部的静态弓弦力学单元

### （一）弓

**1. 股骨远端**

股骨远端为许多韧带及肌腱的附着部位，解剖外形也较为复杂。股骨远端向两侧及后方膨大，分别形成半球形的股骨内侧髁与外侧髁。两髁关节面于前方连合，形成一矢状位的浅凹，即关节软骨髌面，伸膝时可容纳髌骨。

股骨内、外侧髁并不对称。股骨内侧髁较大，且矢状面上前后曲率较为一致，较外侧软骨面更向后凸，面积比外髁小而且低。关节面的矢状线与关节面横轴呈 120° 交角，较外侧髁的 100° 为大。故内髁不但有前后向的屈伸活动，还有旋转活动。而股骨外侧髁则较小，矢状面上自前向后的曲率逐渐增大。股骨外髁扁平，但髌面较大而高起，比内侧髁高起约 0.5cm，以容纳关节面较大的髌骨外侧部，并防止髌骨向外脱位（图 1-43）。

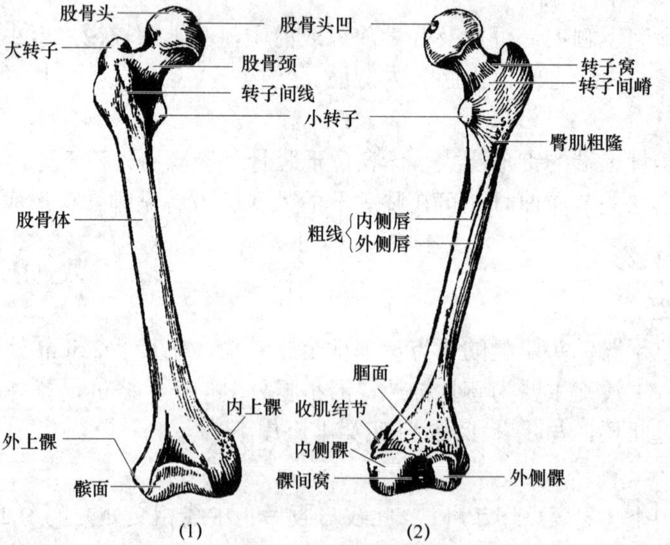


图 1-43　股骨整体观

（1）前面观；（2）后面观

**2. 胫骨近端**

胫骨近端宽厚，称为胫骨髁，横切面呈三角形。其上面称为胫骨平台，向后倾斜约20°，并且向两侧膨大形成胫骨内外侧髁，与股骨下端内外侧髁分别对应，以增加膝关节的稳定。股骨与胫骨内外髁的关节面并不完全吻合，胫骨内侧平台较外侧平台宽大且平坦，平台的后部向胫骨干后方悬出。与此相反，胫骨外侧平台较内侧平台窄小且向上方隆起（图1-44）。

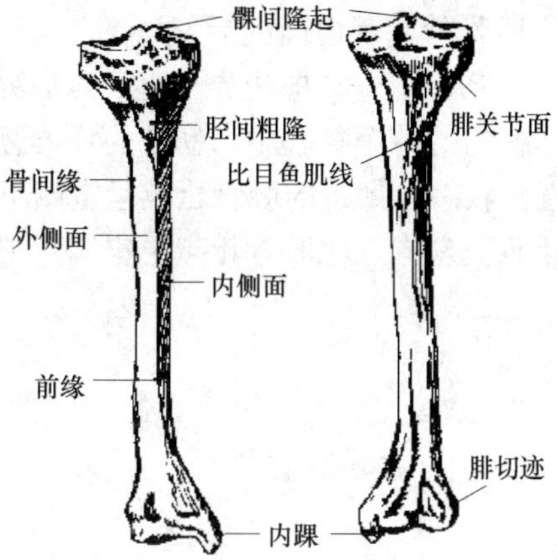


图1-44　胫骨

**3. 髌骨**

髌骨是人体内最大的籽骨，位于股四头肌腱中，与股骨滑车相关节。髌骨前后扁而不规则，呈不对称的卵圆形，顶点指向肢体远端，其上缘圆平而厚为髌底，髌骨下端尖窄称为髌尖。髌尖薄而锐，其后为粗面；髌骨前面粗糙，两者均为髌韧带的主要起点，为股四头肌腱膜所覆盖。股四头肌腱向下延伸，包裹髌骨的前方，并与髌韧带相融合（图1-45）。髌骨与股骨滑车相关节，形成髌股关节室，又称为膝关节前侧室。

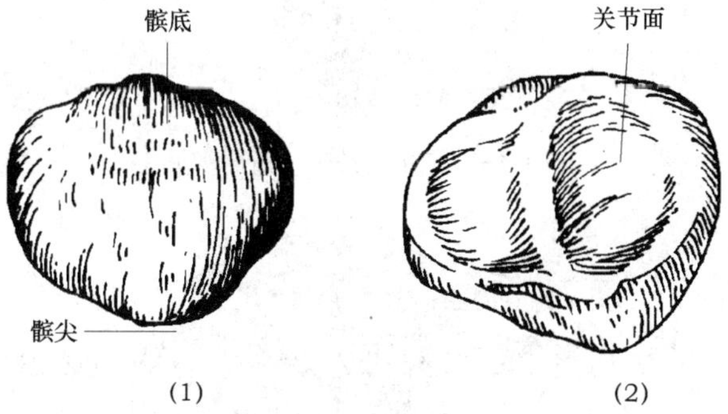


图1-45　髌骨

（1）前面观；（2）后面观

**4. 股骨滑车**

股骨远端的前面与髌骨形成关节的部分，称为滑车，分为内、外两面。在近侧，两面连接形成浅槽；向远侧和后侧，该槽弯曲加深形成髁间窝。

滑车外侧面比内侧面更伸向近侧，面积较大，向远侧凸出。该面上所覆盖的软骨比髌骨的软骨薄，厚度为2～3mm，而滑车内侧面软骨比外侧面薄。当膝关节充分伸直使股四头肌收缩时，髌骨可与股骨滑车上脂肪垫接触；当膝关节充分屈曲时，则和股骨内外髁相接触，后者在伸直位时可与胫骨平台相关节。

**（二）弦**

**1. 交叉韧带**

（1）前交叉韧带　起于股骨外侧髁内面的后部（图1-46，图1-47），以一种半环形片段的形式与髁间切迹相连。韧带附着点前边界平直，后边界为凸形。韧带向前、远侧及向内侧走行，止于胫骨。在它的整个行程中，韧带的纤维轻度向外旋转。在股骨止点下方大约10mm，韧带呈直立状态，韧带的胫骨止点呈宽阔下陷区域，位于髁间窝胫骨棘的前外侧。韧带的胫骨止点呈斜向，比股骨止点更牢固。它与外侧半月板的前角之间通过小束相连。

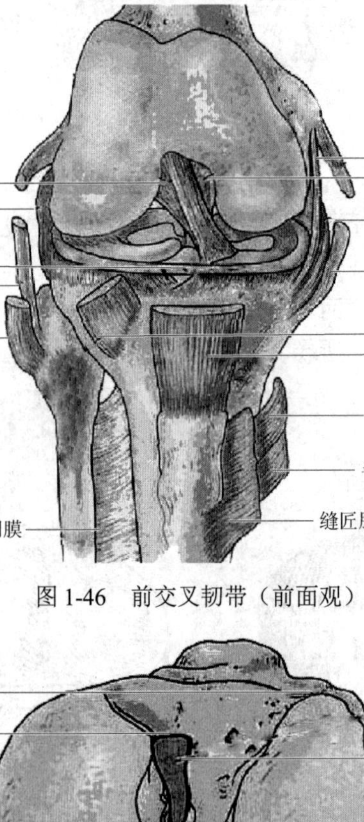


图1-46　前交叉韧带（前面观）

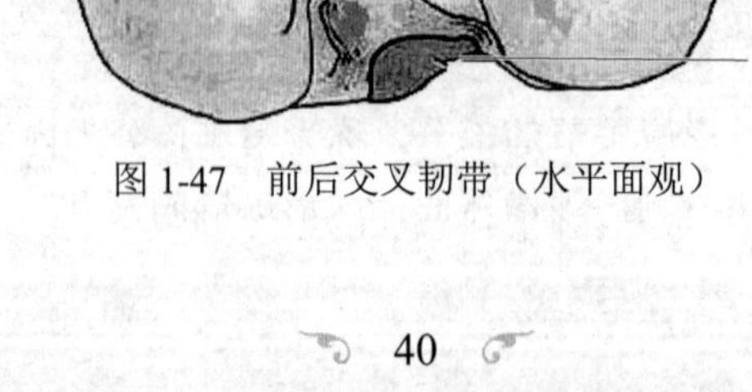


图1-47　前后交叉韧带（水平面观）

前交叉韧带可以限制胫骨在骨上向前滑动。伸膝时，它与关节囊、两侧副韧带及后交叉韧带一起限制侧方及旋转运动；屈膝时，则与胫侧副韧带、关节囊及后交叉韧带一同限制侧方运动及旋转运动。与后交叉韧带一同限制过度屈曲。与后交叉韧带、两侧副韧带、关节囊及腘斜韧带共同限制过度伸直。当伸膝达最后阶段时，可限制胫骨旋转。

（2）后交叉韧带　起于股骨内髁外面偏前无关节面处。与前交叉韧带一样，其起点也呈半环状，水平走向，附着点的上边界平直，下边界呈凸形。其中部最窄，呈扇形向两边延伸，上部比下部稍宽。韧带纤维以内外方向止于胫骨，以前后方向附着于股骨。韧带在胫骨的附着点位于关节内胫骨上关节面后部的凹处。胫骨附着点向远端延伸至相邻胫骨后面达 1cm 处。在紧靠胫骨附着点处，后交叉韧带发出一小束与外侧半月板的后角混合在一起（图 1-48）。

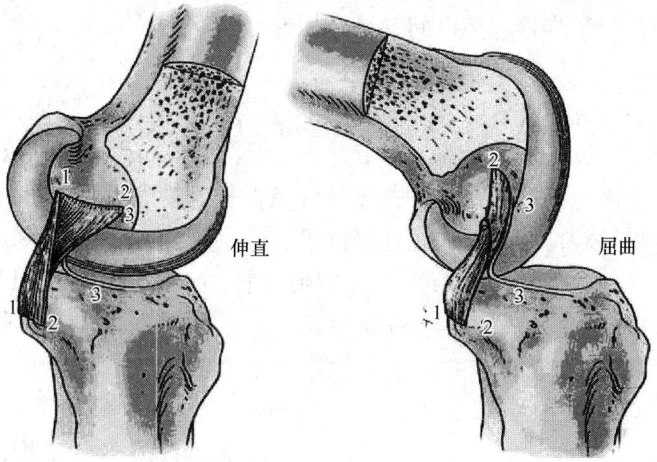


图 1-48　后交叉韧带伸直和屈曲位解剖位置

**2. 侧副韧带**

（1）胫侧副韧带

胫侧副韧带呈扁宽三角形，基底向前，为内侧关节囊纤维层加厚的部分。胫侧副韧带分为浅、深两层，两层密切结合无间隙。深层较短，构成关节囊的一部分，即内侧关节囊韧带。又分为前、中、后三部分。其后 1/3 又称为后斜韧带。浅层纤维较长，位于深层之外，是坚强扁平的三角形纤维带。它起于股骨内上髁内收肌结节附近，止于胫骨上端的内面，位于胫骨关节面之下 2～4cm 处。部分纤维较长，远端止点可达胫骨内侧髁关节面下 7cm 处。前部纤维纵行向下，长约 1cm，亦称为前纵部，止于鹅掌下 2cm 处。

（2）腓侧副韧带

腓侧副韧带呈圆条状，长约 5cm。其近端附着于股骨外上髁，位于腘肌沟的近侧，向下后方止于腓骨头尖稍前处。它将股二头肌腱分为两部分，与外侧半月板之间被关节囊和腘肌腱隔开，该韧带后方的关节囊较肥厚。腓侧副韧带可分为深、浅两部，深部为外短韧带，浅部为腓骨长肌向上的延长部分。腓侧副韧带与外侧半月板被腘肌腱分开。

**3. 髌韧带**

髌韧带为强壮扁平的韧带，长约 5cm。它在近端起于髌骨下极，在远端它止于胫骨结节，其位于髌骨前面的浅层纤维与股四头肌腱的纤维相连续。股四头肌腱内、外侧部分别从髌骨的两侧通过，止于胫周结节近端的两边。这些纤维性增宽部分与关节囊融合，形成髌骨内外侧支持带。

**4. 膝关节囊**

在膝关节前部，关节囊深层纤维将半月板前缘与胫骨髁以纵行纤维相连，称为冠状韧带。在近端，膝关节囊在髌骨以上 3～4 指的近股骨髁关节面边缘处附着于股骨髁间窝和股骨后部，纤维束被供血管和神经通过的孔隙分割；在远端，除了腘肌腱通过裂缝进入关节之外，膝关节囊附着于胫骨周缘。在膝关节后部，膝关节囊包含起于股骨髁和髁间窝壁的垂直纤维。在此区域，膝关节囊被起于半膜肌腱的腘斜韧带加强。腘斜韧带构成腘窝底的一部分，腘动脉从其上通过。在腘裂缝处，膝关节囊移形向下，正对股骨头，形成外侧半月板和腓骨茎突之间的弓状韧带。

**5. 半月板**

半月板是位于股骨和胫骨的髁部之间的半月形纤维软骨盘，切面为三角形，外缘较厚，内缘锐利。半月板外缘较厚并与关节囊相连接，由外向内，半月板逐渐变薄，内缘游离于关节腔内。内、外侧半月板各覆盖相应胫骨平台关节面的外周 2/3。半月板股骨面凹陷与股骨髁相接触，胫骨面平坦地坐落于胫骨平台上。

（1）内侧半月板　内侧半月板接近半圆形，长约 3.5cm。横断面为三角形，前后不对称，后角比前角宽大。内侧半月板后角附着于胫骨髁间窝后部，正好位于前交叉韧带和外侧半月板前角的前方。前角的附着点变异较大，通常附着于胫骨髁间窝前部，大约位于前交叉韧带止点前缘前方 7mm 处，与胫骨棘内侧平齐，但此处附着点非常脆弱。半月板间横韧带是一个厚度变异较大的纤维带状结构，它的作用是连接内、外侧半月板的前角（图 1-49）。

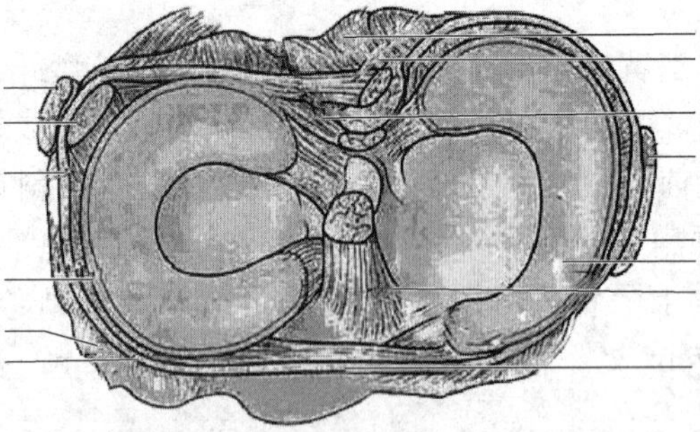


图 1-49　胫骨平台上面观

（2）外侧半月板　与“C”形的内侧半月板不同，外侧半月板接近圆形，比内侧半月板覆盖的区域更大。其前角附着于髁间窝，正位于胫骨棘外侧前缘，与前交叉韧带相邻。后角附着于髁间窝部胫骨棘外侧的后方，与内侧半月板的前部相邻。

## 四、膝部的动态弓弦力学单元

膝部动态弓弦力学单元由膝部骨骼加膝部肌肉组成。膝部骨骼如上所述，下面阐述膝部弓弦力学单元中弦的组成及功能。

### （一）膝关节前侧肌肉

**1. 股四头肌**

股四头肌是膝周围最强大的肌肉，股四头肌附着在髌骨的近端，为伸膝装置。它包括股直肌、股外侧肌、股内侧肌及股中间肌四个不同的部分，有共同的肌腱止点。髋关节中有具体叙述，在此不赘述。

**2. 缝匠肌**

髋关节中有具体叙述，在此不赘述。

### （二）膝关节后侧肌肉

**1. 股二头肌**

股二头肌长头起于坐骨结节，短头起于股骨嵴外侧之下部及外髁上线，二者融合一起，止于腓骨小头及其前部之筋膜，功能为伸髋屈膝，并使膝微外旋。

**2. 半腱肌与半膜肌**

半腱肌起于坐骨结节，向远端走行，位于半膜肌表面内侧；半膜肌起于坐骨结节上部和外侧凹陷处，二肌下行，与缝匠肌、股薄肌形成鹅掌。半腱肌的止点正位于胫骨上股薄肌止点的远端，形成平均宽度约为 20mm 的联合结构。

**3. 腓肠肌**

腓肠肌以一个外侧头起于股骨外侧髁，以一个大的内侧头起于股骨的腘面和股骨内侧髁（图 1-50）。外侧头有一大的肌性起点，但内侧头起于内侧髁与内侧副韧带的附着点相邻部分，为腱性结构。在膝关节以下，两头向中线靠拢，再向下与比目鱼肌合成为小腿三头肌，在下端形成约为 15cm 长的跟腱，止于跟骨结节。

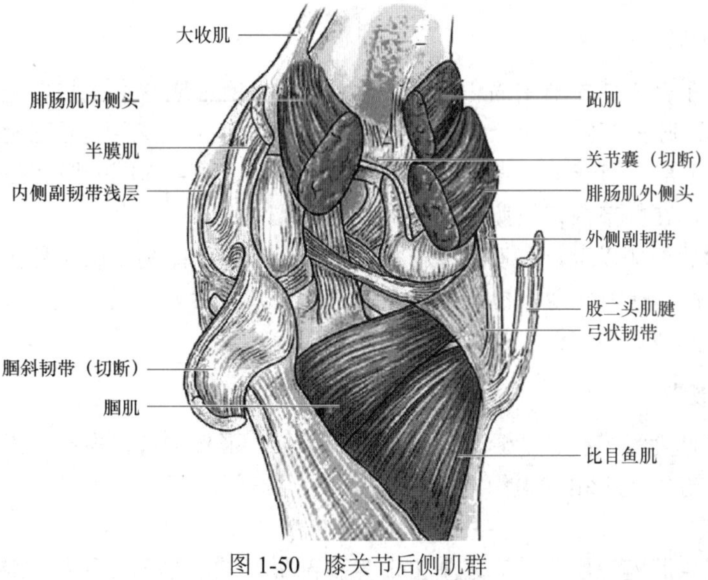


图 1-50 膝关节后侧肌群

**4. 跖肌**

跖肌有一小的肌腹，起于股骨外上髁线，位于腓肠肌外侧头的深面。它形成一条非常细长的肌腱，向远端走行位于腓肠肌内侧头的深面。大约 7%的人跖肌缺如，形成一退化的结构。

### （三）膝关节内侧肌肉

主要有股薄肌、耻骨肌、长收肌、短收肌、大收肌，髋关节中有具体叙述，在此不赘述。

### （四）膝关节外侧肌肉

**1. 腘肌**

腘肌起于股骨外侧髁的前方，向后下越过关节时居关节纤维囊与滑膜之间。腘肌有3 个头，分别起于胫骨外髁、腓骨小头和外侧半月板后角。前两个起点组成斜的“Y”形韧带的臂，称为弓状韧带。此肌腱由滑膜包绕，穿过弓状韧带内侧支下缘，形成一薄扁三角形肌肉。止于胫骨后面腘线近端三角形平面的内 2/3，也有部分直接附着于腓骨头。此肌腱也附着于弓状韧带，大约一半的纤维附着于外侧半月板。半月板之下的滑膜向深嵌入肌肉中，形成腘滑囊。

**2. 阔筋膜张肌**

阔筋膜张肌起自髂骨翼前部，髂前上棘及其下切迹的外缘。肌膜长约 15cm。向下在大腿上中 1/3 交界处止于髂胫束两层间。髂胫束为阔筋膜在大腿外侧的增厚部分。其上端始于大转子处，下行越过膝关节止于胫骨外侧髁。

**3. 股二头肌长头与半腱肌**

股二头肌长头与半腱肌共同起于坐骨结节及骶结节韧带，短头起于股骨嵴下半外唇，在长头深面与之相结合。当膝关节屈曲时，股二头肌肌腱可在外侧皮下摸到。在内侧，有两条肌腱非常明显。

## 五、膝关节辅助装置

### （一）滑膜腔

膝关节滑膜是人体关节中面积最广，最复杂的，所形成的滑膜腔也是人体最大的滑膜腔。滑膜包裹膝关节内面向上延展至髌骨之上的髌上囊。髌上囊通过脂肪层与股骨前面分开，其最上部分附着于股骨干前面的膝关节肌。膝关节周围的肌肉可阻止髌上囊内陷入髌骨之下，在关节内，滑膜覆盖交叉韧带和腘肌腱。

在关节囊后外侧以上，滑膜围绕腘肌腱形成一个滑膜隐窝。在半月板之下的冠状隐窝也衬垫着滑膜，在前部滑膜覆盖位于髌韧带和关节囊后方的脂肪垫。滑膜比关节囊更丰富，滑膜常形成许多皱褶。最常见的滑膜皱襞位于髌下（黏膜韧带），髌上和髌内。

### （二）滑液囊

滑液囊又称为滑膜囊、滑囊，为纤维组织囊袋，形扁壁薄，内衬有滑膜或细胞。囊内含有少量黏液以减少相邻组织之间的摩擦（图 1-51）。

**1. 髌上囊**

位于股四头肌腱深面，髌底之上方，为膝部最大的滑膜囊。往往与膝关节腔相通，而被视为膝关节滑膜腔的一部分，该滑囊与股骨之间有一层脂肪，可避免髌上囊与股骨粘连，起于股骨下端之膝肌附于髌上囊。屈曲时髌骨向下移则髌上囊随之下移；伸膝时膝肌可拉髌上囊向上。膝关节腔的上界大约在髌骨上缘上方 3cm 处，但如果与髌上囊相连则可高出髌骨上缘达 7～8cm。

**2. 腘肌腱囊**

腘肌腱囊与膝关节外髁腔相通，位于腘肌腱和外侧半月板、胫骨外髁、胫腓近侧关节之间，能减缓腘肌腱和其他坚硬结构间的摩擦及撞击。有时该囊与胫腓近侧关节腔相通，从而使膝关节腔也与胫腓近侧关节腔相交通。

**3. 腓肠肌囊**

腓肠肌囊位于腓肠肌内侧头深面，通常与内侧髁腔相通。该囊还与位于半膜肌深面的一个囊交通，因而它可以使半膜肌囊与膝关节交通。

**4. 髌前囊**

髌前囊在髌骨前面，位于深层皮下组织内，在髌骨下半及髌韧带上半与皮肤之间，有时其范围可高过髌骨。髌前皮下囊的存在可以允许膝前的皮肤自由活动，该囊可分为两个：浅层位于阔筋膜与股四头肌腱之间为髌前筋膜下囊；深层在股四头肌腱与髌骨骨膜之间为髌前腱下囊。受伤后肿起，有时髌前皮下囊可分成两部分，不要误以为骨折。

**5. 浅层髌下囊（髌下浅囊）**

浅层髌下囊介于皮肤与髌韧带、胫骨结节之间，可与髌前皮下囊相通连。可减少跪位时的摩擦。多次跪位摩擦导致该囊发炎时，称为侍女膝。

**6. 深层髌下囊（髌下深囊）**

深层髌下囊介于髌韧带深面与胫骨上端前面之间，为固有滑囊。

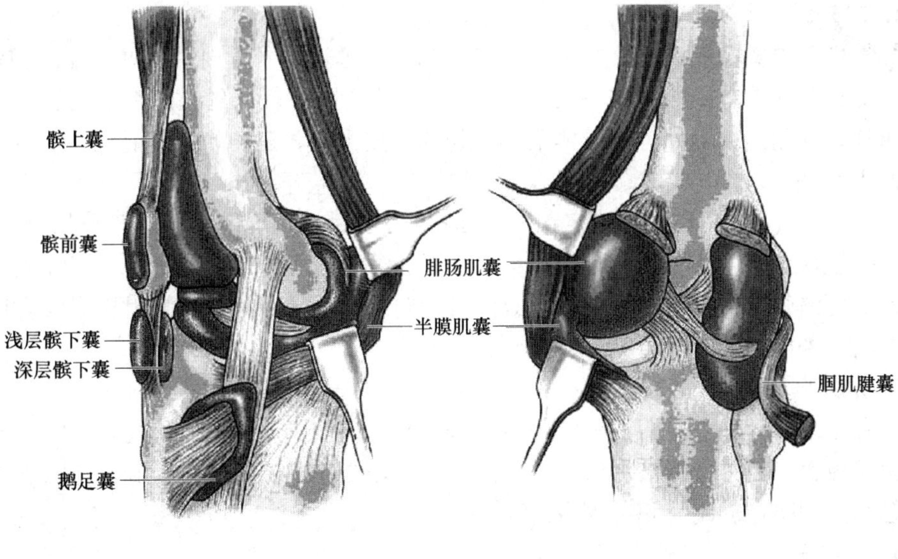


图 1-51　膝关节滑囊

**7. 鹅足囊**

鹅足囊位于缝匠肌腱、股薄肌腱、半腱肌腱的深面与胫侧副韧带之间，此囊大而恒定，临床发病机会较多。

**8. 半膜肌囊**

半膜肌囊位于半膜肌与腓肠肌内侧头浅部之间。

### 六、膝部的神经分布

膝关节周围的神经分布非常丰富，膝关节的活动主要由两组神经支配：

**（一）胫神经**

胫神经从大腿中段处发于坐骨神经。其向远端走行，穿过腘窝，先移行于深筋膜之下的脂肪层。再向远端，移行于腓肠肌两头之间。

**（二）腓总神经**

腓总神经由胫神经外侧进入腘窝，于股二头肌腱内侧向远端走行。腓总神经走行于股二头肌腱和腓肠肌肌腱外侧头之间，向远端走行于腓骨头后方。随后其绕腓骨颈外侧面走向浅层，通过一纤维性通道穿过腓骨长肌，分为腓浅神经和腓深神经。其皮支是腓肠神经交通支，它连接腓肠神经和小腿前外侧面上部皮肤的小分支。

## 第七节　踝关节解剖

### 一、踝足部表面解剖

**1. 内外踝**

胫骨皮下内侧面相当于小腿平坦的前内侧面。远端与胫骨内踝可见的隆凸相延续。腓骨外踝在踝部的外侧面形成一显著的凸出，它比内踝下行至更远的水平且位于更靠后的平面外踝外侧面在上部与腓骨体下部伸长的、皮下的、三角形区相延续。

**2. 足背部**

在足背部，外踝稍前面可确定跟骨上面前部。当足被动内翻时，胫骨远端前面 3.0cm 处可见并触摸到距骨头上部和外侧部；当趾背屈时因伸肌腱使其不明显。跖骨体背侧面或多或少可清楚地扪到，虽然趾伸肌腱使其趋向于不明显。第 5 跖骨粗隆形成明显的突出，沿足部外侧缘的中部可见并触摸到。

**3. 足外侧**

跟骨平坦的外面在足跟的外侧面可扪到，并可延伸到外踝下，该处其被腓骨长肌和腓骨短肌掩盖。当腓骨结节足够大时，在外踝顶端 2.0cm 下可以触摸到。外踝正前面一个可触知的凹陷通向跗骨窦外侧端。

**4. 足内侧**

在足内侧，内踝垂直向下 2.0cm 可触到跟骨的载距突。在载距突的后下面可触摸到（不是很明显）跟骨内侧面。足内侧最显著的骨性标志是足舟骨，其常常可见并在载距突前 2.5cm 总是可扪到。在足舟骨前，追踪胫骨前肌腱可识别内侧楔骨，因该腱止于此。内侧楔骨和第 1 跖骨间关节的上部和内侧部可触之为一狭窄的沟。

**5. 足底**

当足着地时，它依靠跟骨后部的下面和跖骨头，在较少程度上依赖足外侧缘。足背，相当于足内侧纵长弓从地面升起。在跟骨下面的后部可辨别跟骨内、外侧结节，但强厚的纤维、脂肪垫覆盖于上使其模糊不清。跖骨头由相似的厚脂肪垫覆盖，该脂肪垫形成足球。这一水平是足的最宽处，表现为前行时跖骨轻微地张开。

## 二、踝部弓弦力学系统

踝部弓弦力学系统由静态弓弦力学单元和动态弓弦力学单元及辅助装置（滑囊、脂肪及皮肤）组成，踝部静态弓弦力学单元由弓（骨骼）和弦（关节囊、韧带、筋膜）组成，踝部动态弓弦力学单元由弓（踝部骨骼）和弦（踝部骨骼肌）组成。

## 三、踝部的静态弓弦力学单元

### （一）弓

**1. 胫骨下端**

胫骨外观呈三棱柱形，下端（图 1-52）逐渐扩大，呈四边形，其终末端称为平台，即胫骨远端关节面，是踝关节的主要负重关节面。内侧面向下延伸，形成一坚强的钝锥状骨突，称为内踝。内踝的关节软骨与胫骨远端关节面的软骨相连。内踝可分为前丘部和后丘部，两者以球部结节间沟为界，前球部明显低于后球部。大隐静脉从其前侧通过，内踝处行针刀治疗时要注意勿刺破大隐静脉。胫骨下端的外侧面有一切迹，称为腓切迹。

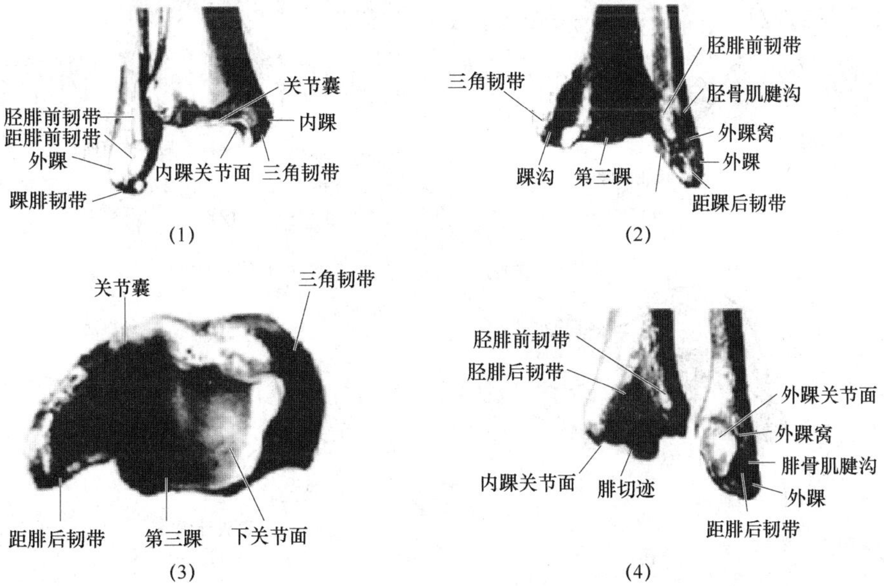


图 1-52　胫骨下端

（1）前面观；（2）后面观；（3）下面观；（4）相对面

其下方粗糙的凹陷面为下胫腓韧带附着处。切迹前后缘隆起，前方隆起称为胫骨前结节，后方隆起称为胫骨后结节。腓切迹的后面粗糙，有浅、深两沟，外侧为浅沟，有拇长屈肌腱通过，内侧沟较深，称为踝沟，有胫骨后肌与趾长屈肌腱通过。胫骨下端关节面自前向后凹成弧形，后缘骨突形成一骨性突起，称为后踝，有些学者称其为“第三踝”。胫骨下端的前缘形成的骨突，有少数学者称其为前踝，是构成踝穴的前侧部分。

**2. 腓骨下端**

虽然腓骨的重要性不如胫骨，但其下端向下突出的部分，即外踝，是构成踝关节不可缺少的部分，其外形呈锥形，约低于内踝 1cm。腓骨下端在临床上是容易发生撕脱性骨折的常见部位，也对踝关节的稳定性起着辅助地加固作用。腓骨下端内侧面的前上部有微凹的关节面，称为踝关节面，与距骨相关节。其关节面多数呈梨形或三角形，少数呈菱形，外踝关节面的后下方为外踝窝，为胫腓后韧带及距腓后韧带的附着部。

**（三）距骨**

距骨（图 1-53）位于胫骨、腓骨下端与跟骨之间的踝穴内，分为距骨头、距骨颈、距骨体 3 部分，距骨体的上部称为滑车，与胫骨下端构成踝关节，内侧的半月形关节面与内踝相关节，外侧的三角形关节面与外踝构成关节。下方的 3 个关节面分别与跟骨上相应关节面形成距下关节，前方与舟骨相关节。

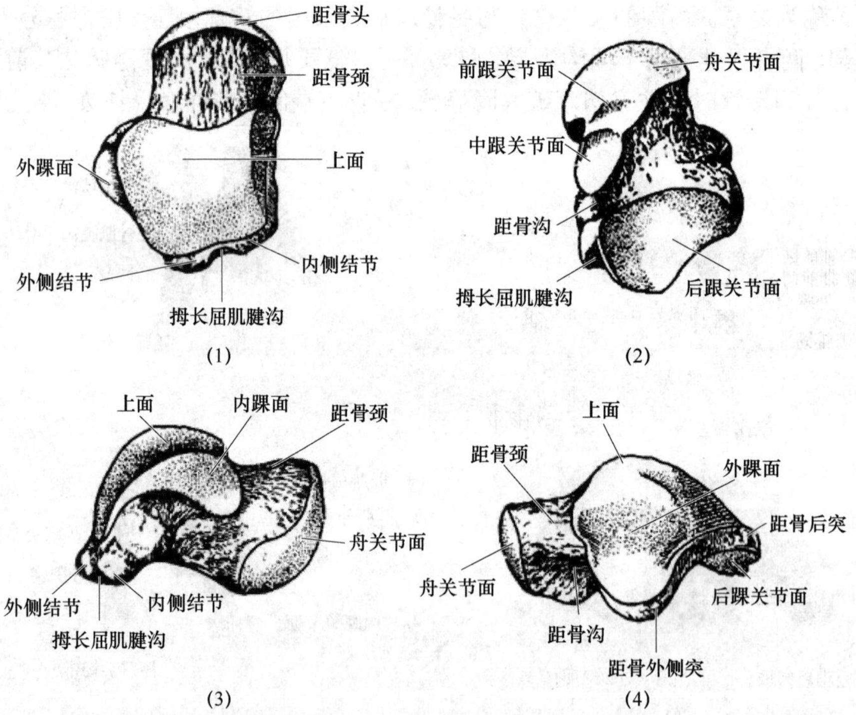


图 1-53　距骨的形态

（1）上面观；（2）下面观；（3）内侧面观；（4）外侧面观

## （二）弦

### 1. 关节囊

踝关节的关节囊前侧由胫骨下端前缘至距骨颈，后侧由胫骨下端后缘至距骨后结节。关节囊前后松弛软弱，前侧的韧带只有少量纤维，后侧关节囊韧带最薄弱，仅有少量纤维连接于胫骨后面、下胫腓后韧带及距骨后面。关节囊左右两侧坚实紧张，附于关节软骨的周围，内侧与三角韧带纤维相连，并得到加强，外侧由距腓前韧带、距腓后韧带加固。虽然跟腓韧带位于关节囊之外，如同膝关节的侧副韧带一样，但可使踝关节囊更加坚强。其后部也有少量纤维，起自内、外踝后缘并向中央集合，再向下止于距骨后突的后内侧结节，充填于胫距后韧带及腓距后韧带的间隙内，在下面与前面附于距骨头之后，使距骨颈位于关节囊内。

### 2. 韧带

踝关节的韧带非常丰富，主要有以下几组：

（1）前、后侧韧带　即关节囊的前、后部，较薄弱，这样便于踝关节前后的屈伸运动。

（2）内侧韧带　踝关节内侧主要为内踝韧带，又称三角韧带，位于胫后肌腱的深面，由深、浅两部分组成。三角韧带的浅层纤维呈三角形，近端起于内踝之前丘部，远端止于舟骨、弹簧韧带、载距突的上部，小部分止于距骨；三角韧带的深层主要起于内踝之后丘部及前后丘部间沟，呈尖朝上底朝下的扇形分布，止于距骨滑车的内侧缘，由后部的内侧结节至距骨颈，并有少量纤维达舟骨粗隆。三角韧带被胫后肌穿过，并为胫骨后肌及趾长屈肌所加强。该韧带根据附着点的不同共分为 4 束，分别是胫跟韧带、胫舟韧带、胫距前韧带及胫距后韧带（图 1-54）。

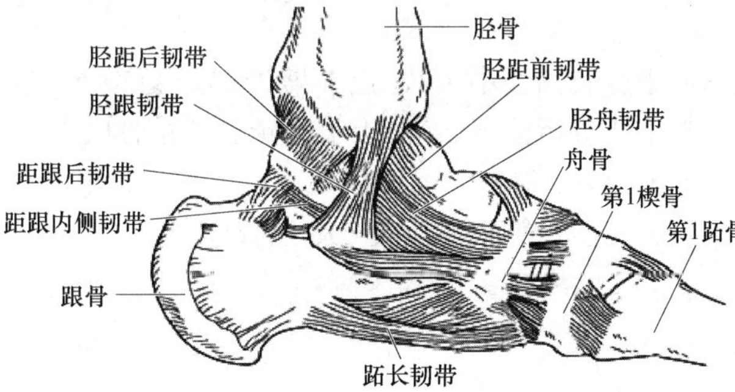


图 1-54　踝关节内侧主要韧带

（3）外侧韧带　踝关节的外侧韧带又称腓侧副韧带，不如内侧的三角韧带坚强，该韧带可分为前、中、后 3 束，即距腓前韧带、距腓后韧带、跟腓韧带，分别起自外踝的前、后及尖部，止于距骨和跟骨（图 1-55）。

（4）下胫腓韧带　或称为胫腓联合韧带。下胫腓韧带紧连胫腓骨下端，加深由胫腓骨下端所形成的关节窝，是维持下胫腓关节乃至踝关节稳定的重要韧带。该韧带十分坚强，由以下四部分组成，分别是：下胫腓前韧带、下胫腓后韧带、骨间韧带和下胫腓横韧带。

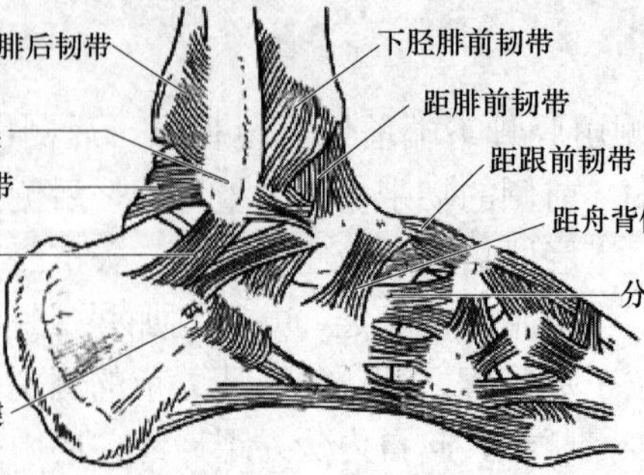


图 1-55　踝关节外侧主要韧带

## 四、踝部的动态弓弦力学单元

踝部动态弓弦力学单元由踝部骨骼加踝部肌肉组成。踝部骨骼如上所述，下面阐述踝部弓弦力学单元中弦的组成及功能。

**1. 前群**

（1）胫骨前肌　起于胫骨上半外侧面，止于内侧楔骨、第 1 趾骨的足底面。

（2）踇长伸肌　起于胫骨前面及骨间膜，止于第 2～5 趾的中、远节趾骨底。

（3）趾长伸肌　起于腓骨下 1/3 前面及骨间膜，止于踇趾远节趾骨底。

（4）第三腓骨肌　起于腓骨内侧面中份、骨间膜，止于第 4、5 趾骨底背面。

**2. 外侧群**

（1）腓骨长肌　起于腓骨外侧面上 2/3，止于内侧楔骨、第 1 趾骨底。

（2）腓骨短肌　起于腓骨外侧面下 1/3，止于第 5 趾骨粗隆。

**3. 后群**

（1）踇长屈肌　起于腓骨后面中 1/3，止于第 2～5 趾远节。

（2）趾长屈肌　起于腓骨后面下 2/3，止于踇趾远节趾骨底。

（3）胫骨后肌　起于胫骨、腓骨及骨间膜后面，止于舟骨粗隆及第 1～3 楔骨跖面。

腓肠肌、比目鱼肌、跖肌、腘肌在膝关节处已叙述。

## 五、踝部关节

**1. 踝关节**

踝关节又称距小腿关节，是由以下 6 个关节面组成的，分别是：胫骨的下关节面、内踝关节面、腓骨外踝关节面、胫骨滑车的上关节面和内、外侧关节面，并且各个关节面均有透明软骨覆盖。踝关节担负着承载人体全身重量的重任，属于屈戍关节，主要功能为背伸和跖屈。位于距骨体上面的关节面从前向后有一定的凹度，而胫骨下端关节面有一个相应的凸度，从而使两者构成了相互吻合的关节。正是这样的凹凸关系保证了踝关节的活动局限于屈伸的范围内。踝关节内踝的位置较外踝高，外踝把距骨体的外侧遮盖，内侧至少有 1.5cm 以上的区域未被遮盖。距骨体外侧有 2/3 是关节面，内侧只有 1/3 是关节面。经过内外踝的韧带、肌腱均在其前后通过，这样的解剖特点有利于踝关节的前后运动。使足背伸的小腿前侧肌群有使足跟着地的趋势，两者相互协调共同维持踝关节的运动平衡。但由于踝关节周围的肌腱中，除跟腱外，其止点均位于中跗关节之前，因此当肌肉收缩时，胫骨下端有前脱位的倾向。尤其是站立时身体的重量使这种倾向更为明显，这正是后踝骨折多于前踝骨折的原因之一。

**2. 下胫腓关节**

下胫腓关节由胫骨下端的腓切迹与腓骨下端的内侧面组成。腓切迹位于胫骨下端外侧略靠后，切迹面向后成角约 30°。腓切迹的深度与下胫腓关节的稳定有直接关系，深度越深该关节越稳定。下胫腓关节内部没有关节软骨，两者靠下胫腓韧带连接，该韧带非常有力，又分为 4 个韧带，分别是下胫腓前韧带、骨间韧带、下胫腓后韧带和下胫腓横韧带。下胫腓关节偶尔有一关节腔，其滑膜多为踝关节内滑膜向上的延伸部。

下胫腓关节是一个微动的弹性关节，生理状态时可随踝关节的运动而出现相应运动，运动模式是旋转和平移的复合运动，发生于 X、Y、Z 轴三个方向，这使踝关节既保持紧固又有一定的弹性和适应性，从而使踝关节更加稳定。下胫腓关节还具有调节腓骨负重的作用；10%～17%的体重可通过下胫腓关节传至腓骨，并通过腓骨与胫骨的相对运动和位置关系调节腓骨的负荷比例，维持踝关节的力学稳定。

# 第二章
# 关节强直的生物力学

## 第一节　肩关节的生物力学

肩关节是连接臂与胸部的结构，是人体最为复杂的关节复合体，它包括盂肱关节、肩锁关节、胸锁关节及肩胛胸壁联合。其共同联合协同动作，可使臂及手置于有效的空间位置，近似球形的运动幅度，加上对侧脊椎的活动使活动范围最广泛。

### 一、运动学

#### （一）四个肩接连的运动

**1. 盂肱关节**

盂肱关节呈杵臼关节，其制约小，使运动范围更为广泛，臼面仅为肱骨头表面积1/3～l/4。盂肱间表面可有旋转、滚动及滑动（位移）三种活动方式（图 2-1）。

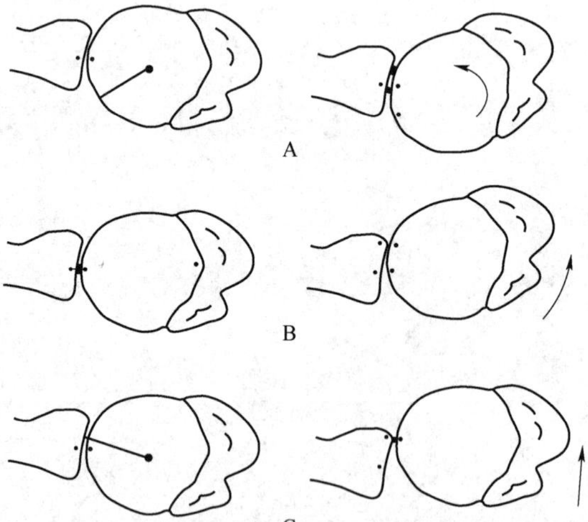


图 2-1　盂肱关节面的三种活动方式

A 旋转；B 滚动；C 平移

（1）旋转时，盂的接触点保持恒定，而肱骨头在盂内转动时的接触点在变化，原始接触点用实点，新接触点用实心点表示。

（2）滚动时，上下关节面的接触点以相等数值变化着。

（3）平移时，肱骨头接触点不变而关节盂接触点在变化。

**2. 肩锁关节**

主要在开始 30° 和最后 45°，由锥形韧带和斜方韧带（喙锁韧带第二部分）按以下三轴活动（图 2-2）。

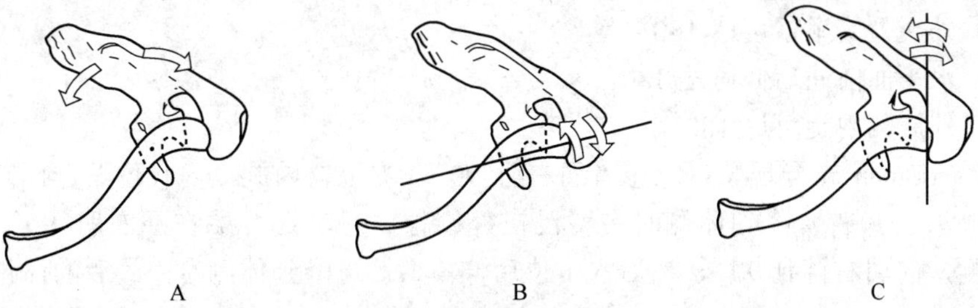


图 2-2 肩锁关节的活动轴

A 纵轴：垂直轴，肩胛伸展与回缩；B 额状面：横轴、水平轴，肩胛旋转；C 矢状面：横轴、肩胛旋转

**3. 胸锁关节**

锁骨伸展回缩，抬举和下沉，及围绕锁骨纵轴旋转（图 2-3）。

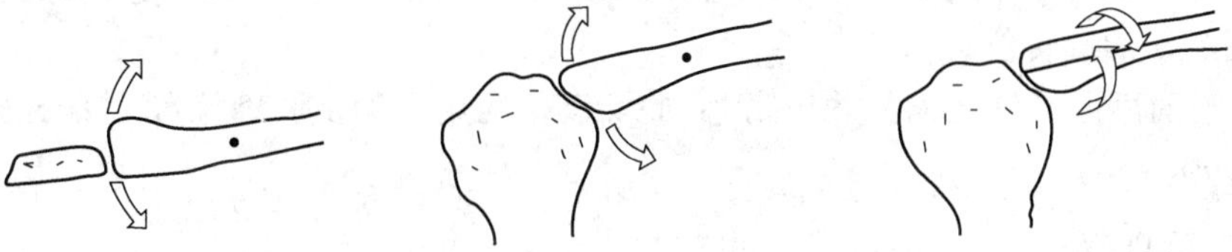


图 2-3 胸锁关节的活动

**4. 肩胛胸廓关节**

由肩胛下肌和前锯肌介于肩胛胸廓间，可作伸展、回缩、抬举、下沉和旋转动作（图 2-4）。

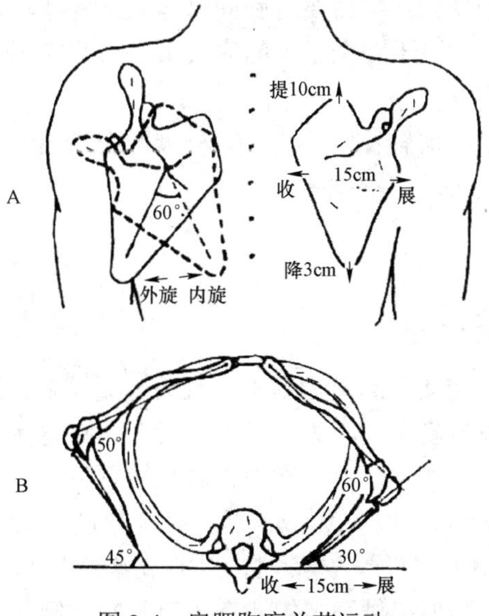


图 2-4 肩胛胸廓关节运动

A 肩胛骨运动；B 肩胛胸壁运动

**5. 脊柱**

脊柱向对侧倾倒，可增加上举高度。

### （二）肩关节复合的运动范围

（1）前屈举臂可达 180°。

（2）外展外旋举臂可达 180°。

（3）水平面前屈后伸可达 180°。

（4）外旋、内旋可达 180°。

（5）Codman 奇异现象：①患者屈右肘 90°，右上臂内旋、内收位贴近体侧。②然后完全上举。③右臂降到体侧时右臂已在外旋位。患者还开始在屈右肘 90° 内旋位贴近体侧，前屈右臂到 90°，然后水平位后伸右臂，再降到体侧时，最后的体位为右臂在中旋位。

造成这种旋转的原因一部分是因为肱骨对肩盂的斜向，也与肩胛面有关，因此，在纯粹屈曲、外展等运动时，存在着对冠状面的旋转力。

有人解释旋转是程序相关的，而不是相加，换句话说，先绕 X 轴旋转，再绕 Y 轴旋转，结果是在一个不同于 X 轴及 Y 轴的位置，即使它绕 X 轴，再绕 Z 轴旋转结果是一个不同初次的旋转位。

（6）沿肩胛面的外展（上举）活动：此活动常应用于测试肌肉位置（Greenfield BH，et al.，1990）。

### （三）休息位

此体位基本是关节囊与韧带支撑，而不由骨结构支撑，肌电图分析在休息位无肌肉活动。开始负重时，冈上肌及三角肌后部活动，而三头肌、二头肌及中部三角肌不活动。

### （四）举臂活动

这种运动有以下几个特点：①需要肩胛同时运动来保持稳定；②需要肩部肌肉配合运动。③需要多轴运动。④对于完全正常的肩关节，需要胸锁关节、肩锁关节、肩胛胸壁运动及盂肱关节相互依存。

肱骨头的旋转瞬时中心比较稳定，头 30° 外展时在 5mm 以内。正常人的肱骨头向后滑移 4mm，此为投掷运动常用的体位。

## 二、运动力学

### （一）肩关节的静力性约束

正常肩关节面是不稳定的，因肩盂扁平，且关节囊松弛。这种松弛可以是先天的，也可继发于病理过程。关节囊可制约关节的异常活动，原发性被动约束是盂肱韧带、后关节囊及喙肱韧带。休息位时，臂贴近胸部，肩肌静息不动，上、中盂肱韧带紧张。举臂时，上、中、下盂肱韧带依次松弛。90° 展位时，超过盂肱韧带的约束。外旋上举臂时，前盂肱韧带紧张。屈曲、外展、内旋时，后关节囊紧张。内旋时关节上、中部紧张，外展、内旋时下部紧张。其他提供稳定的还有关节盂向外倾斜、前后倾斜，盂唇及关节内压。

### （二）参与肩关节运动的肌肉动力学

**1. 外展及肩胛面上活动**

多年来认为冈上肌作用而使三角肌有利于肩关节上举。因为肩袖大片撕裂时肩外展不能高过 70°～90°，肌电图及理论分析有不同的看法。冈上肌由于其大小及部位可外展到 30°，但是需要 98%的力量，外展到 90°需要 200%的力量。三角肌由于大小及杠杆，单独举臂到 90°时需 55%的力量。三角肌前部及中部与冈上肌联合作用时每肌肌力仅 35%，这是可接受的。外展超过 90°时需斜方肌上部及下部及前锯肌收缩而使肩胛骨旋转再加对侧骶脊肌收缩才能上举达 180°。

**2. 前屈运动**

开始时主要由三角肌前部，加上喙肱肌、胸大肌锁骨段及肱二头肌。60°～120°时肩胛也旋转，包括斜方肌及前锯肌收缩，超过 120°时，斜方肌下部、前锯肌及对侧骶脊肌收缩，被动约束由下盂肱韧带及后关节囊提供。

**3. 伸直运动**

限于三角肌后部，背阔肌、大圆肌、肱二头肌。后伸被动受限于喙肱韧带及前盂肱韧带。

**4. 内收运动**

菱形肌、斜方肌及前锯肌起固定肩胛骨的作用。胸大肌及背阔肌为内收拮抗作用。

**5. 内、外旋运动**

内旋时胸大肌、背阔肌、肩胛下肌、三角肌前部、大圆肌起作用。外展 90°时，内旋比外旋更重要。外旋只有小圆肌、冈下肌及三角肌后部起作用，一般内旋受限于后关节囊，外旋受限于前盂肱韧带。

**6. 水平位屈及伸运动**

前屈占 180°之 135°，约为 75%，胸大肌和三角肌前部起作用。后伸肌为小圆肌、冈下肌及三角肌后部，及斜方肌中部和菱形肌。水平位后伸加外旋的肌肉有冈下肌、小圆肌及三角肌后部。斜方肌中部及菱形肌用于肩胛骨旋转。此体位牵拉前方肌肉及关节囊。盂肱韧带下部约束水平内收。

**7. 肩胛位置**

①退缩及肩胛内收由斜方肌中部及菱形肌将肩胛拉向椎缘。②伸肩胛外展，主要由前锯肌作用。③肩胛下降由前锯肌下方及斜方肌大部作用。此外，胸大肌、背阔肌也作用于盂肱关节。

如三角肌已丧失功能，冈上肌即为主要的举臂力，然而需要更多的力，因而关节力更高。如果冈上肌丧失功能，三角肌承担上举功能，开始时合力向量在盂上方外侧，举臂过 60°时肌力变得有效，但关节力较小，而且合力方向不向盂中心。三角肌和冈上肌协动时才提供良好稳定。

### （三）盂肱关节力的测定

应用 Cybex 型等动力性动力测量仪测定肩活动的转矩力，发现内旋强度超过外旋强度，比例为 3:2；伸直超过屈曲，比例为 2:1。内收的强度最大，其次顺序为伸直、屈曲、外展、内旋、外旋。男性强度大于女性。

### （四）力传递的测量法

单纯在 90° 外展举臂时，盂肱关节力约为体重的 90%或 1BW，举 22.73kg（50 磅）重量时为 2.5BW。关节力的大小与盂面有关。外展 60° 举臂时，关节合力的方向仍在盂之上缘以外，分布分解示存在上剪力，或半脱位力。大于 60° 时，合力在盂内，即稳定性力（图 2-5）。

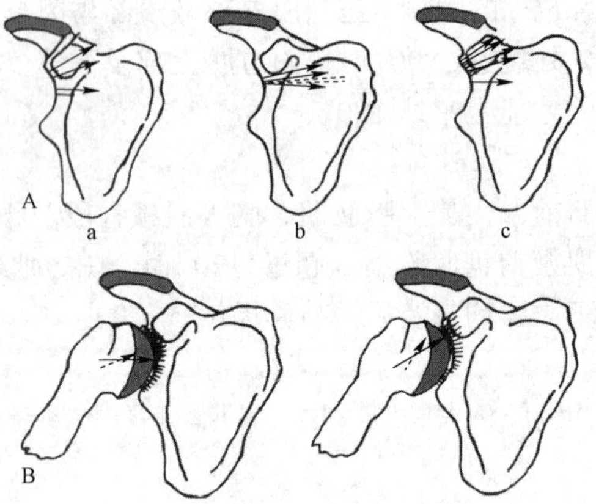


图 2-5　肩关节在不同举臂位置的合力矢量图

Inman 等用三力系统分析肩关节于额状面上的外展所产生的力来进行分析。这三力系统是上肢的重量、三角肌力和对抗其他两个合力的力。第三个力有两个组成部分：盂肱关节反应力和旋袖肌形成的合力。三角肌在肩外展 90° 时的力是上肢重量的 8 倍或体重的 70%（上肢重量为体重的 9%）。肩关节于 90° 盂肱关节反应力可达到上肢重量的 10 倍，即体重的 90%约为 1BW。旋袖肌（冈上肌、冈下肌、小圆肌和肩胛下肌）的合力为上肢重量的 9.6 倍，到外展 60° 时，可达到最大角度。

### （五）举臂的生物力学

举臂（包括外展）是肩关节最重要的功能。外旋及前屈的复合动作，盂肱、肩锁、胸锁及肩胛胸壁四部联系均有活动，正常，从中立 0° 位（直立垂臂位）外展动作包括外旋动作可分如下三期（图 2-6）。

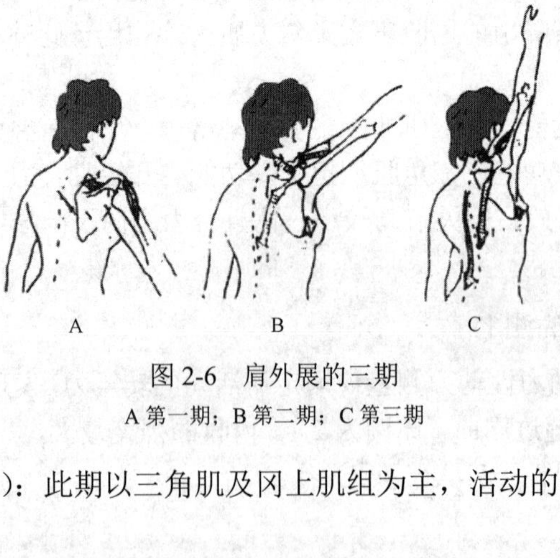


图 2-6　肩外展的三期

A 第一期；B 第二期；C 第三期

第一期（0°～90°）：此期以三角肌及冈上肌组为主，活动的关节主要是盂肱关节，但在后期也辅以极少量的肩胛胸壁运动，外旋可避免卡挤肩袖于肩峰。

第二期（90°～150°）：此期盂肱关节活动逐渐减少而肩胛胸壁运动逐渐增加，直到充分向上举臂为止。肩胛骨外旋、肩盂向上，肩锁和胸锁关节也参与活动，各旋转 30°，此期以斜方肌与前锯肌组为主，三角肌、冈上肌为辅，与收缩的内收肌（背阔肌、胸大肌）相拮抗。

第三期（150°～180°）：手臂上举位，对侧的脊旁肌也参与活动。双侧上举，伴有腰椎前凸加大。

前屈动作也分为三期：①第一期：从 0° 到 60°，以三角肌、喙肱肌及胸大肌的锁骨头收缩为主，与大圆肌、小圆肌、冈下肌相拮抗。②第二期：从 60° 到 120°。③第三期：从 120° 到 180°，收缩的肌肉与外展动作近似。

**1. 举臂需要以下两个基本条件**

（1）良好的斜方肌、前锯肌，二者动力地配合从而使肩胛骨外展、外旋及举臂。

（2）联于肩胛、肱骨之间及躯干、肱骨之间的肌肉动力而使盂肱关节外旋、外展、前屈运动或者稳定在外展前屈体位，其中以三角肌及冈上肌为主。

上述两项动作是举臂不可缺少的，任何一方面失去动作都会引起举臂障碍。

三角肌加上冈上肌在举臂及降臂时可从肌电图同时观察到肌电活动，在举臂时都很高（图 2-7）。

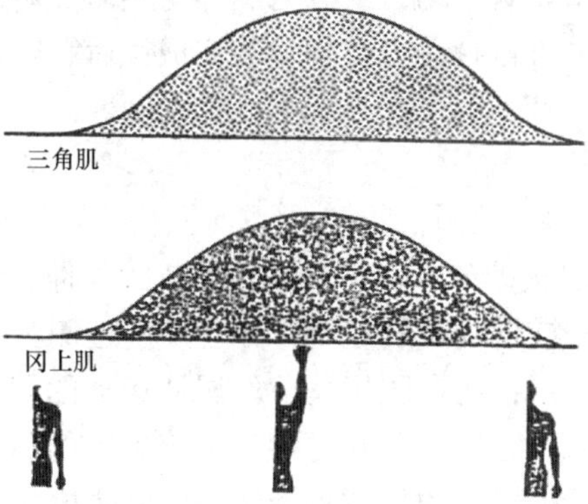


图 2-7　举臂与降臂时的二角肌与冈上肌的肌电活动

Bechtel（1980）在正常人举臂时三角肌及冈上肌同时收缩，外展肌力如为 100%，如果失去三角肌时，冈上肌可持续在任何关节体位均匀保持外展肌力，只是肌力稍差些，但是没有冈上肌时，外展肌力到举臂高于 30° 时迅速降低。Markhede（1985）等也观察了 5 例三角肌切除后但举臂功能良好。

从盂肱关节力的分析，也见到盂肱关节位置，关节合力矢量大小的方向与不同的肌肉位置有关系。当三角肌与冈上肌同时收缩时，在 90° 到 150° 的合力矢量均经关节面，只是在 30° 到 60° 时合力矢量偏于关节面上部。单独冈上肌收缩时合力矢量都集中在关节面中部，单独三角肌收缩时外展 30°，甚而外展 60° 时关节合力矢量依然在关节上缘或关节上缘以外。通过盂肱关节的合力（R）与举臂也有关系，当肱骨头（D）方向指向上方时，合力矢量指向上方，肱骨头易向上方半脱位，并引起上方的关节压力增加。

**2. 与临床有关的举臂问题**

（1）肌肉瘫痪　肌肉瘫痪是举臂障碍的重要原因，常见的有斜方肌、前锯肌及盂肱关节周围的肌肉瘫痪。①斜方肌瘫痪，由于误伤副神经而致，表现为不能充分举臂，而且耸肩困难。②前锯肌瘫痪，由于胸长神经受伤而致，表现为举臂不全，很难高于水平位，肩胛角下角向后隆起，呈翼状肩胛畸形。③连枷肩，见于肩部深层及浅层肌肉全瘫，没有适当肌肉重建。

（2）肱内翻　正常肱骨关节约占球面的 1/3，并呈 120° 的圆弧状此关节面向上倾斜 45°，向后倾约 30°，当幼年肱骨头骺内侧发育障碍，早期闭合，外侧的骨骺持续生长，即形成肱内翻畸形，肱骨头与内侧干骺端接近，甚而骺板与肱骨干平行，因而肱骨短缩，肩外展、前屈受限。

（3）冈上肌损伤　冈上肌损伤是最常见的肩袖损伤，外展前屈举臂时肩袖与肩峰摩擦卡压引起 60°～120° 外展痛弧，普鲁卡因、强的松龙混悬液封闭压痛点以后，疼痛缓解，可暂时恢复举臂功能。对于冈上肌断裂时，引起永久性举臂困难，需要手术修复。

## 第二节　肘关节的生物力学

肘关节属于复合型关节，其运动方式分为屈伸与旋转 2 种。其中以前者为该关节的主要运动形式，主要由肘关节自身动力结构参与完成；后者则是该关节与前臂协调作用的结果。

### 一、运动学

肘关节肱尺关节属于蜗状关节，主要完成肘关节的屈伸运动；尺桡近侧关节可绕桡骨的纵轴进行旋转，以参与前臂的旋转运动，并且尺桡近侧关节可在肱尺关节作屈伸运动时，对该运动起到辅助作用；而在肱尺关节作屈伸运动的同时，肱桡关节可绕肱骨小头的横轴作旋转运动。所以，肱桡关节同时参与了该关节的屈伸与旋转运动。若当肘关节处于伸直位或屈曲位，而前臂作内旋或外旋运动时，肱桡关节的球窝关节仅在桡骨的纵轴上作旋转运动。

#### （一）肘关节的屈伸运动及其运动中枢

**1. 各骨的运动状态**

肘关节的屈伸运动主要是由肱、尺及肱、桡两个关节共同参与完成的。

（1）尺骨的运动状态

①当肘关节的背伸运动接近结束时，尺骨具有旋转运动的趋势；

②当肘关节完全伸直时，尺骨处于旋内的状态；

③当肘关节完全屈曲时，尺骨处于旋外的状态。

（2）桡骨的运动状态

①当肘关节作屈伸运动时，桡骨有纵向位上的移位运动；

②当肘关节屈曲时，桡骨会绕肱骨小头的横轴进行旋转及上移运动（此时，尺骨伴

有内收运动）；

③当肘关节完全伸直时，桡骨仍会绕肱骨小头的横轴作旋转运动，但有向下方的移位运动（而此时，尺骨伴有外展运动）。

值得注意的是，在肘关节整个屈伸运动过程中，尺桡骨所在的平面始终存在着沿桡骨的纵轴并贴着尺骨的旋转运动。

**2. 肘关节屈伸运动的幅度**

该关节屈伸运动的幅度一般在 0°～150°。这一幅度的具体大小，主要取决于该关节面自身的角度值及位于其周围的软组织对该关节的制约程度，且以前一因素的影响最大。具体而言，角度值是参与屈伸运动的各骨关节面所对应的弧度（即角度）的大小。

以具体的骨骼而言：肱骨滑车切迹关节面的角度值约为 330°，尺骨半月切迹关节面的角度值约为 190°，两关节面的角度值之差约为 140°，而这一差值恰好可以为肘关节提供相同大小的屈伸幅度；肱骨小头关节面的角度值约为 180°，桡骨小头近端关节面的角度值约为 40°，两关节面的角度值之差也约为 140°，而这一差值恰好也可以为之提供相同大小的运动幅度。这些差值对肘关节屈伸运动幅度范围的大小起着决定性的作用。

实际上，在日常生活中，如果前臂的运动功能基本正常，以 30°～130° 的屈伸幅度就足以满足日常生活中大多数运动的需要，而以 15°～149° 的屈伸幅度就足以满足日常生活中的所有运功的需要。只有在特殊情况下，肘关节的屈伸运动才需要用到余下的幅度。

目前，大部分学者认为，肘关节属于铰链型关节，其仅具有屈伸性的单轴活动形式。但由于肱骨与尺骨关节面的特殊几何形态因素的影响，从而使得肘关节在屈曲开始时有 5° 的内旋运动相伴随，而在屈曲结束时又有 5° 的外旋运动相伴随。

**3. 肘关节的屈伸运动中枢**

肱骨滑车与肱骨小头的关节面形态，在矢状面上接近正圆弧形，而尺桡骨近端在围绕上述结构进行屈伸运动时，其旋转中心恰好与该圆弧所在圆的圆心十分接近，而该旋转中心的运动轨迹恰好分布在直径为 1mm 的圆形范围内。一般人们把它看作为一条直线，而该直线通常位于通过肱骨内外上髁中心连线的前下方 45°～50° 的地方，并与水平面约有 25° 的外翻型样的交角。

**4. 提携角与肘关节屈伸运动的关系**

提携角有两种定义。其最初的定义为，当肘关节伸直时，肱骨与尺骨长轴在冠状面上构成的夹角，正常男性为 10°～15°，女性为 20°～25°。提携角可因性别、年龄及体型而不同。

目前常说的提携角是一种运动的概念，在肘关节屈伸运动中，以尺骨相对于肱骨的外展、内收的角度来表示，其为一变化的值，随着肘关节的屈曲而变化。这一变化是线性的，当肘屈曲幅度为 0° 时（本章肘关节屈伸角度值，均按伸直位为 0° 记述），提携角最大；随着肘关节的屈曲运动，此角度的大小变小，甚至可成为负值，其变化的幅度约为 18°。提携角的形成及其变化主要是由肱骨远端及尺骨近端的几何形态所决定的。

（1）肱骨滑车有如一横放的线轴，但线轴两侧的突出部分并不对称，内唇大于外唇。

另外，肘关节的旋转轴与水平横截面之间存在夹角，并参与了提携角的形成。

（2）肱骨滑车中部的凹陷称为滑车沟。该结构与尺骨滑车切迹的纵向嵴状隆起相对应，具有控制活动方向的作用。滑车沟的方向并不完全垂直于滑车的横轴线，而是有一定倾斜度的。该角度的个体差异较大，大致可分为 3 型。

Ⅰ型：该型最为常见。滑车前部的滑车沟垂直而后部的滑车沟斜向远外侧。因此，当肘关节伸直时，尺骨滑车切迹的纵形嵴因受到倾斜的滑车沟的制约，而使得尺骨外展，从而形成提携角；当肘关节屈曲时，尺骨滑车切迹内的中心嵴会随着前部滑车沟的走向而转为垂直。此时，尺骨位于肱骨的正前方，从而使提携角消失。

Ⅱ型：该型较少见。前部滑车沟斜向近外侧，其后部则斜向远外侧。伸肘时具有与Ⅰ型相同的提携角，而屈肘时提携角会减小但不会消失。

Ⅲ型：该型极为少见。前部滑车沟斜向近内侧，后部斜向远外侧。伸肘时与Ⅰ型具有相同的提携角，而屈肘时提携角成负值。

（3）肘关节屈曲时，无论前臂处于旋前、中立或旋后位，均可观察到前臂的轴向旋转运动。当肘关节由伸直位运动到屈曲位时，前臂约有 10° 左右的轴向旋转变化。

（4）尺骨近段从鹰嘴到尺骨干存在两次偏斜，这两个角参与了提携角的组成，但在肘关节的屈伸运动中，对提携角的变化没有影响。

提携角的作用长久以来一直被认为是便于提物，因为它使被提物离开身体一定距离。不过，近来有部分学者对这一观点提出了质疑。在日常提物中，人们很少使肘关节处于提携角最大的位置（肱骨中立位，前臂完全旋后），通常是肱骨内旋 45°，而前臂则旋前 45°，从而使上肢处于手掌面向大腿的位置，这种位置明显减小了外翻的角度。从力学角度来看，肘关节伸直提物可看作是一种物体的悬挂；而提携角的存在，使得肩关节与物体之间的水平力臂得到增加，并使肩胛带处于力学上的弱势。因此，肘关节的这种外展状态会很快使位于肩关节处的肌肉产生疲劳。所以，通常人们提物时，常将上身倾向提物的对侧，以减小水平力臂，从而进一步减少疲劳。由此看来，提携角存在的生物及力学方面的意义，尚有待更完善的解释。

经临床 X 线观察，研究者发现，除肘关节屈伸运动的最后 10° 的范围外，肱、尺骨与肱、桡骨之间的相对运动的方向恰为各关节面的切线。因此，大部分学者认为，肘关节的屈伸运动主要以滑动的方式而完成。但当肘关节作极度屈曲运动，即肘关节的屈曲运动达到最后 5°～10° 的范围时，尺骨冠突尖端恰与肱骨冠突窝的底面相接触，使肘关节后部间隙增宽。此时，瞬时旋转中心移至鹰嘴窝处，该关节的运动方式也相应地由滑动转换为滚动；同样，当肘关节作极度伸直运动，即肘关节的伸直运动达到最后 5°～10° 的范围时，尺骨鹰嘴突尖端恰与肱骨鹰嘴窝的底面相接触，而旋转中心也移至该处，并且运动方式也转换为滚动。由此，可以认为，肘关节的屈伸运动，属于较为复杂的弧形运动，并且提携角角度的大小对其也有一定的影响。

### （二）肘关节及前臂的旋转运动

**1. 肘关节的旋转运动是由三个旋转运动组合完成的。**

（1）伸肘终末时的前臂内收运动　伸肘终末时的前臂内收运动，是由肱尺关节围绕着肱骨的滑车关节轴来实现的。

（2）桡骨小头绕肱骨小头横轴的旋转运动

当桡骨小头绕肱骨小头横轴运动时，肱桡关节之间呈现滑移运动状态：

①当肘关节作屈曲运动时，桡骨小头关节凹正对肱骨小头而向上滑移；

②当肘关节作伸直运动时，桡骨小头关节凹正对肱骨小头而向下滑移；

③在肘关节屈伸运动的整个过程中，整个桡骨小头都围绕着肱骨小头的横轴作旋转运动。

（3）桡尺关节间的旋转运动

①桡骨小头侧缘围绕着尺骨的纵轴，紧贴尺骨作旋转运动；

②当桡骨作向前的旋转运动时，桡骨交叉到尺骨的前面，此即前臂的旋前运动；

③当桡骨作向后的旋转运动时，桡骨旋转到与尺骨平行而稍靠后的位置，此即前臂的旋后运动。

**2. 前臂的旋转运动**

前臂的旋转运动，主要是围绕桡骨小头中心与尺骨远端关节面的旋转运动中心之间的连线来进行的。尺骨远端关节面的旋转运动中心位于尺骨关节凹附近的尺骨茎突的桡、掌侧及该关节面的几何中心内。在临床上，腕关节三角软骨的破损及桡骨的短缩畸形等形态结构上的改变都将影响到尺骨旋转运动中心的位置，并进一步影响整个前臂的旋转运动。

当前臂作旋转运动时，桡骨小头上端的关节面与肱骨小头之间可发生旋转，同时桡骨小头也可在尺桡近侧关节内沿旋转轴作旋转运动。上述运动是与桡骨小头的几何形态及其周围软组织的作用密切相关的：桡骨小头近似卵圆形，其长径约为28mm，而短径约为24mm；包绕在桡骨小头周围的纤维环具有一定的伸缩性，从而使得桡骨小头作自由的旋转运动。

当作旋前运动时，其长径转至矢状面上，而使得包绕的桡骨小头纤维环紧张，并使桡骨小头向外移动约 2mm，这一微小的外移运动为旋后肌的止点—桡骨结节留出了一定的活动空间。当桡骨小头作旋后运动时，使围绕桡骨小头的环状韧带较松弛，从而使得尺骨向内侧位移。

在前臂的旋转运动中，方形韧带起到了一定的约束作用。

止如前文所提到的，前臂的旋转运动主要是桡骨的转动。当前臂从旋后位运动到旋前位时，桡骨相对于肱骨的长轴向内偏斜 6°～10°，而桡骨上端关节面也随之作相应的倾斜。经过离体标本的观察，当前臂作旋转运动时，尺骨的无轴心性旋转与肱骨长轴的关系保持不变；但在运动中，尺骨是有偏移运动的。即旋前时尺骨作外展运动，而旋后时尺骨作内收运动。

**3. 旋转运动的幅度范围**

一般，正常人前臂旋前运动的范围为 70°～90°，而旋后运动的范围为 75°～90°。因此，整个旋转运动的范围为 175°～180°。在日常生活中，大多数运动只需用到旋前50° 及旋后 50° 的运动范围；而旋前 55° 及旋后 55° 的运动范围就足以应付日常生活中的全部运动的需求。

通常，由于肩关节的参与，使得整个上肢的旋转幅度有明显地增加。当肘关节伸直，而肩关节参与旋转运动时，上肢可垂放于体侧或外展 90°，其旋转运动可以达到 360°

的运动范围；当肩前屈或后伸 90° 时，旋转运动可以达到约 270° 的幅度范围；当上肢垂直上举时，肩关节的轴性旋转运动的幅度很小，总幅度约为 180°，且基本上是由前臂提供的。

## 二、运动力学

**1. 参与肘关节运动的肌肉动力学**

肘部肌肉为肘关节动力的主要来源，按功能不同可将肘部肌肉分为屈肘肌群与伸肘肌群及旋前肌群与旋后肌群等四组肌群。这之中某些肌肉兼有一种以上的功能。

（1）屈肘肌群　该肌群主要包括：肱肌、肱二头肌、桡侧腕伸肌及肱桡肌。此外，某些起于肱骨而止于前臂的肌肉，如旋前圆肌，也可能具有辅助屈肘的功能。

无论前臂是否处于旋转的位置，肱肌的屈肘功能都不会受影响；当前臂处于旋后或中立位时，肱二头肌则成为有力的屈肌，但当前臂处于中立位时，肱二头肌所固有的旋后功能必须依靠旋前圆肌与旋前方肌之间的对抗作用才能够完成；当前臂处于中立位时，肱桡肌的屈肘功能最佳。日常肘关节的屈曲运动中，需要多块肌肉的协同作用才能够完成。

当肘关节屈曲 65° 时，屈肘肌的收缩力于前臂旋后、中立及旋前时，分别约为 420N、430N 及 390N。

经研究表明，屈肘肌对前臂的作用力，可分解为稳定力与旋转力。前者与前臂长轴相平行，后者与前臂长轴垂直，以使肱、尺或肱、桡骨端靠拢而稳定肘关节。

当肘关节屈曲时，根据各快肌肉的功能，可将其分为加速肌与稳定肌：

①加速肌　主要包括：肱肌与肱二头肌，此组肌肉的起点远离肘关节，而止点却接近肘关节。因此，在多个位置，其旋转力大于稳定力。当肌肉力线与前臂垂直时，稳定力为 0N。在日常活动中，常须依靠此组肌肉的突然收缩，才能使得手部的位置产生快速的变换。

②稳定肌　主要包括：肱桡肌及旋前圆肌。与加速肌不同，此组肌肉的起点靠近肘关节，而止点却远离肘关节。因此，其稳定力大于旋转力，收缩时具有稳定肘关节的作用；同时，此组肌肉还可对抗肘关节快速屈伸活动时所产生的离心力。当肘关节于恒定体位持续负重或作快速屈伸运动时，则需要肱桡肌的稳定作用以协助。

此外，屈肘肌功能还与该肌力线与旋转中心的距离（即力矩臂）有关。当肘关节伸直时，力矩臂最小；当肘屈曲到 90° 左右时，力矩臂最大；当屈曲幅度再增加时，力矩臂则又会减小。当肌肉以同等大小的力量进行收缩时，力矩臂越小，机械效率越低；相反，当肌肉作同等长度的收缩时，小力矩臂却可获得大角度的改变，此时，手的位移幅度较大，且移动速度也较快。

（2）伸肘肌群　伸肘肌以肱三头肌为主，还包括尺侧腕伸肌及肘后肌。于伸肘的最后阶段，肘后肌对肘关节保持伸直位或肘关节稳定的维持有一定的作用。

肱三头肌的功能主要与肘关节的屈曲幅度有关：①当肘关节屈曲 0° 时，其肌力可分解为离心力与切向力。前者较小，其可使尺骨有向后脱位的倾向；后者较大，具有伸肘的作用。②当肘关节屈曲 20°～30° 时，离心力为 0N，切向力等于肌力，此时肘关节的屈曲幅度为肱三头肌机械效率最大的位置。当肘关节进一步屈曲后，切向力逐渐减小，而向心力逐渐增大，后者可使肘关节维持稳定。③当肘关节完全屈曲时，肱三头肌腱会于尺骨鹰嘴突上发生反折而进一步降低效率。但此时，肌纤维处于最大位拉伸状态，而具有最大的收缩力，从而弥补上述效率的降低。肱三头肌的长头跨越肩关节，因此，当肩关节前屈 90° 时，使其与止点距离较上臂垂直于体侧时长，而力量也因此增大。

（3）前臂旋转肌群 前臂旋转肌群主要包括：旋前圆肌与旋前方肌，前者在肘伸直时，力臂较短而影响前臂旋转的机械效率，而后者的机械效率则不受肘关节屈伸位置的影响。其他肌肉如桡侧腕屈肌亦有协助前臂旋前的作用。

肱二头肌与旋后肌可提供旋后肌力，前者受肘关节屈曲幅度的影响较明显，而后者受其影响则较小些。前者起旋后作用时，需伸肘肌抗其屈曲作用才可完成旋后运动。

（4）肘内外翻肌群 肘外翻时，主要依靠尺侧腕伸肌、指总伸肌、桡侧腕伸肌及肱桡肌共同对肘关节施加动力。而肘外翻时，主要依靠桡侧腕屈肌、指浅屈肌、旋前圆肌及尺侧腕屈肌对肘关节施加动力。

**2. 参与肘关节运动的骨间膜动力学**

在肘关节的运动中，骨间膜主要功能为力的传导。当腕部受力时，仅有少部分的负荷经尺骨传递，其余负荷则经桡骨传递，负荷可使桡骨向近侧移动并且其中段可发生桡屈，以此使骨间膜中部的紧张度增加，而将部分负荷向尺骨传递。大部分实验表明，肱尺关节传导了全部负荷的 43%，而肱桡关节传导了全部负荷的剩余部分。

需要指出的是，尺骨远端最初的受力情况存在个体差异，并受腕关节力分布的影响。当前臂旋前时，尺骨最初受力明显增加。

骨间膜对力传导主要与其原始紧张度有关。当前臂处于中立位时，骨间膜保持紧张的状态；当前臂处于旋后位时，骨间膜的紧张程度较中立位低，但加载后，两种不同体位的紧张度均会立即增加。反之，当前臂处于旋前位，骨间膜于任何情况下，都处于疏松状态，而基本上不参与力的传导。此外，骨间膜纤维的走行方向决定了负荷仅能由桡骨向尺骨传导，而不会发生相反的情况。

一旦前臂解剖结构遭到破坏，如桡骨短缩（或尺骨变长）或尺桡远侧关节分离或骨间膜撕裂，正常的力传导机制会遭到破坏，并使负荷过度集中于某一处，而引起进一步损伤。

**3. 韧带与关节松弛度对肘关节运动的影响**

于肘关节处，由于提携角存在，尺侧副韧带尤为重要。为了保证大幅度的屈伸运动正常运行及肘关节在运动中保持基本恒定的张力，尺侧副韧带于肱骨上的起点必须集中于运动轴附近，然后呈扇形向尺骨伸展。以这种形态分布，有利于克服不同方向的轴向扭矩，并可用来对抗自桡侧、前侧或后侧所发出的力。

若尺侧副韧带的起点集中于旋转轴通过肱骨内侧的一点，将会对韧带的宽度起限制作用，进而影响韧带对抗负荷的能力。而肱骨内上髁的突起结构，使尺侧副韧带在内上髁处获得一沿旋转轴分布的起点，从而解决了这一问题。

## 三、受力分析

本节主要阐述肘关节的受力分析与计算。在不考虑其他因素影响的前提下，肘关节的受力取决于肌肉与韧带的张力、肢体自身的重力及肢体所承担的负荷等因素。

**1. 受力分析**

分布于肘关节处的应力存在着不恒定的分布与传递方式。这种情况于肱尺关节附近表现得尤为明显。尺骨鹰嘴滑车切迹处软骨的分布存在着明显的不均匀现象。

大部分人的软骨都集中于尺骨鹰嘴尖部及鹰嘴窝部。于切迹最深处软骨相对较薄，其下的矿化状态亦较差。当所载负荷较低时，滑车切迹主要通过尺骨鹰嘴突部及鹰嘴窝部与肱骨滑车相接触，并传递负荷；除上述两部分外，肱骨滑车的凸面也与切迹凹面存在一定间隙，故应力也相对集中于上述两个部位。随着负荷的增加，两接触面逐渐向切迹深处扩展，最后相连接，两滑车关节面紧密贴合，使应力得到分散。

除上述大部分人外，另有一部分人的软骨应力的分布，虽不像上述那样集中于两个部位，但也存在着分布不均匀的现象。主要表现为：切迹中央嵴的不对称性，软骨及其深面的骨矿化在一侧更明显。低负荷时，通过软骨与软骨下骨较明显的一侧与滑车接触，传递负荷，应力主要集中于这一部分。当负荷增加时，接触面会向四周扩散，而使应力相对分散些，从而避免了应力过于集中而造成的损伤。

上述两种情况表明，肱尺关节存在生理性的不整合性，而这种不整合性使肘关节具有力学上的优势。初始时，较小的面积接触已能完全满足力的传递要求，而余下的未接触的关节面可作为一种力学能量的储备。当负荷增大，而接触面的应力也过于集中时，即可利用储备以扩大接触面，而减少单位面积上的受力，避免软骨因承载过重负荷而受损。此外，其不整合性使得软骨处于一种良好的营养环境。

软骨细胞主要通过吸进和排出关节液来营养软骨组织，而上述过程的动力主要来自负荷与去负荷所产生的动力，而关节的不整合性也恰好适应这种需求，可使软骨细胞能够维持正常的营养代谢；长时间的紧密接触不利于关节面间的润滑，而关节的不整合性则能够使关节面得到充分的润滑。

**2. 力的传递**

用手提拉或推一重物时，肘关节所受力的大小要远远大于物体重力。这主要是由于拮抗肌的参与，而使受力增加 1～2 倍所造成的。通常情况下，大部分受力由肱桡关节传递，剩余部分的受力则由肱尺关节传递。

肘关节的受力还受到关节的屈伸角度的影响，不同的屈曲角度可产生不同的力臂，而使肘关节的受力产生相应的变化，并且使力的传递方向也发生相应的改变，如当用力提取重物时，肱尺关节的受力可达到体重的 1～3 倍；而当肘关节伸直时，力的方向是由后向前传递的；当肘关节屈曲时，力的方向则是由前向后传递的。肱桡关节也会发生相应的改变。当肘关节屈曲 0°～30°时，肱桡关节所传递的力最多；而当进一步屈曲时，其传递能力反而会下降。受力情况主要与前臂所处的位置相关，如当肘关节处于中立或旋前位时，桡骨头的受力要大于其处于旋后位时的受力。

## 四、稳定因素

**1. 骨性稳定**

与膝关节不同，肘关节的稳定性主要依靠其骨性结构来维持与加强。肘关节的骨性结构在抵抗不良应力及防止关节脱位方面，起着决定性的作用。

于骨性关节对肘关节稳定性的维持中，肱尺关节所起的作用非常重要。从前后位上观察，肱骨的下端近似三角形：三角的底边为肱骨滑车，呈线轴样；肱骨鹰嘴窝与鹰嘴窝两侧的骨质构成了该三角形的两条斜边。若从后面观察，肱骨干于鹰嘴窝顶端处分开，形成内、外侧柱；内侧柱向远端延伸至滑车末端近侧约1cm处，并有向内侧突起的肱骨内上髁；而外侧柱则延伸至滑车的外侧，而其末端则形成肱骨小头。两柱一同夹持着肱骨滑车，就像夹住一个线轴的两个手指一样，构成了稳定的结构。三边中的任意一边受到损伤，都将影响整个肱骨远端结构的稳定性。如内侧柱或外侧柱断裂，肱骨远段抵抗内、外翻应力的能力必将受到严重的影响。

在冠状面上，肱骨的远端增宽，特别是滑车的线轴样结构，其两边直径大，而中间呈凹槽样结构，尺骨鹰嘴中间呈骨嵴样突起，而尺骨鹰嘴的两侧呈凹陷样，因此肱骨滑车与尺骨鹰嘴间呈对应的嵌插性关节，这种嵌插样关节有力地防止了肘关节的内、外翻及向侧方的移位。尺骨滑车切迹的弧度略大于180°，并对肱骨滑车进行包绕，当肘关节处于屈曲位时，尺骨鹰嘴窝和鹰嘴突阻止了肱骨的向前后方向上的脱位；但当肘关节处于伸直位时，尺骨鹰嘴嵌入肱骨鹰嘴窝内，鹰嘴窝位于滑车的下方，此时，抵抗后向应力的能力减弱，因此，肘关节后脱位大都于此位置发生。不过，当肘关节处于伸直或屈曲位时，尺骨鹰嘴突与冠状突分别嵌入肱骨鹰嘴窝与冠突窝之中，均能防止关节面向侧方移位。此外，还有韧带与关节囊等结构的止点也附着于肘关节的上述部位，使得肘关节的稳定性一定程度上得到加强。因此，一旦肱骨鹰嘴窝骨折或缺失，不但会影响肘关节的稳定性，同时也会影响其周围韧带的稳定性。

桡骨头防止肘关节外翻的作用仅次于尺侧副韧带。当桡骨头被切除，而尺侧副韧带仍完整时，在短期内，不会有肘关节外翻的发生；而当二者同时受到损伤时，必将导致肘关节外翻。桡骨头的另一作用是传递负荷，因此，当桡骨头缺失时，对力的传递会产生严重的影响，而使肘关节的外翻倾向大大增加。

**2. 软组织对关节的稳定作用**

软组织结构对肘关节稳定的作用几乎等同于骨组织，特别是当骨性结构受到损伤时，其稳定作用更是不可忽视。这些软组织结构包括：肘关节的内、外侧副韧带、关节囊及肌肉肌腱等。当肘关节处于不同位置时，上述软组织所起作用的大小也不尽相同。

（1）韧带的稳定作用

①内侧副韧带　肘关节内侧的稳定性主要靠其内侧副韧带来维持，内侧副韧带的前束对肘关节内、外翻应力的控制作用要大于其另外两束。当肘关节处于屈曲时，几乎全由其维持。经实验证明，当肘关节处于伸直位时，位于其前侧的关节囊及肌肉肌腱等组织，拮抗肘关节内、外翻的作用占据全部软组织作用的40%。随着关节的伸展，此项作用会逐步减弱，而肘关节前侧的关节囊及肌肉肌腱等组织的相关作用则会逐渐增大。

②外侧副韧带　当肘关节运动时，外侧副韧带始终保持紧张状态，从而有效地保证了关节的稳定性。特别是在尺骨部，外侧副韧带增加了肘关节的向后外侧旋转时的

稳定性，同时伸肌总腱与旋后肌的协同作用，有效地防止了肱桡关节因旋转而造成的脱位。

③环状韧带　环状韧带的作用主要是稳定尺桡近侧关节。在肱二头肌的作用下，桡骨小头具有向近侧、前侧脱位的倾向，而环状韧带则能抵抗这种倾向。在儿童时期，桡骨头半脱位主要是由于桡骨头的形态尚未发育完善，不能耐受巨大的牵拉力而发生的。在成人时期，尺桡关节的分离则意味着环状韧带的破裂。此外，止于环状韧带的外侧副韧带的部分结构对稳定桡骨头也起到一定的作用。

（2）肌肉的稳定作用　肌肉通过收缩，加强了肘关节间的咬合，并对抗着快速活动时所产生的离心力。另外，肱三头肌与肱肌的止点加深了尺骨滑车切迹，此有利于增强关节的稳定性。

基于以上特点，有部分学者提出了肘关节的结构稳定环概念。将肘关节分为内、外、前、后四柱：

①外侧柱　主要由桡骨头、肱骨小头及外侧副韧带复合体组成。

②内侧柱　主要有内侧副韧带、鹰嘴窝及肱骨内上髁组成。

③前柱　主要由鹰嘴窝、肱肌及前关节囊组成。

④后柱　主要由鹰嘴突、肱三头肌及后关节囊组成。

上述四柱围成一个环状结构，以使肘关节得以维持其稳定性。

## 第三节　腕关节的生物力学

腕关节是一个结构较为复杂的关节复合体，有 8 块腕骨和桡骨远端相接连，尺腕间隙的结构则是由掌骨及其间相互交接而成。腕骨分为近排（舟骨、月骨、三角骨、豌豆骨）及远排（小多角骨、大多角骨、头骨、钩骨）。腕骨的掌侧面呈凹状，组成腕管的底和侧壁，腕管内有正中神经和屈拇、屈指肌腱通过，腕管外侧有大多角骨的隆凸结节，内侧为钩骨。月骨近端的尺侧、桡骨远端和三角骨经韧带与软骨结构和尺骨远端连接成尺腕复合体。

腕韧带能传递精确的负荷以及诱导一定距离的骨变位。掌侧腕韧带比背侧的厚而且更为强大。尺腕复合体组成包括半月板同种体（桡三角韧带）、三角纤维软骨（关节盘）、尺月韧带、尺侧副韧带以及掌侧桡尺韧带。在半月板和三角纤维软骨之间另有一个三角韧带区茎突前隐窝，内有滑膜充填。掌侧的深浅层桡腕韧带背侧桡腕韧带及远侧腕掌韧带将腕骨牢固地连接。腕骨间还有许多韧带将其临近的腕骨束缚在一起（图 2-8）。

腕关节复合体共有 10 条肌腱环绕，包括屈侧的尺侧腕屈肌、桡侧腕屈肌及掌长肌，伸侧的桡侧腕长短伸肌、尺侧腕伸肌、旋前方肌、旋后肌、旋转前臂的旋前圆肌以及肱桡肌。除尺侧腕屈肌连接于腕骨外，所有的腕肌腱都要横越腕骨，并止于掌骨。每根腕肌腱均有一定的活动度。手术后或者是创伤后粘连将影响腕的活动。

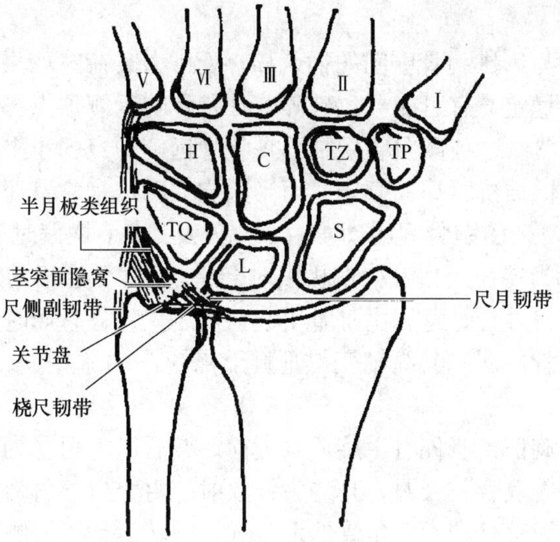


图 2-8　尺腕关节复合体

## 一、运动学

腕关节在额状面有尺偏和桡偏（即外展和内收），在矢状面有屈伸（即掌屈及背伸）。最大运动范围可由桡偏伸直至尺偏屈曲。尺桡关节还可以进行前臂旋前和旋后活动。腕屈曲的 40%发生于桡腕关节，60%发生于腕骨间关节；而 2/3 的腕伸直则发生于桡腕关节。

掌侧腕骨间韧带和桡月韧带，以及尺月韧带共同构成双“V”系统。它有助于稳定桡尺偏端对准头状骨。尺偏发生时，近侧“V”的内臂即尺月韧带成为横向，抑制了月骨向桡侧变位，而侧臂即桡月韧带成为直向，抑制了月骨的伸直，从而近侧的“V”形变成“L”形。远侧的“V”形也变成“L”形，但是方向是相反的。外侧的内在韧带纤维连接头状骨及舟骨变成横向，阻止运动时头状骨向中央尺侧移位。三角骨到头状骨的内侧纤维移成纵向，控制了头状骨的屈曲，在桡偏时形态则相反。

Navarro（1935）推出了三柱学说：中央屈伸柱由月骨、头状骨及钩骨组成；内侧旋转柱由三角骨及豌豆骨组成；外侧能动柱由舟状骨、大、小多角骨组成。

**1. 中央屈伸柱**

桡、月、头环节，有两个滑车状双关节。远侧介于月骨与头状骨、钩骨间，近侧滑车介于桡骨、三角纤维软骨与月骨间。这样一种环节机制使较平的关节面具有较大的运动性而同时又增加了其稳定性。中央柱介于桡－月及头状骨之间的两个“V”形韧带结构，沿着桡月头环节内，通过腕管从起点到第 2、3、4 掌骨附着点的肌肉产生运动。这些肌肉的运动是非对称性的，产生背屈时桡偏，产生掌屈时则会尺偏。在这个环节系统中，腕骨远排紧接头状骨而被强壮的骨间韧带所相连，并与手一起活动。在这个中央屈伸柱中，月骨的位置为潜在而不稳定的中间插入节段，对于韧带的拉力，其他腕骨的接触压力以及月骨形态而反应不一。一个具有较大的掌侧顶点的楔形，会有利于背屈，此型环节中仅需一个方向的稳定性则是由能动柱舟骨提供。

**2. 外侧能动柱**

舟状骨介于近排与远排腕骨中间的插入棒，受压力负荷时如果缺少舟状骨，中央桡一月一头环节会极不稳定，有可能导致破碎。舟状骨的近侧顶点在矢状面为楔形，好像月骨有背屈的倾向。然而这种倾向会受制于舟状骨远侧顶点的小多角骨及大多角骨。当腕背屈时，舟骨掌屈以拮抗背屈的倾向。而当腕掌屈时，舟骨背屈，同时受大、小多角骨及韧带的约束。较复杂的腕骨间活动发生在桡偏及尺偏，桡偏时头骨背屈、月骨掌屈，尺偏时则相反。月骨旋转在尺偏及桡偏极限时会引起“Z”字形的对线，很像背侧及掌侧腕骨嵌插畸形。桡偏时月骨背屈由舟骨引起，反之，月骨掌屈时由于大、小多角骨的杠杆作用，从而使舟骨掌屈时其纵轴变得垂直于桡骨。

**3. 内侧旋转柱**

腕背屈尺偏时手旋前，桡偏时手旋后。旋前、旋后以三角骨为轴，其附着于三角骨的掌侧韧带束并向尺腕复合体及月、舟、头骨放射。两个与三角骨有关的韧带互相形成直角。这种放射状的韧带有利于三角骨的近、远及旋转运动。尺侧腕骨的尺偏及缩短同时伴有内侧柱的旋转。完全背屈时背屈及纵行的舟骨正常。

当舟骨为纵位并平行于桡骨轴时，背屈及尺偏、腕中运动极受限，腕骨变为了一个单独的功能单位，桡腕关节活动在桡骨之上。当舟骨垂直于桡骨轴时，掌屈及桡偏，腕中关节互不交锁，远侧腕骨向桡侧移动。掌屈及桡偏主要是在腕中关节水平，月骨介于桡、头骨段之间有背屈的倾向，同时会受到舟骨抑制称之为三角骨强化。

**4. 腕关节的功能运动**

日常生活中，只需要 10° 屈曲和 25° 伸直的范围。有些活动，例如吃、喝、阅读等需要 5° 屈曲和 35° 伸直。从座椅上撑起来，最大的运动弧度接近于 65°。腕关节有较大的运动范围，将腕固定在 15° 伸直位，可保持 88%的正常操作功能。

**5. 腕关节的稳定性**

由于复杂的韧带制约以及多关节面的精确匹配可产生稳定性。由于腕骨无肌肉附着，不提供动态性稳定，当拇指和其他手指的肌肉活动时，腕关节复合体的动态性稳定则需要外在力与内在力的精确平衡。

**6. 腕与手活动的相互关系**

腕关节活动可加大手指内精细运动的控制能力。轻度伸腕时，屈肌可获得最大的功能长度，手指可以完全屈曲。轻度屈腕时，手指的伸肌腱有张力，可自动张开手。伸腕时，拇指指腹可与食指指腹接触；屈腕时，拇指尖可达食指远端。伸腕尺偏时捏握有力，腕最稳定，腕关节面之接触区最大；屈腕时则相反。

## 二、腕关节运动力学

腕的动力性功能是由负荷自手指传递到前臂和自前臂传递到手的。挤压负荷时，通过头一舟月交界处，然后再到远侧尺、桡骨三角形软骨面。Volz 提示近侧和远端腕骨排的任何对线变化，可能导致局限区域应力增加，会加速关节软骨的磨损。

三角纤维软骨和周围结构对挤压负荷的实验证实，82%的负荷是由远侧桡骨承担，18%是由远侧尺骨承担。当切除尺腕复合体后，尺、桡骨远端的负荷将各自减少 12%。

近排腕骨与远排腕骨形成一个双连接链和双肌肉链，使之在挤压时呈锯齿形塌陷。

用来稳定关节面，精确对合和内在韧带与外在韧带的紧密控制。

尺侧腕伸肌、拇短伸肌以及拇短、长展肌的作用使腕起到动态性尺桡侧的支持作用。尺侧腕屈肌是最强的腕运动单元，使腕关节置于屈曲、尺偏的倾向，当伸腕时，捏握最有力。

## 三、腕部韧带结构与运动生理学

从腕部韧带的总体上来看，腕总韧带对构成腕管和制约、保护腕部软组织具有重要的作用。腕外在韧带主要是加强腕与前臂和掌骨的连结，而腕内在韧带的作用，可使腕骨紧密连结为一个运动单元，韧带在骨关节上具有一定的弹性，避免了腕骨无方向性迁移以及超越生理活动度。

在腕部侧副韧带中，尺侧副韧带附着于尺骨茎突和豆骨与三角骨，桡侧副韧带附着于桡骨茎突和腕舟骨。这些韧带的远侧附着部位正靠近腕之横轴。在腕的掌背侧韧带中，桡腕与尺腕韧带均排列成两个倒“V”字形，从头状骨与月骨向两侧展开，并止于桡骨与尺骨。当腕关节从中立位做最大桡偏时，则头、月以外的韧带，包括外侧副韧带和桡头韧带等均会出现松弛；相反内侧韧带，包括内侧副韧带和头三韧带等均会出现紧张。当腕关节从中立位向最大背伸位活动时，腕的掌侧韧带紧张，尤其是桡头韧带与桡三角韧带可以因为紧张而分开形成腕掌面－韧带间隙，其正位位于头月关节的掌面，此时腕的背侧韧带是松弛的。反之，当腕关节从中立位向最大掌屈活动时，腕的背侧韧带是紧张的。另外，在腕的内在韧带中具有重要意义的是三角韧带，其起于头状骨，分别止于舟状骨和三角骨。舟状骨依靠三角韧带的外侧纤维连接；而三角骨则是依靠三角韧带的内侧纤维相连接。舟状骨、大小多角骨关节的运动通过该韧带传递到三角骨；三角骨、钩骨间关节的力学运动，也是通过该韧带传递到舟骨，从而构成了腕关节的运动弧。

## 四、腕肌的生物力学特点

腕部肌肉总的来看可以分为伸与屈两大类。屈肌群有 7 个，其中专司屈腕的有桡侧腕屈肌、尺侧腕屈肌和掌长肌；司屈指兼屈腕的有指深、浅屈肌及拇长屈肌。伸肌群有 7 个，其中专司伸腕者有桡侧腕长伸肌、腕短伸肌和尺侧腕伸肌；司伸指兼伸腕者有指总伸肌、拇短伸肌和小指、食指固有伸肌。

由以上可以看出，能使腕关节产生内收与外展的肌群，除拇长展肌之外别无其他的专门肌肉。腕的内收与外展动作，则产生的情况如下：

凡是位于腕关节矢状轴内侧的屈肌和伸肌，则共同完成内收动作。

凡是位于腕关节矢状轴外侧的屈肌和伸肌，则共同完成外展动作。

现根据腕的实效肌可分为 4 组或 4 个区。这些肌肉与腕关节的两轴（额状轴 AA'、矢状轴 BB'）有关联。

第 1 组（前内区）：尺侧腕屈肌；屈腕（位于轴 AA' 之前方），因为腱性扩张，也屈第 5 腕掌关节；内收手（位于轴 BB' 之内侧），但较尺侧腕伸肌内收手的力弱。

第 2 组（后内区）：尺侧腕伸肌；伸腕（位于轴 AA' 之后方）；内收手（位于轴 BB' 之内侧）。

第 3 组（前外区）：桡侧腕屈肌和掌长肌；屈腕（位于轴 AA' 的前方）；外展手（位

于轴 BB' 之外侧）。

第 4 组（后外区）：桡侧腕长伸肌和桡侧腕短伸肌；伸腕（位于轴 AA' 之后方）；外展手位（位于轴 BB' 之外侧）。

根据这些理论说明，腕部肌肉没有一块是只有单一功能的。因此，进行单一运动时必须有两组肌肉共同参与，从而抑制任何不必要的伴随运动；屈曲需要第 1 组（尺侧腕屈肌）和第 3 组（桡侧腕屈肌和掌长肌）共同进行；伸展需要第 2 组（尺侧腕伸肌）和第 4 组（桡侧腕长伸肌、桡侧腕短伸肌）共同进行；内收需要第 1、2 组共同进行；而外展需要第 3、4 组共同进行。

1867 年 Duchenne de Boulogne 用电刺激揭示了下述事实：

只有桡侧腕长伸肌具有伸展和外展的作用，桡侧腕短伸肌是排外的伸展肌。这也就决定了其生理学上的重要性。掌长肌是排外的屈肌，同样桡侧腕屈肌也是，后者当手在旋前时也会屈第 2 腕掌关节。只有当手指的屈曲在指屈肌腱完成全部收缩行程前停止下来，指屈肌才能够屈腕。同样，指伸肌在握拳时参与伸腕。除非尺侧腕伸肌不参与抗衡，拇长展肌和拇短伸肌才能外展腕；如果尺侧腕伸肌同时收缩，则只会有拇长展肌外展拇指。尺侧腕伸肌的协同作用，对外展拇指也是必要的，称之为腕的“稳定者”。同样，桡侧腕长伸肌对保持手在中立位是很有必要的。如果该肌发生了瘫痪，必然会导致永久性尺侧偏斜。

腕部前后侧的肌群，尺侧腕屈肌与尺侧腕伸肌分别止于第 5 掌骨底的掌、背侧。但由于尺侧腕屈肌在终止前，必须经过豌豆骨，在运动上就多了另一个支点；桡侧腕屈肌与桡侧腕长、短伸肌分别止于第 2、3 掌骨底的掌、背侧；桡侧腕屈肌在到达终点前，必须经过舟骨结节，也加大了止点作用。腕掌侧的另一肌肉——掌长肌，在越过腕横韧带之前，止于桡腕关节横轴的远侧，也可以充分发挥作用。所以，桡腕关节前面的肌肉因着力点的关系，要比背侧肌肉力量大得多，其比例大致为 13:5。

### 五、腕肌的协同作用

1. 腕的伸肌与指屈肌的协同作用。如伸腕时指则自动屈曲；在此位置伸指时，必须有主动运动。当腕在伸展时，其屈肌腱较腕在中立位或屈曲时短；所以，只有当腕在伸展时，指屈肌才能起最有利的作用。

2. 腕的屈肌与指伸肌的协同作用。屈腕时，近指节随之自动伸直，如果要屈指则需要一主动运动，但这种屈曲的力量是很弱的。指节的屈肌产生的张力限制了腕的屈曲，但是，腕的屈曲范围在伸指时才增加 10°。

## 第四节　手部关节的生物力学

手是上肢的最后一个环节，由于肩、肘和腕在不同平面上活动，因此，手能在最广泛的空间进行动作，可以触及人体的任何部位，能够执行各种功能，可以捏握不同大小的物体等。手的 19 根骨以及相应的 19 个关节的特别排列与活动能力成为手的高超功能的结构基础。

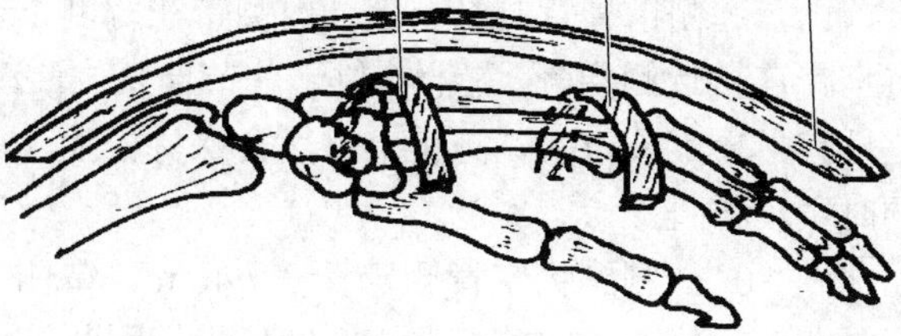


图 2-9　手部横弓与纵弓

拇指和手指是手的基本组成，每一个指单位延伸向手的中央，通常用指列来说明整个链，各手指含有一个掌骨及 3 个指骨，拇指除掌骨外，只有 2 个指骨。从桡侧至尺侧，每一指列在近侧与特殊的腕骨相连成为腕掌关节（CMC），而远侧则有掌指关节（MCP）、近侧指间关节（PII））、远侧指间关节（DIP），拇指则只有 1 个指间关节（IP）。手骨排列成 3 个弓，2 个横弓以及 1 个纵弓（图 2-2）。近侧的横弓以头状骨为柱石比较固定，远侧的横弓以第 3 掌骨头为中心，比较灵活。纵弓包括有 2～5 四个指列以及近侧腕骨，第 2、3 掌骨成为中央支柱。手的内在肌主要负责参与和保持 3 个弓的形态。

## 一、运动学

（1）所有手指活动均为伸、屈，它们有一个主要的共同点，即集中于屈曲功能。当手指自全伸位卷曲至全屈位会形成一个平整的曲线，呈等角螺旋活动，犹如海螺壳的形状。

（2）拇指及第 1 掌骨位于手的掌侧，拇指除具有屈伸活动外，还具有水平外展、内收、掌侧外展及内旋的对掌活动。

（3）当第 1 腕掌关节屈 15°、伸 15°、展 45°，第 2、3 腕掌关节保持固定不动时，第 4 腕掌关节屈 5°、伸 5°，第 5 腕掌关节屈 15°、伸 5°。其中第 1 腕掌关节活动量大，用力最多，就会容易出现骨关节炎。

（4）握拳时第 1、2、3 掌骨头形成一个等边三角形；第 2～5 手指尖均在同一平面。手指并拢伸指时，指尖不在同一平面，形成梅花瓣状。当单一手指屈指时，指尖均指向腕舟骨结节。

（5）当拇、食指对掌相捏时，桡侧观呈圆形；拇、小指尖对掌相捏时，两指甲相对并成一直线；而拇、小指指腹对掌相捏时，掌侧观则呈棱形。

（6）当休息位时，腕轻度背伸尺偏、拇指轻度内收并与食指中节远端桡侧相接触、食指呈功能位、中、环、小指掌指关节屈曲度依次递增。当功能位时，腕轻度背伸稍偏向桡侧、拇指在外展对掌位、各手指微屈曲，呈“举杯欲饮水”位。

（7）手指的主要伸屈肌为伸侧的指总伸肌以及屈侧的指浅屈肌和指深屈肌。骨间肌和蚓状肌都有屈掌指关节和伸指间关节的功能，骨间肌还有分指和并指的功能，这两组内在肌与外在肌相互协调配合，能完美地完成手指的活动。

（8）中、环、小指末节的屈曲是由于其指深屈肌来自于同一块肌肉，因此限制了其各指的单独活动，食指有较大的独立功能，因为它的指深屈肌来自比较独立的肌腹。伸肌腱复合体的“扇状”，则形成一个内侧带（中央束）和两个外侧带（侧腱束）。外侧带与中节指骨背侧联合，止于远侧指骨背侧结节上，内侧带在背侧止于中节指骨基底，这个终端肌腱有斜支持韧带连接近侧指骨，它恰恰位于关节伸直位活动中心的掌侧，因此，当手指关节屈曲时，只有中央束被拉紧，侧腱束仍然会保持松弛，允许远侧指骨被动或主动屈曲，但不能同时主动伸直。

（9）掌指关节屈曲到 80°，侧副韧带背侧延长 3～4mm，掌侧缩短 2～3mm；掌指关节过伸时，侧副韧带背侧缩短 2～3mm，掌侧轻度延长。因此，MCP 关节外固定时，应置于 50°～70° 屈曲位，防止过伸挛缩。

（10）近侧指间关节的韧带力是由两个强大的侧副韧带所承担，加上由掌板与中节指骨基底和尺侧副韧带相连形成的三面韧带支持系统。而掌板近侧还有 Checkrien 韧带与近节指骨相连，以增加其稳定性，能够对抗剪力及旋转力。

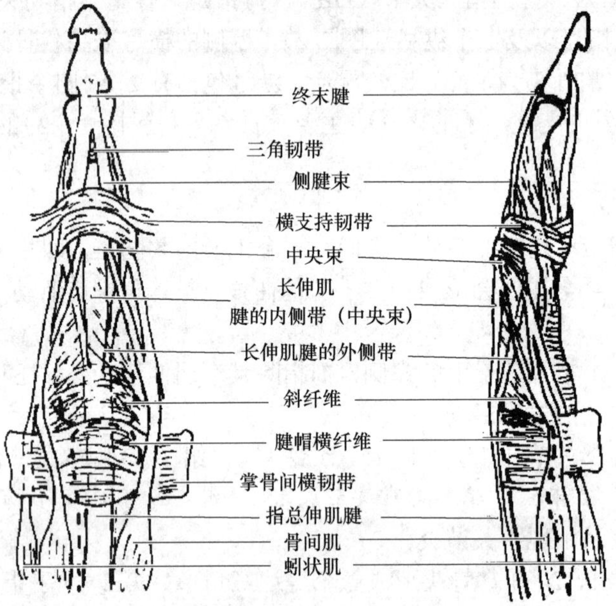


图 2-10　手伸直时的解剖

（11）手的多数肌腱均受腱鞘和支持韧带的制约，与骨面紧密相连，以维持其稳定的力矩臂。其中，手指屈肌腱鞘的滑车系统是发育最好的制约体。屈指肌腱先穿越腕管，指浅屈肌腱止于中节指骨，而指深屈肌腱则止于远侧指骨。在每一手指上，肌腱由滑膜鞘包绕，并有纤维鞘保持其与指骨接触。在鞘的关键点上有 5 个致密环状滑车（$A_1$、$A_2$、$A_3$、$A_4$、$A_5$）和 3 个比较薄的十字滑车（$C_1$、$C_2$、$C_3$），这些滑车共同形成一个平滑的曲线，使肌腱在移动过程中，不会形成锐性或成角性的条带，从而减少肌腱与鞘间的局部高压点。

关节屈曲时肌腱作用于 $A_3$ 滑车上的力如果不是将滑车拉离它在骨上的附着点，就是将骨拉出关节。这对正常的关节不成问题，而类风湿性关节炎严重时会出现关节不稳定性，而发生半脱位的危险。在关节屈曲 60° 时，屈肌腱的两方共同形成一个 120° 夹角，制约滑车的张力表现为直角三角形，其 R 值用勾股定律计算，$R^2=F^2+F_1^2=100N+100N$，R=14.1N。说明滑车必须要比肌腱大 40%的张力才能够保持系统的平衡性。

（12）$A_2$ 和 $A_4$ 滑车是正常屈肌腱活动所最需要的、最宽的环状带。如果切除了 $A_2$ 远侧瓣、$C_1$、$A_3$、$C_2$ 和 $A_4$ 侧瓣后，指深屈肌力矩臂（MA）极度增大引起弓弦，为了达到手指充分屈曲，则需要更大的指深屈肌力（图 2-11）。在这其中，$A_2$ 更重要，因为 $A_2$ 的完整性对指尖能触及手掌距离 12～15mm 比 $A_4$ 完整性（指尖触及手掌的距离 20～25mm）更为需要。

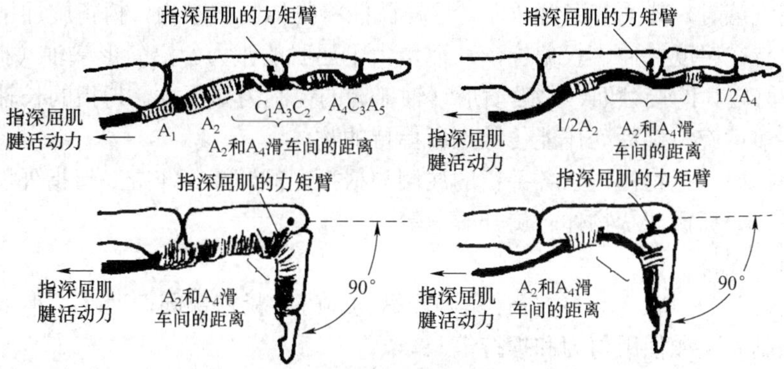

图 2-11　屈指活动的作用

（13）使用几何学方法，可以测定关节成角活动时的肌腱活动。当 MCP 关节屈于 60°位时，肌腱活动（E）等于肌腱与关节运动中心之间的垂直距离，即为肌腱力矩臂（r）（图 2-12）。

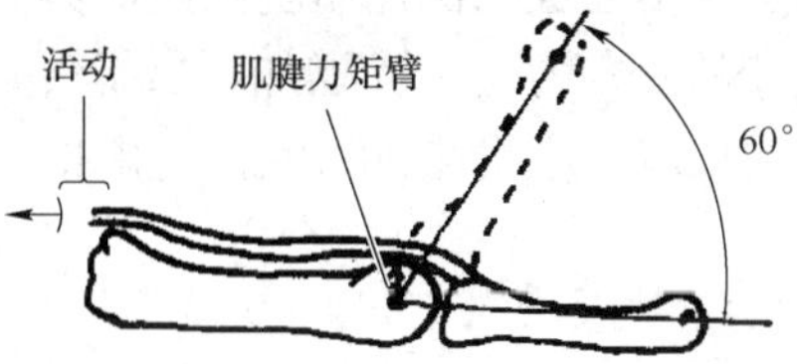

图 2-12　掌指关节屈曲时的运动作用

（14）腕在中立位，指深屈肌能使手指完全屈曲，然而在不充分屈腕时，屈指肌力不可能达到使手指完全屈曲的幅度，这就解释了术后的屈腕位外固定的重要性，可用以保护修复的肌腱。

## 二、手部关节的运动力学

手关节的运动力学是指作用于手指和拇指的力，当抓握时外负荷施加于指尖，手指的各关节所承受的力和拇指关节所承受的力。

**1. 手的肌力**

手外在肌的强度：按照拇长屈肌强度为 12NM，拇长伸肌为 1NM；拇长展肌作为腕展肌为 4NM，作为腕屈肌则为 1NM；拇短展肌 1NM，指浅屈肌 48NM，指深屈肌 45NM，指总伸肌 17NM，食指固有伸肌 5NM。总的说来，屈肌比伸肌约强 1 倍多。

**2. 手抓握功能的形式**

有效的抓握功能需要具备以下条件：①拇指的关节活动度是十分重要的；②关节的相对稳定性；③手外在肌与内在肌活动的协调；④手指和拇指纵弓的稳定；⑤手部适当的感觉，包括每一指列的长度、活动度及其位置的精确度。

（1）用力捏握

①用力握持　内收的拇指形成一个“钳”，加上部分屈曲的手指及手掌。当第 4、5 掌骨向掌侧沉落时，其关节高度屈曲，这样就能将物体紧握掌内，拇指施加压力于手掌平面，腕保持在轻度背伸、尺偏位，从而增大了屈肌的张力。沿斜形掌轴（拇掌斜纹）抓握物体，有较大的接触面，比沿横形掌轴抓握的控制力要更大。拇指的长轴与前臂长轴一致，使前臂旋前旋后动作能传导到所握持的物体。

②用力抓握　把物体捏于各手指的屈侧与拇指之间即手指半屈、拇指外展对掌、腕中立背伸位。如抓握球状物体、旋开罐盖等。

（2）精确捏持

①“动态鼎”　拇、示、中指在精确操纵物体时的紧密协同，而环、小指作为支持和静态的控制力。如使用剪刀和捏持笔。

②拇、食指捏夹　按手指的部位操纵物体而定，如指尖捏夹：指腹捏夹；指腹侧方捏夹，像捏持钥匙、指甲刀等。

（3）捏夹和捏握时的手力　在等长手功能测定中，以食指为例，其平均的强度以 N 来计量。指腹侧方捏夹时为 37～106N，指腹－指腹捏夹时为 24～95N；指背－侧方垫夹时 30～83N；远侧指骨抓捏时 34～109N；近侧指骨抓握时 23～73N，中节指骨抓握时 7～38N。

（4）指的外力　关节的运动中心至指深屈肌腱的距离为力矩臂。当肌腱力矩臂自远侧中度增大至近侧时，外负荷的力矩臂会大大增加。当指尖掌侧的外力为 20N，在指间产生伸直力矩，从远到近增加幅度，这些伸直力矩仅能由指深屈肌产生的屈曲力矩来部分抗衡。

## 第五节　髋关节的生物力学

髋关节的运动学是用于观察股骨头机械性能的科学，股骨头像一个球，球的运动是股骨头的旋转中心围绕窝轴于关节面上进行球的滑动。如果因某种原因使股骨头的中心移位，则股骨头运动出现不协调，股骨头在关节面上的滑动，不是在一种摩擦力微小情况下进行，而是球在关节面上产生一种犁样的作用。经测量人工关节的摩擦约与正常关节在起步时相等，在开始走后的头几步摩擦高，是因为静态摩擦较高的原因。在各种髋关节疾病中，应观察研究关节面上产生的运动速度是否存在不正常的滑动以及异常的力。

## 一、运动学

**1. 髋关节的运动范围**

髋关节是一个球轴承的运动机构，髋关节主要动作可分解为在矢状面、冠状面及横截面三个互相垂直面上的运动。髋关节在矢状面运动的最大范围能屈曲 0°～140°，伸展 0°～15°；在冠状平面能外展 0°～30°，内收 0°～25°；在横截面内，屈曲时外旋 0°～90°，内旋 0°～70°。

髋关节在日常活动中，其三个平面上的活动范围有所不同，以走路而言，屈伸动作在+40°～−5°，内收外展动作及内外旋转动作则在+5°～−5°之间。而上楼梯时，活动范围较大，屈伸活动范围为 67°，内收外展动作及内外旋转动作分别约为 28°及 26°。而在跑步时，矢状面上的屈伸动作范围会增加。

**2. 髋关节的力**

在治疗髋关节疾患时需要对正常作用于髋关节的各种力有所了解，特别当治疗目的是为了减少作用在髋关节的合力或减少髋关节单位面积上所承受的压力时更有必要。

在正常情况下，髋关节承受的力很大，远超过身体的重力，作用在髋关节的外力在静态时和动态也不相同。静止时的外力，指作用在髋关节的各种力处于平衡状态，髋关节没有活动，而运动时的外力则包括产生下肢运动的各种力在内。总的说来，作用在髋关节的合力系由重力和肌肉拉力两部分组成。

由于人在采取各种姿势和动作时需要保持站立体位，需要不断地稳定身体的重心，因此，在分析髋关节力学变化时，应对身体重心与髋关节的关系进行了解。

人体站立时的重心紧处于第二骶椎的前方，该处到髋关节中心的水平距离为 8.5～10cm，在垂直方向上，身体重心位于髋关节上 2cm 处。在身体保持正常姿势时，身体重心与双侧髋关节的共同轴线在同一冠状面上。

人的运动最基本的一种是步行状态，它是一种自然周期性的位移运动，此时就要分析不同步相时的受力情况。人在步行时随时处于支撑状态，不是单腿支撑便是双腿支撑。一般步行动作都是由后步、后蹲、足平，前蹬、前步等五个动作组成。步行时身体总重心的轨迹，反映了人体与支点相互作用的动力学状态。在平地上正常行走迈步时，体重完全落在负重的髋关节上而且还要保持身体正平衡，为了使步态平稳，不负重的髋关节下降到水平线以下 4°左右。随着这种姿势的改变，重心移向负重的一侧，使平衡身体的中心接近负重侧脚跟的上方。迈下一步时，体重移到另外一只脚上，重心也移向负重的一侧，下肢离地一侧的骨盆也下降少许。由此可见，走路时身体的全部活动就是重心来回移动的过程，重心移动的距离为 4～4.5cm。在正常走路时，左右髋关节轮流负重的过程进行得极平稳且有节奏，消耗的能量也减到低限度。

我们在做各种动作时，常需要髋部肌肉作用，以平衡体重，因此会对髋关节产生相当大的压力。在此过程中，若以髋关节扮演支点的角色，则从支点到身体重心之力臂远大于支点到髋部肌肉的力臂，髋部肌肉的力量远大于人体重量，因此关节受力便会大于体重。髋部肌肉除了可以增加稳定之外，还可调节股骨的受力状态。正常人站立之下，若臀中肌未作用，股骨颈受到一个弯曲力矩，因此会在上方造成张应力，在下方产生压应力。因此，若荷重过大，则容易产生张应力破坏，然而，若肌肉产生收缩作用，则其力量会抵消上方张应力部分，因而可避免股骨颈发生骨折。

## 二、髋关节的静力学

在正常情况下用双脚站立时，身体重心在冠状面上位于双侧髋关节共同轴线的上方，每个髋关节约承受全部体重的1/3，即髋关节以上体重的1/2。如只有一侧下肢负重，则该侧髋关节在正常情况下承受的外力要比上面的数值大得多。髋关节为一复杂的关节，具有一个球状的支点，因此外力不只作用在一个平面上，为了便于探讨，可以设定身体重心与负重的髋关节中心在同一冠状面上。根据此点可以推算出在冠状面上作用于髋关节的各种外力。为了平衡一个简单杠杆系统，支点两侧的力矩应该相等。在髋关节上，内侧力矩为体重乘以身体重心到髋关节中心的距离，外侧力矩为外展肌及阔筋膜张肌的牵拉力乘以该肌肉止点到髋关节中心的距离，作用在髋关节的合力为体重与上述肌肉牵拉力之和。在产生作用于髋关节的合力时，两个力臂的比例甚为重要。由身体重心到髋关节中心的水平距离越短，保持平衡所需的外展肌与阔筋膜张肌拉力就越小；反之，重心至髋关节的距离越大，所需的肌肉拉力越强。

在正常情况下用一条腿站立，骨盆保持水平位，重心在中线时，内侧与外侧力臂之比为1.5:1及2:1之间。重心的位置取决于骨盆的倾斜度以及头部、躯干、上肢及不负重的下肢的位置。如在迈步向侧方倾斜躯干，使其完全位于负重的髋关节，则内侧力臂缩短为零，不需外展肌或阔筋膜张肌的拉力来保持平衡，此种情况可见于特伦德尔伯格步态。另一方面，如身体向不负重的一侧斜，或外展不负重侧的上肢或下肢，则重心至负重髋关节的距离增加，为了保持身体平衡，所需的外展肌力也随之增加，作用在髋关节上的合力也有所增加。

测定作用在髋关节的静力时，首先必须推算外展肌的拉力及髂胫束的张力。在已知髋关节转矩（体重W乘以髋关节中心到身体重心的距离a）及髋关节中心至外展肌及髂胫束作用点的距离（大约在股骨大粗隆上外侧，用I表示）时，可根据以下公式E=Wa/I进行计算。因此，为了稳定髋关节，就需要加强外展肌及髂胫束的拉力。

有研究表明，用一条腿站立，骨盆保持水平位时，防止骨盆在髋关节上旋转的力量，不完全由于肌肉的牵拉，有一部分系来自阔筋膜张肌及髂胫束的被动张力。抬高骨盆10°～15°时，肌腱部分处于松弛状态，主要力量来自外展肌的收缩。当骨盆下降到一定程度（10°～20°）时，即可由筋膜来完成稳定髋关节的作用，此时不再需要肌肉的收缩。外展肌与髂胫束的拉力约为体重的1.4～1.6倍，这个力加上体重成为作用在髋关节上的合力。根据理论计算和实验计算的结果，作用在髋关节的静力约为体重的2.4～2.6倍。

## 三、髋关节的动力学

在正常行走时，髋关节承受的合力远较单腿站立时所承受的作用力为大。由于加速与减速的作用，作用在髋关节的动力较静力要大50%或更多。有报道，由于肌肉收缩的结果，作用在髋关节的合力可达到400kg，根据计算，在平路上行走时，作用在髋关节的最大合力为体重的5～6倍。髋关节承受的动力，即髋臼与股骨头之间的压力，包括：地面反作用力、重力、加速度及肌肉拉力。地面反冲力为地面对脚踏地时所产生力的反作用加重力，为体重所造成，加速度则为下肢运动所引起。

作用在髋关节上力的主要组成部分来自屈、伸、外展和内收髋关节的肌肉。由于旋转髋关节的肌肉均较小及其位置的关系，因旋转动作而引起的股骨头与髋关节之间的外力很少，计算时可不包括在内。有人对上述各种力及作用在髋关节上的合力作了推算，计算出走路时髋关节承受的外力，最高可达 392kg，约为该人体重的 5.8 倍。

为了准确地测定作用于髋关节的外力，有人设计了一种人工股骨头，在其颈部内安装了一套应力计，使通过髋关节的外力能分解为三个互相垂直的分力，测定的结果通过导线传出体外。结果表明，当被测者用一条腿站立时，髋关节承受的外力为体重的 2.6 倍，此点与计算所得的髋关节静力负荷的数值相同。病人缓慢行走时髋关节承受的最大压力约为体重的 1.6 倍；走路速度加快时，抬腿阶段的压力为体重的 3.3 倍，迈腿阶段的外力为体重的 1.2 倍；奔跑时，抬腿阶段的外力可达体重的 5 倍，迈腿阶段的外力可为体重的 3 倍；用拐走路时，髋关节承受的外力可减少到体重的 0.3 倍。

## 第六节 膝关节的生物力学

### 一、膝关节的运动

膝关节的运动主要包括伸直、屈曲和旋转运动，主要由支配膝关节的肌肉、神经、肌腱及韧带等结构的协调作用来完成。

**1. 伸直运动**

膝关节的伸直功能主要由股四头肌提供。其中股直肌为双关节肌，具有屈膝伸髋功能。

股内侧肌在完成伸膝最后 10°～15°时，在锁紧机制中起作用。股四头肌牵拉伸膝时，两股骨髁向前转动并同时向后滑动。股骨内侧髁大且弧度较长，其转动及后滑较外侧快，此时韧带被拉紧，以阻止股骨前移及膝过伸。

在膝关节接近完全伸直的最后 10°～15°时，股骨外侧髁的转动及后滑已经完成，内侧髁连同内侧半月板加速进行后滑，使股骨在胫骨上作一定角度的内旋，使外侧副韧带进一步紧张，前后交叉韧带分开。内侧副韧带前部前移，腘斜韧带被拉紧，整个关节被锁紧以维持稳定。

当膝关节由屈曲到伸直 90°以上时，伸膝关节主要靠股四头肌的股直肌起作用；而小于 90°时，则其他三个头的肌肉均参与伸膝作用。在伸膝 30°位时，伸膝力量最强，力矩最大，所以跑跳动作都以这个角度发力为最佳。

在伸直过程中，髌骨最重要的功能是作为股四头肌腱的支点，其可增加股四头肌的作用力矩以加强伸膝力量，尤其对膝关节伸直最后 10°～15°的位置极为重要。此外，髌骨还有车链作用，可增加膝关节的旋转度。

**2. 屈曲运动**

屈曲膝关节由腘肌牵拉胫骨内旋或股骨外旋开始，此时股骨内髁连同内侧半月板一起前移，以纠正膝关节在最后伸直过程中的外旋倾向。腘绳肌的牵拉及部分腓肠肌的作用，使膝关节屈曲。同时，髌韧带及髌骨逐渐陷入股骨髁间，以控制股骨的活动。屈肌肌力为伸肌的 1/3，约为 15kg。

**3. 旋转运动**

膝关节屈曲时可有旋转运动，屈膝 90°时旋转度最大。外旋功能主要依靠股二头肌及髂胫束的作用完成；内旋功能主要依靠半腱肌、半膜肌、缝匠肌及腘肌的作用完成。旋转活动主要受关节囊及交叉韧带的限制。

## 二、膝关节的力学功能

关节的力学功能是使骨骼在功能负荷下进行活动。在日常生活中，对于膝关节来说，其力学功能通常指与行走相关的活动，包括跑、走及上下台阶或坡道。在这些活动中，功能性负荷来自于站立时地面对足部的反作用力，或摆动期腿部的惯性负荷。除了如站立等静态姿势的活动外，膝关节必须承载不断变化的负荷，同时，它必须允许其三个骨性部分之间发生活动。膝关节活动中最主要的作用是自主控制屈伸运动。虽然膝关节也能进行其他活动，如内翻－外翻成角活动，但屈伸运动是受到直接自主控制的，也是维持关节正常功能所必需的。

**1. 站立**

安静站立时，髋关节与膝关节均处于伸直位。体重力线自膝、踝关节轴稍前方垂直于地面。此时肌肉仅有少量活动。维持此状态的首要作用是关节的紧密嵌合，同时也有赖于骨面的稳定和韧带的紧张，伸膝肌和屈膝肌随时调节人体位置以维持该关节的伸直位。

**2. 行走**

行走的步态周期包括着地支撑期及着地摆动期。

（1）支撑期　自足跟着地起至足趾离地止，又可分为足跟着地期、站立中期、推离期及加速期 4 个阶段。

（2）摆动期　自足趾离地到足跟着地止，可分为摆动前期、摆动中期（或超越期）及摆动后期 3 期。

在整个常速步态周期中，膝关节始终未完全伸直，这可减轻震荡，增加灵活度，故膝周肌肉的完整协调十分重要。

**3. 跑跳活动**

（1）跑　没有支撑期而有摆动期，支撑腿的伸膝与足蹬地同时进行。

（2）跳　可分为起跳、腾空和落地三阶段。是指由髋关节与膝关节从屈曲转换为伸直，而踝关节从背伸位转换为跖屈，以使身体腾空向前的动作。

**4. 上下楼梯**

上楼主要是膝部伸肌起作用，下楼则主要靠伸膝、屈膝肌同时起控制屈髋、屈膝而完成动作。在研究膝关节功能时，承担负荷与动力学功能常常被分割成两个概念。膝关节动力学的改变可造成关节受力的变化，因此承载负荷的过程也能影响关节运动。膝关节的运动包括屈曲、伸直和旋转。屈曲是由腘绳肌和股二头肌共同作用的，同时腓肠肌和腘肌也发挥部分作用。屈曲受膝关节后部软组织的限制。伸直由股四头肌发挥作用，因为关节面形状和韧带附着的关系，在伸直终末，股骨在胫骨上内旋，形成锁定机制锁住关节。相对活动过程中的其他旋转运动来说，该运动是完全被动的运动，这是由于关节的几何形状和静态稳定结构所致，这在前文已描述过了。例外情况是，股骨的外旋导致关节解锁从而使屈曲能继续，该运动是由腘肌控制的。缝匠肌，股薄肌和腘绳肌是膝关节的弱旋转肌。通常所起作用很小。内侧的缝匠肌、股薄肌和半腱肌以及外侧的髂胫束通常作为“牵引绳”来稳定骨盆。

## 三、膝关节生物力学特点

膝关节位于下肢中部，负担体重和主要运动功能。股骨和胫骨是人体最长的两个骨骼，对膝关节形成较长的作用力臂，强的膝部肌肉常跨过两个关节，如髋膝或膝踝关节，因此在人体诸关节中，膝关节所受应力最大。膝关节为改良的铰链关节，因骨性结构而拥有有限的稳定性。由于各骨面之间缺乏相互吻合，使得膝关节有六个自由度的活动，包括三个平面的平移（内－外，前－后和远端—近端）和三个平面的旋转（屈－伸、内旋－外旋和内翻－外翻）。

关节的活动性和稳定性由附加的关节内静态稳定结构及关节外静态和动态稳定结构控制。在过伸位时，侧副韧带和交叉韧带均紧张，双侧半月板的前部被整齐地拉伸于胫骨和股骨髁之间。在屈曲开始时，膝关节“解锁”，股骨在胫骨上发生外旋。在开始的 30° 屈曲中，股骨在胫骨上后滚。在 30° 屈曲之后，股骨髁围绕胫骨髁上的某一点旋转。

### 1. 半月板

半月板在膝关节伸直位时受关节面挤压，在屈曲位时与股骨一起向后移动，外侧半月板比内侧半月板更明显。股骨内髁关节面比股骨外髁关节面更大一些，因此，当运动方向被逆转时，外侧间室比内侧间室先达到全伸位置。当达到终末伸直位时股骨在胫骨上内旋使膝关节被“扣锁”，类似于旋紧螺丝钉的最后动作，直到内侧间室也达到伸直极限。

### 2. 侧副韧带

内侧副韧带浅层部分纤维在屈曲过程中一直保持紧张状态，而外侧副韧带仅在伸直位时紧张，在膝关节屈曲位时即松弛下来，从而允许胫骨外髁有更大的位移。

内侧副韧带浅层是内侧最重要的稳定结构，当膝关节屈曲时，纵行纤维向后移动。当膝关节伸直时，后部纤维紧张，前部纤维松弛，被韧带后部拉向内部。当膝关节屈曲时，前部纤维向近端移动，并紧随膝关节的屈曲进一步变得紧张。这种活动是由于其股骨起点的椭圆形外观，在膝关节屈曲时改变方向，以至于大部分前部纤维的附着点抬高。当膝关节屈曲时，随着韧带前缘变紧，后部逐渐松弛并在整个屈曲过程中保持松弛。后斜纤维在伸直时松弛，部分位于纵行纤维的底部。

### 3. 其他结构

膝关节外侧稳定性由几个结构共同维持。在膝关节伸直位时，髂胫束纤维至关重要，因为这些纤维附着于股骨近端、胫骨远端。在膝关节屈曲时，髂胫束向后移动，变得较为松弛；在屈曲超过 30° 时，股二头肌肌腱就成为最重要的外侧稳定结构。

外侧韧带和弓状韧带在伸直时变紧，但整个屈曲过程中均处于松弛状态。因此在屈曲过程中，向外侧旋转的可能比向内侧程度更大。外侧半月板的附着和屈曲时支持韧带的松弛允许这种旋转运动。此外股骨在胫骨上有较大程度的旋转，但在内侧这种旋转运动很小。腘肌腱在外侧半月板上的附着使半月板被牵扯向后，避免了膝关节屈曲时半月板的嵌顿现象。

**4. 交叉韧带**

（1）前交叉韧带　包括两种功能性束带——前内带和较粗壮的后外侧部分。伸直位时，韧带呈扁平带状，后外侧的大半韧带紧张。在屈曲刚开始时，较小的前内侧带变紧，而其余大部分韧带则松弛，屈曲时前内侧韧带提供了对抗胫骨向前移位的主要限制力。

（2）后交叉韧带　包括两个不可分割的部分，前部构成了韧带的大部分，后部较小的部分斜行走向胫骨后部。伸直位时，韧带大部分松弛，只有后部紧张。屈曲时韧带大部分变紧，小部分松弛。

# 第七节　踝关节的生物力学

踝关节为屈戍关节，同下肢其他大关节一样，参与运动功能和负重，其运动主要体现在前后（矢状轴）方向上。踝关节因其解剖组合形态的关系，而具有良好的稳定性。但任何对其解剖组合的细小改变，都会影响这一稳定性。

## 一、静力学

### （一）踝关节的静力学分析

当双足站立时，每侧踝关节将承担约占人体重一半的压力。若身体的平衡肌肉参与作用，则在踝关节上的反作用力将会增加，增加量与其平衡作用的肌力大小成正比。

单足站立时身体的平衡肌肉参与作用，可应用静力学中的研究方法加以计算作用在该自由体的力，可将其看成三个主要的共面力系，即重力、经跟腱的张力以及在距骨圆顶上的关节反作用力。重力 W 的大小、方向、作用力线的作用点均已知；跟腱力 A 保持足于跖屈位，其方向、作用力线、作用点为已知，但未知其大小；关节反作用力 J 在距骨圆顶上的施力点为已知，但大小、方向、和作用力线均未知。由此，给出自由体力三角形图解，即可计算出跟腱力以及关节反作用力的大小。

有学者研究证明，从踝关节到膝关节的压力一部分是经腓骨传导的，大约有 1/6 负荷通过腓骨承担并经腓骨远端传导至距骨。

### （二）踝关节上胫、腓骨和距骨的静力学强度

**1. 胫、腓骨的抗压强度**

人体在站立、行走和从事各种体力劳动时，下肢骨骼担负着支撑全身体重的重要功能。通过对人体下肢骨骼抗压强度的研究，可以了解下肢骨骼对机械负荷的耐受性，从而对其损伤部位和程度做出评估。

通过特定的实验研究方法绘制出了载荷-变形曲线，计算出胫骨腓骨的抗压强度，以 X 线摄片观察加压后骨结构的损伤情况。

胫骨、腓骨载荷-变形曲线上升段最高点相当于极限强度，超过极限强度，则骨结

构开始骨折破坏。

**2. 距骨的抗压强度**

踝关节中的距骨比胫腓骨的承载能力要强，一般不容易发生损伤。

根据人体距骨静态力学的实验证实右侧距骨的静态力学强度要比左侧稍大，但两者的统计学意义不大。

通过实验还发现当距骨的相对变形达到3%～8%时，不会出现距骨体的损伤，只有达到20%～30%时，距骨体或距骨颈才会发生骨折。这一结果表明，距骨损伤的机会比胫、腓骨损伤的机会来得低得多。

## 二、运动学

### （一）踝关节的运动轴线

踝关节的旋转轴基本与地面平行，并与小腿纵轴垂直相交。踝关节正是沿着此轴方可在矢状面做屈伸活动。由于胫骨有一定的扭转度，正常人的踝关节横轴外侧端朝下而偏后，因而在矢状面足的伸屈活动并非与人体的正中矢状面吻合。踝关节的旋转轴在小腿纵轴的额状面上自内而外向下倾斜。研究表明，在正常运动中，踝轴倾斜度平均为79°。即使倾斜度达到最大限度，小腿也仅会绕其垂直轴旋转。

临床上确定踝关节旋转轴的一个简便方法即是将两手指尖沿着垂直小腿纵轴的方向放在内外踝的顶端，两手指连线即为踝关节的旋转轴。

从踝关节的运动轴可知，踝关节主要在矢状面作背屈和跖屈运动（背屈25°，跖屈40°），这主要是由踝关节的解剖学基础所决定的。从其解剖形态来看，距骨体上面的关节面从前向后有一个凸度，而对应的胫骨下端的关节面则有一个相应的凹度，因此，踝关节的活动大部分被局限于屈伸范围之内。距骨体及其胫骨关节面前宽后窄，而且形成了一个外侧较内侧大的锥状体，当踝关节背屈时，两踝之间的距离轻度增加，距骨和腓骨亦同时轻度外旋，正是为了适应距骨体的这种形态和动作的需要。

此外，又由于踝关节的旋转轴并非完全在水平方向上，而是略微发生了倾斜，所以踝关节除了绕其旋转轴活动外，尚可有相对于小腿矢状面的内收及外展活动，亦即绕小腿纵轴的旋转运动。当足背屈时兼有外展运动，足跖屈时兼有内收运动。而内收、外展的角度取决于踝关节旋转轴的倾斜度以及足背屈和跖屈的范围与幅度。旋转轴倾斜度越大，足伸屈时内收范围也越大。

踝关节的背屈和跖屈活动，均是来自胫腓骨的远端头部与距骨关节表面相切迹并绕距骨头旋转所致，正常情况下，踝关节自完全背屈到完全跖屈时关节表面活动的瞬时旋转中心轨迹在距骨上会发生变化。

### （二）踝关节的活动幅度

踝关节主要在矢状面做背屈和跖屈运动，其总的活动幅度约为45°。除此之外，还有一定的内收、外展、内旋、外旋运动。正常步行时，后跟着地后，踝关节处于轻度跖屈位，然后跖屈继续增加至足放平。在站立相中期身体越过负重足时迅速转为背屈；在站立相末期后跟离地时再次跖屈；摆动相初期足趾离地时踝跖屈；摆动中期时又变为背屈，而在后跟着地时再转为轻度跖屈。

当踝关节背屈时，腓骨上升并可发生外旋及向后移动，踝穴能增宽 1.5～2.0mm，距骨体前部进入踝穴。此时，下胫腓联合韧带紧张，距骨内外关节贴合，踝关节稳定。因此背伸位受伤时，多数会造成骨折。而踝关节跖屈时，距骨体从踝穴中滑出，腓骨内旋、下降并向前运动，踝穴变窄，距骨与两踝关节面接触，此时下胫腓联合韧带变得松弛，踝关节显得不稳定，易发生韧带损伤，以至引起踝关节轴线偏斜，可引起严重的关节病理改变。

踝关节的纵向旋转使脚底向内侧翻，范围约为 52°，转向下外侧时为 25°～30°。而沿小腿垂直轴的运动为内收、外展，活动范围为 35°～45°。踝关节的各种运动都是一个复合式运动，发生在任何一个平面内的运动都必然伴随着其他两个平面的运动。因此，内收时必然伴有轻微的跖屈，外展时伴随转向下外侧和背屈运动产生的外侧位。

## 三、动力学

### （一）踝关节的动力学

正常人，步行时作用于踝关节的压力主要由腓肠肌和比目鱼肌收缩所产生，并经跟腱传递而来，由胫前肌群收缩所产生的力仅作用于站立阶段的早期，其大小较小，约低于体重的 20%。在站立阶段后期，为使足跖屈而推离地面的跟腱力达到顶峰，并开始产生一个扭转力矩。在步行周期中踝关节承受的最大压力约为体重的 5 倍，出现在刚过站立阶段中期，足跟离地面而足趾尚未离开地面时，约在步态周期的 40%处。在步行的站立阶段，踝关节承受的剪切力有一个最大值，约为体重的 0.8 倍，方向向人体后方，在步行周期中出现的位置与最大压力出现的位置相同。踝关节发生病变时，所受的压力减小，最大压力约为体重的 3 倍，它的出现也稍早于正常踝关节的情况。同时，有踝关节病变的踝关节所受的剪切力也减小。研究还证实，正常踝关节在两种行走速度的情况下，它所受的力存在差异，行走较快时，踝关节受到的压力出现两个峰值，分别为体重的 3 倍和 5 倍。较小的峰值出现在站立阶段的早期，较大的峰值出现的位置与行走速度较慢时踝关节所受压力只出现一个峰值位置相同，在站立阶段后期，两种情况下最大峰值的大小也相同。

### （二）踝关节的稳定性及其损伤

踝关节的跖屈、背伸运动范围主要依赖于关节面轮廓的长度，胫骨表面的圆弧度为 70°，而距骨圆弧形滑车面的弧角为 140°～150°。因此，从跖屈到背屈的全部范围为 70°～80°，跖屈运动范围比背屈运动范围要更大一些。踝关节是参与人体运动功能和负重的重要组成部分，由胫距、距腓和远胫腓关节组成。它对解剖组合的细小改变即有不良反应。由于扭伤可以严重的影响踝关节的稳定性，并可导致踝关节面对合不良，后者又可造成进一步的病理改变。

**1. 背屈运动受以下几种因素限制**

（1）骨的影响因素　在背屈终极时，距骨颈的上表面与胫骨的前缘相接触，若继续背屈的话，距骨颈会被折断，关节囊被背屈肌拉起。

（2）关节囊和韧带的影响因素　关节囊的后部分被拉紧，同时，并行韧带的后纤维被拉紧，直接影响踝关节的屈伸。

（3）肌肉影响因素　由比目鱼肌和腓肠肌的强直收缩提供的阻力，常常是在其他两个因素起作用之前就开始限制背屈运动。

**2. 跖屈运动受以下几种因素限制**

（1）骨的影响因素　距骨的后结节，特别是后外结节压到胫骨表面的后缘。有时，后外结节过度跖屈时骨折，或结节与距骨分离。

（2）关节囊和韧带的影响因素　关节囊前部被拉紧，同时并行韧带的前纤维也被拉紧，对踝关节的跖屈产生影响。

（3）肌肉的影响因素　由于背屈肌的强直收缩而产生的阻力是第一个限制因素，背屈肌的过度活动将会导致踝骨的变形。

**3. 踝关节的稳定性**

踝关节的前后向稳定性及关节面之间的联合是由距骨的形态来维持的。由于踝关节是一个自由度特殊的结构，使得其不能绕其他两空间轴运动。它的横向稳定性依赖于关节面之间的紧密联系，被牢牢嵌入胫腓骨之间。当踝关节急剧外展时，距骨外表面撞击在外踝上，下胫腓韧带受到冲击动力的断裂而被破坏，导致胫腓骨的分离，形成“踝骨钳”。因此，距骨不再被保持原位上，而是来回晃动，并绕其长轴旋转，距骨发生倾斜。当内并行韧带被扭伤时，距骨也会绕其垂直轴旋转。从而使距骨滑车面的后部分将胫骨表面的后边缘折断。如果外展运动继续，会导致 Pott 骨折。有时，腓骨骨折发生在距骨颈的高位水平，成为 Maisonneve 骨折。

Pott 骨折的另一种表现为：胫腓下韧带，特别是前韧带抵住了撕裂，在内踝骨折的同时伴有外踝骨折。有时，内踝未发生骨折，而仅是内侧韧带撕裂。在此时骨折中，有骨片从后踝上撕脱。当足内收时，距骨围绕其垂直轴旋转，在内表面将内踝折断，同时距骨倾斜，导致外踝骨折，形成“双踝”骨折。

**4. 胫距关节的接触面积与稳定性**

有研究结果表明，将腓骨下端及踝关节周围软组织切除，对胫距关节施加周期载荷，用苏木染色法测定它的接触面积。结果显示，胫距关节的接触面积与半月板全切除后的膝关节接触面积完全相同。在平常轴向载荷作用下，胫距关节极为匹配和稳定。但是，当受到高压载荷作用下，接触压力超过 70kgf/cm$^2$ 以上，胫距关节显得不稳定，往往导致胫距关节创伤，长此以往会形成踝关节炎。

**5. 踝关节的损伤生物力学**

根据踝关节损伤的程度，下胫腓骨会发生不同程度的移位。有学者通过对 18 具尸体进行生物力学实验研究，结果表明：当胫腓韧带损伤时，胫腓骨水平移位达到 0.79mm，跖屈位时达到 1.98mm，纵向移位达到 3.04mm 时，足的轴向刚度会下降 6%～7%，形成轻度不稳定状态；若合并骨间膜损伤时，胫腓骨水平移位增大到 4.12mm，纵向移动在 4.0mm 以上时，足的轴向刚度会下降达 30%以上，形成重度不稳定；当内踝三角韧带损伤时，则使胫腓骨移位更大，达到 4.30mm，足的轴向刚度下降达 35%，形成严重失稳状态，因此，踝关节韧带的不同程度损伤，都会使其处于不稳定状态。步行时踝关节力约为 5BW，剪切力为 0.8BW，踝关节的负重面积为 11～13cm$^2$，距骨外移会造成胫距接触应力的增加。即使距骨外移 1～2mm，接触应力也会急剧上升；研究表明，踝关节在遭受以 2.5m/s、距离在 32mm、冲击力为 40kg 的暴力冲击和碰撞下，其上的胫腓骨就会受到如下损伤：胫骨损伤时极限载荷为 20.3kN，产生动态变形为 5.4mm，如果考虑静态载荷为 13kN 后，那么此时动力损伤时的动荷系数为 1.56，形成踝关节极度不稳定；与此同时，腓骨也会受到损伤，其极限载荷为 3.9kN，产生的动态变形为 8mm，同样在静态时极限载荷为 1.7kN，那么此时腓骨损伤时的动荷系数为 2.29。

# 第三章

# 骨与软组织的力学系统——人体弓弦力学系统

## 一、人体与力的关系

**1. 人类的基本属性与力的关系**

（1）人类有两大属性。第一是人的自然属性，第二是人的社会属性。人的自然属性告诉我们，人为了生存，必须进行物质索取（比如衣食住行），人类为了延续必须自我再生产（性欲）；人的社会属性告诉我们，人的一切行为不可避免地要与周围所有的人发生各种各样的关系，比如生产关系、亲属关系、同事关系等等。现实社会中的人，必然是一个生活在一定社会关系中的人。这种复杂的社会关系就决定了人的本质，形成了人的社会属性。人类的这两大基本属性中离不开一个共同点，就是人的运动性。运动是物质的固有性质和存在方式，是物质的根本属性，世界上没有不运动的物质，也没有离开物质的运动。同时运动具有守恒性，即运动既不能被创造又不能被消灭，人类的一切行为都离不开运动。

（2）力是运动中不可缺少的最重要的元素。力是一个物体对另一个物体的作用，物体间力的作用是相互的，力可以改变物体的运动状态，也可以改变物体的物理状态。人生活在地球上，首先会受到地心引力的影响。要维持人体的正常姿势，包括卧姿、坐姿、站姿，就必须形成与重力相适应的解剖结构，其次，人体为了生存要劳动、运动，会受到各种力的影响。

（3）人体内部的解剖结构分为两大类，即固体物质和流体物质。固体物质包括各种软组织（如肌肉、韧带、血管、淋巴管、神经、腱鞘、滑囊、关节囊、筋膜、大脑、脊髓和各种内脏器官）和骨骼；流体物质包括血液和各种组织液。因此，人体内的力学系统就包括固体力学系统和流体力学系统。这两大系统所表现的力学形式是多种多样的，但是概括起来说，只有 3 种基本的力学形式，即拉力、压力、张力。

**2. 人体内的三种基本力学形式**

力的反作用力，又称为应力。各种力作用于人体时，都有一个反作用力，所以在研究力对人体影响时，都采用应力这个概念，这样人体内的 3 种基本的力学形式称之为拉应力、压应力、张应力。

（1）拉应力　拉应力是方向沿一条线向两端方向相反的离心作用力（图 3-1）。

图 3-1　拉力与拉应力

（2）压应力　压应力是方向沿一条线方向相对的向心作用力（图 3-2）。

（3）张应力　张应力是方向从一个圆的中心或一个球的中心向周围扩散的作用力（图 3-3）。

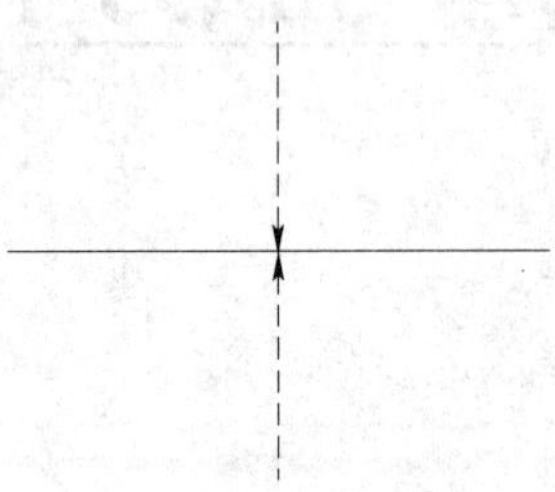

图 3-2　压力与压应力

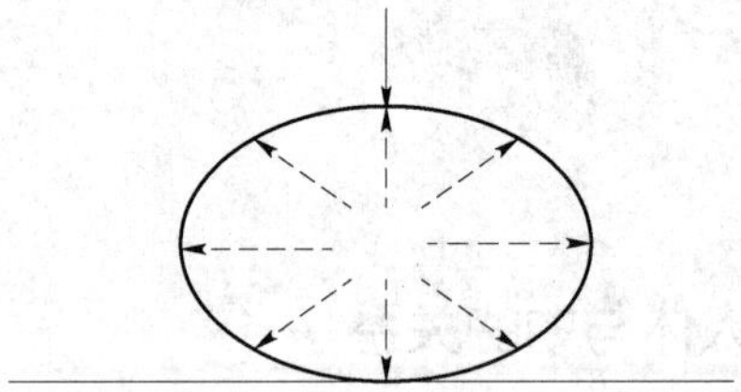

图 3-3　张力与张应力

组成人体的各种物质从外部物理性质来分类，可分为刚体、柔体和流体。骨组织属于刚体，各种软组织，包括大脑、脊髓、各内脏器官、肌肉、韧带、筋膜、腱鞘、神经、滑囊、关节囊等都属于柔体，各种体液（包括血液）都属于流体。压应力主要作用于刚体。它是沿一条线方向的相对向心作用力，不管是刚体、柔体，还是流体都可能受到压力的影响，但主要是刚体；拉应力主要作用于柔体，它是沿一条线方向相反的离心作用力；张应力主要作用于流体，它是当流体在流动时，管腔容量小而流体的流量大而产生的张力或流体被堵塞、滞留而产生的作用力。人体的所有关节都是由骨性组织（刚体）构成它的主要部分，故关节大多受到压应力的影响；大脑、脊髓和内脏器官（柔体）在人体内都呈现悬挂式，因受到地球引力的作用，它自身的重量就形成了对抗性的拉力，所以都受到拉应力的影响，其他的软组织（柔体）的两端或周边都附着在其他的组织结构上，因此也都受到拉应力的影响；而体液（包括血液）容易产生张力，在组织器官内都易受到张应力的影响。

**3. 人体对异常应力的三种自我调节方式**

（1）当异常力学状态影响和破坏组织结构和生理功能时，人体通过自我调节进行纠正，恢复正常，这是最佳的结果。

（2）当异常力学状态影响和破坏骨关节时，人体通过对抗性的调节进行自我修复，即通过软组织的增生、硬化、钙化、骨化来对抗这种异常力学状态，阻止力的继续影响和破坏作用。但这种调节造成新的病理因素，形成新的疾病。如肌肉增生和各种软组织硬化、钙化、骨化最终形成骨质增生，引发临床表现。

（3）当异常的力学状态对人体的组织结构和生理功能产生较大强度的破坏时，以上两种调节方法已经无效，人体则被迫采取第 3 种调节方法，即适应性调节方法。这种调节只能保持一部分组织结构和生理功能不被破坏，而另一部分被破坏。比如，小儿髋关节半脱位长期得不到正确治疗和纠正，直至长大成人，人体就通过适应性的调节功能使髋臼变形，股骨头变形，股骨头外侧肌肉硬化和钙化，来保持髋关节的部分伸曲功能。

**4. 人体是一个复杂的力学结构生命体**

根据人类的自然属性、社会属性及运动属性得知，人体是一个复杂的力学结构生命体，比如，人体为了生存和自我保护，人体的形体结构形成了类似于圆形的外形，这种近似圆形的形体结构最大限度地保护了人体免受外界的损伤。同时，人体将重要的结构均置于身体的内部或者内侧，比如，人体将神经系统置于颅腔和椎管内，将心血管系统置于胸腔内，将四肢的重要神经血管置于肢体的内侧深层，以保证人体重要器官组织不受外界干扰和损伤。

## 二、骨杠杆力学系统

从物理学的知识得知，一个直的或者曲的刚体，在力的作用下，能围绕一固定点或者固定轴（支点）作转动，并克服阻力而做功。这个刚体在力学上称为杠杆。

人体的骨骼是支架，连接骨骼的软组织是维持这个支架保持正常位置和完成运动功能的纽带。骨骼本身不能产生运动功能，只有在软组织的牵拉作用下，才会完成运动功能。为了完成运动功能，人体根据其自身的特点形成了骨杠杆力学系统。所谓骨杠杆力学系统，是指骨相当于一硬棒（刚体），它在肌肉拉力（动力）作用下，围绕关节轴（支点）作用，并克服阻力而作功。为了完成不同的生理功能，人体形成了不同类型的关节连结，如单轴关节、双轴关节和多轴关节（图 3-4），以保证关节能够沿冠状轴面进行屈伸运动，沿矢状轴面进行内收外展运动、沿垂直轴面进行内旋外旋以及环转运动。

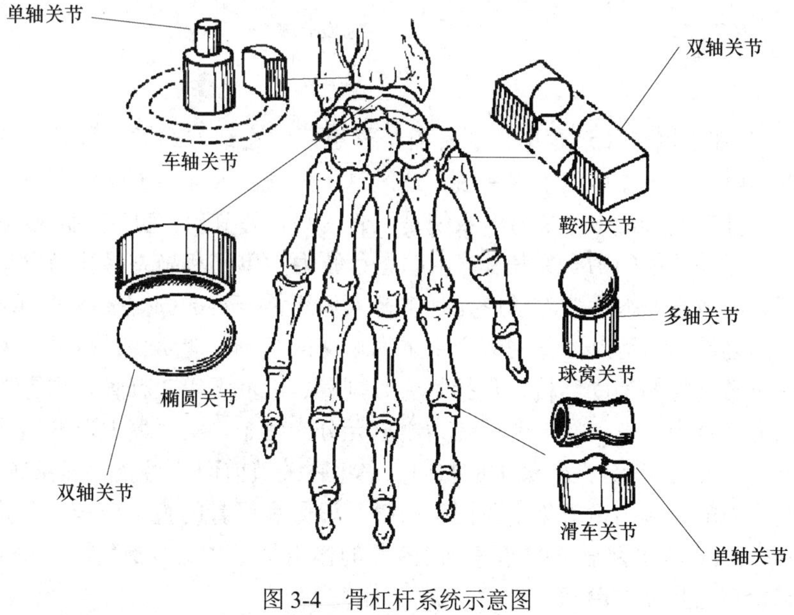


图 3-4　骨杠杆系统示意图

综上所述，运动是人体的根本属性之一，力是人体运动的基本元素。所以，人体的力学结构就成为我们研究人体的生理病理时一个重要部分。那么，人体运动系统的力学结构是什么？这些力学结构的组成成分有哪些？它们之间的关系如何？力学结构如何影响疾病的发生、发展和转归？针刀治疗的原理是什么？不搞清楚这些问题，就不可能从学术的高度来认识针刀神奇的疗效，不可能解释针刀治疗众多临床疑难杂症的机理，不可能将针刀医学作为一门新兴的医学学科进行推广应用。经过上万例的针刀临床实践，作者发现了人类运动的力学解剖结构是人体弓弦力学系统，并根据弓弦力学系统提出了慢性软组织损伤的病理构架理论—网眼理论。现分述如下。

## 三、人体弓弦力学系统

（一）一副完整的弓箭由弓、弦和箭三部分组成，弓与弦的连结处称之为弓弦结合部，一副完整弓弦的力学构架是在弦的牵拉条件下，使弓按照弦的拉力形成一个闭合的静态力学系统。弦相当于物理学的柔体物质，主要承受拉力的影响；弓相当于物理学的刚体物质，主要承受压力的影响。射箭时的力学构架是在弦的拉力作用下，使弓随弦的拉力方向产生形变，最后将箭射出（图 3-5）。

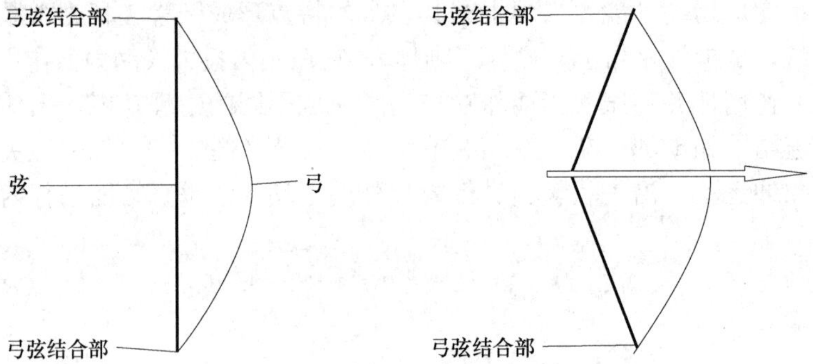


图 3-5　弓弦组成示意图

（二）人类在逐渐进化过程中，各骨骼与软组织的连结方式类似弓箭形状的力学系统，作者将其命名为人体弓弦力学系统。通过这个系统，人体能够保持正常的姿势，完成各种运动生理功能。人体弓弦力学系统是以骨为弓，关节囊、韧带、肌肉、筋膜为弦，完成人体特定运动功能的力学系统。它由动态弓弦力学单元和静态弓弦力学单元和辅助装置 3 个部分组成。静态弓弦力学单元是维持人体正常姿势的固定装置；动态弓弦力学单元是以肌肉为动力，是人体骨关节产生主动运动的基础；辅助装置是维持人体弓弦力学系统发挥正常功能的辅助结构，包括籽骨、副骨、滑液囊等，籽骨、副骨的作用是在人体运动应力最集中部位，将一个弓弦力学单元分为两个，从而最大限度地保持该部位的运动功能。比如，髌骨是人体最大的籽骨，它将膝关节前面的弓弦力学系统一分为二，减少了股四头肌的拉应力，避免了股四头肌腱与股骨和胫骨的直接摩擦，尤其是膝关节屈曲超过 90° 以后的肌肉与骨的摩擦。滑液囊的作用是弓弦结合部周围分泌润滑液，减少软组织起止点与骨骼的摩擦。

（三）弓弦力学系统

人体弓弦力学系统分为 3 类，即四肢弓弦力学系统、脊柱弓弦力学系统和脊-肢弓弦力学系统。这 3 个弓弦力学系统相互联系，相互补充，形成了人体完整的力学构架。

每个系统由多个单关节弓弦力学系统组成。由此可见，要理解人体弓弦力学系统，首先要掌握单关节弓弦力学系统（图 3-6），因为它是人体弓弦力学系统的基础。

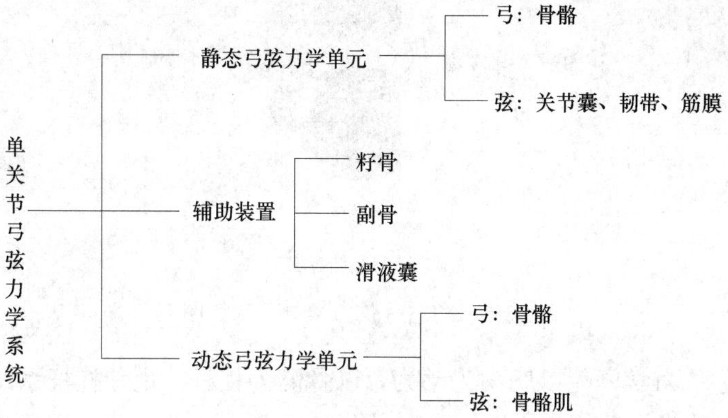


图 3-6　弓弦力学系统的组成构架示意图

**1. 单关节弓弦力学系统**

（1）静态弓弦力学单元　骨与骨之间以致密结缔组织形成的关节囊及韧带连接方式称为关节连接。关节连接是人体保持姿势及运动功能的基本单位，是一个典型的静态弓弦力学系统。一个静态弓弦力学单元由弓和弦两部分组成，弓为连系关节两端的骨骼；弦为附着在关节周围的关节囊、韧带或/和筋膜，关节囊、韧带或/和筋膜在骨骼的附着处称为弓弦结合部（图 3-7）。

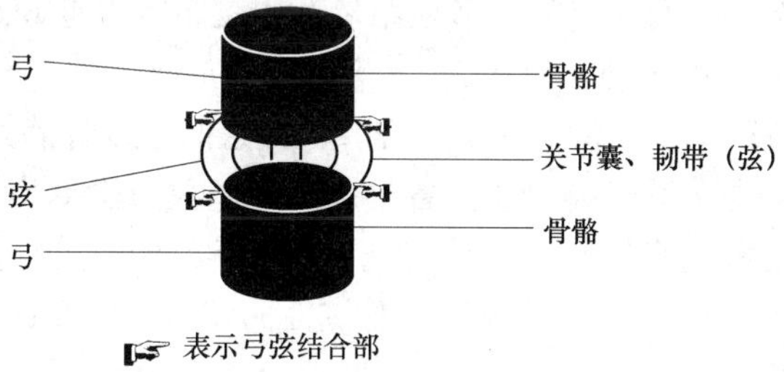


图 3-7　静态弓弦力学单元示意图

由于关节囊、韧带及筋膜本身没有主动收缩功能，它们的作用是保持关节正常的对合面，同时又维持关节稳定性，所以，静态弓弦力学单元的作用是维持人体正常姿势的固定装置。

（2）动态弓弦力学单元　人体进化为直立行走，其关节连接的形状和关节受力方式也发生了变化。骨骼本身不能产生运动，关节是将骨骼连接起来的一种高度进化模式，只有骨骼肌收缩，才能带动关节的运动，从而完成关节运动，也就是说，正常的关节是运动的基础，肌肉收缩是运动的动力。我们的骨骼肌都是超关节附着，即肌肉的两个附着点之间至少有一个以上的关节，肌肉收缩会使这些关节产生位移，完成特定的运动功能。一个动态弓弦力学单元包括一个以上的关节（静态弓弦力学系统）和超关节附着的骨骼肌，骨骼肌在骨面的附着处称为弓弦结合部（图 3-8）。

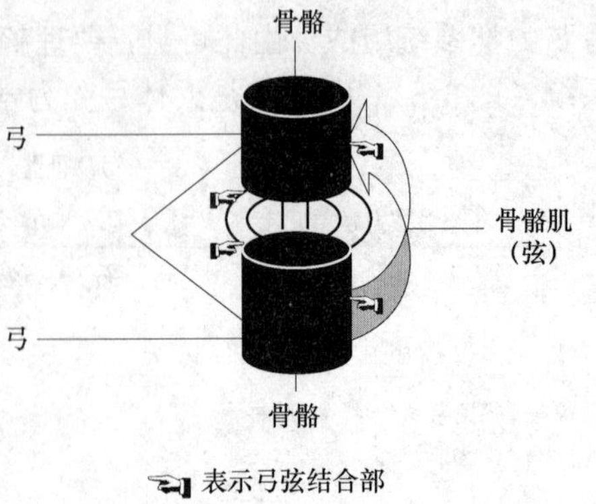


图 3-8　动态弓弦力学单元示意图

由于动态弓弦力学单元以肌肉为动力，以骨骼为杠杆，是骨杠杆系统的力学解剖结构。骨骼肌有主动收缩功能，所以，动态弓弦力学单元是骨关节产生主动运动的力学解剖学基础。

**2. 四肢弓弦力学系统**

人体的四肢以单关节弓弦力学系统为基础，构成了众多的形状不同、功能不同的弓弦力学系统。这些弓弦力学系统的作用是维持四肢关节的正常位置，完成四肢的运动功能。

（1）四肢静态弓弦力学单元　四肢静态弓弦力学单元以四肢关节连结的骨为弓，以关节囊、韧带、筋膜为弦，维持四肢关节的正常位置及静态力学平衡。上肢的关节如肩关节、肘关节、腕关节、掌指关节、指间关节，下肢的关节如髋关节、膝关节、踝关节、跗骨间关节、跖趾关节、趾间关节等关节连结以及由韧带或者筋膜连结起来的多关节解剖结构都属于单关节静态弓弦力学单元。

图 3-9 显示一个滑膜关节的静态弓弦力学单元，它们是以骨骼为弓，以关节囊为弦，关节囊在骨骼的附着处称为弓弦结合部。各种原因引起关节囊受力异常，人体会通过粘连、瘢痕挛缩来代偿这些过大的应力，导致关节囊增厚。如果这种异常应力不解除，人体就会在关节囊的附着处即弓弦结合部进行对抗性的调节，即在此处形成硬化、钙化、骨化，最终形成骨质增生。

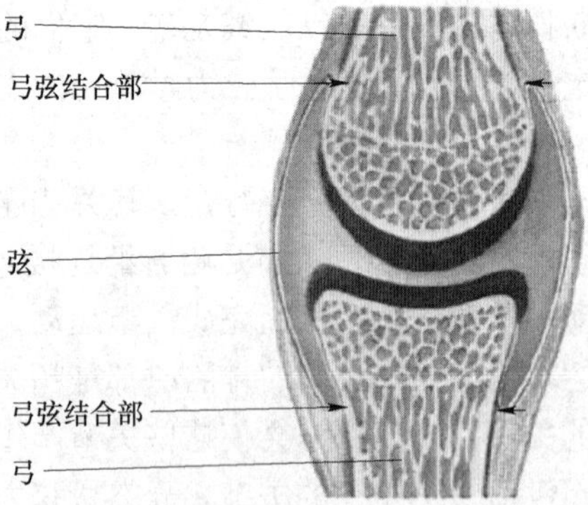


图 3-9　滑膜关节的静态弓弦力学单元

图 3-10 显示以跟距关节、距舟关节、舟楔关节、楔骰关节直到趾间关节的骨骼为弓，以足底腱膜为弦所形成的足纵弓静态弓弦力学单元。足底腱膜本身没有主动收缩功能，但它是维持足纵弓正常形状的重要结构。人体在行走过程中，通过足底腱膜的形变来改变足弓的形状来适应行走的力学变化。如果足底腱膜长期受到超过人体调节范围的应力，在足底腱膜的起止点即弓弦结合部就会通过粘连、瘢痕挛缩来代偿这些过大的应力，又由于足底腱膜只有一个起点即跟骨结节，向前分裂成五束分别止于 5 个脚趾骨，所以在跟骨结节处所受的应力最大，当人体通过粘连、瘢痕挛缩都不能代偿这些过大的应力，就会在跟骨结节处对抗性的调节，即形成硬化、钙化、骨化，最终形成跟骨骨刺。

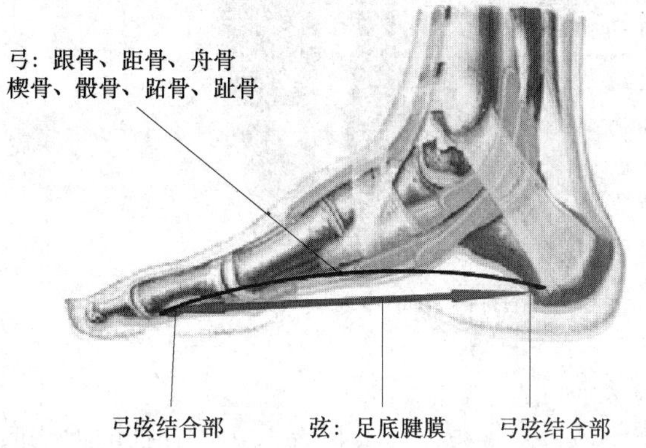


图 3-10　足纵弓静态弓弦力学单元

（2）四肢动态弓弦力学单元　四肢动态弓弦力学单元以四肢关节连结的骨为弓，以骨骼肌为弦，完成四肢关节的运动功能及动态力学平衡。上肢的关节如肩关节、肘关节、尺桡上关节、尺桡下关节、腕关节、掌指关节、指间关节，下肢的关节如髋关节、膝关节、踝关节、跗骨间关节、跖趾关节、趾间关节等关节的运动都属于单关节动态弓弦力学单元。

图 3-11 显示膝关节伸直动态弓弦力学单元。股内侧肌起自股骨转子间线的下部、股骨粗线内侧唇以及股内侧肌间隔处，其起点的内外缘分别与内收肌以及股中间肌相结合，其肌纤维向下移行而抵止于胫骨粗隆处；股外侧肌起自股骨转子间线的上部，以及位于股骨大转子下缘处的臀肌粗隆外侧唇、股外侧肌嵴、股外侧肌间隔及股骨粗线外唇的上部等处，其肌纤维向前下方移行，并覆盖于股骨体的前面以及其外侧面，最终以腱膜的形式而与股四头肌腱相延续，并抵止于髌骨的外侧缘处；股中间肌起自股骨前面及其外侧面上 2/3 的区域，其肌纤维呈后方向前下方走行；在股直肌、股内侧肌以及外侧肌的覆盖下，该肌紧贴股骨干的前面，并与股内、外侧肌形成部分融合，而后一同向下，合并为股四头肌腱；股直肌为股四头肌中的一部分，其形态较肥厚而长，呈一纺锤状，是典型的双羽状肌。该肌肉的起点形成了一短而坚强的肌腱，并分为两头：分叉的一头称为直头，自髂前下棘出，并与肌纤维的走行方向一致；分叉的另一头则称为反折头，起自髋臼的上部，覆盖于髂股韧带的侧方，并与上述的直头形成钝角或直角。以圆腱状逐渐移行于肌质，其多数于肌的深面有腱膜板，腱膜板约占肌远侧 3/4 的区域。股直肌肌腱的下部向下缩成一窄而厚的腱索，并分别与股四头肌的其他各组相互融合，形成坚

强的股四头肌肌腱，并止于髌骨底及其两侧处，其继续向下方移行为髌韧带，最终止于胫骨粗隆处。故膝关节伸直动态弓弦力学单元由以下解剖结构组成，以髂前下棘、髋臼、股骨胫骨上段等骨骼为弓，以这四块肌肉为弦，这些肌肉在骨骼的附着处称之为弓弦结合部，这个动态弓力学单元完成膝关节伸直功能。

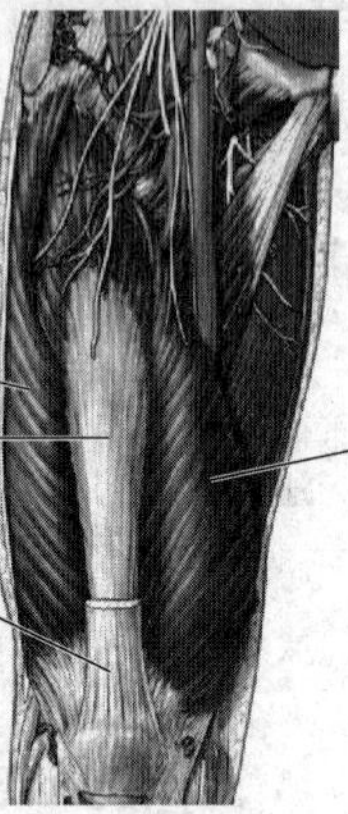


图 3-11　膝关节外旋动态弓弦力学单元

**3. 脊柱弓弦力学系统**

脊柱是人体的中轴线，人体为了生存的需要，在脊柱的矢状面上逐渐形成了一个曲线形状，这就是脊柱弓弦力学系统，也就是我们常说的脊柱的生理曲度。脊柱弓弦力学系统由多个单关节弓弦力学系统组成，由颈段、胸段、腰段、骶尾段的弓弦力学系统组成（图 3-12）。

（1）颈段弓弦力学系统　以枕骨、颈椎为弓，连结颈椎的软组织如椎间关节的关节突关节韧带、颈椎间盘、项韧带、黄韧带、椎枕肌、前（中、后）斜角肌、竖脊肌颈段等软组织为弦所形成的一个弓弦力学系统，颈段弓弦力学系统的功能是维持颈椎的生理曲度，完成颈部的部分运动功能（另一部分颈部的运动功能由脊肢弓弦力学系统完成）。

（2）胸段弓弦力学系统　以胸椎及肋骨胸骨为弓，连结这些骨骼的软组织如椎间关节的关节突关节韧带、肋横突韧带、黄韧带、前纵韧带与后纵韧带、胸段、胸椎间盘等软组织为弦所形成的一个弓弦力学系统，胸段弓弦力学系统的功能主要是维持胸椎的生理曲度，并参与胸椎在矢状面的运动功能。

（3）腰段弓弦力学系统　以腰椎为弓，连结腰椎的软组织如椎间关节的关节突关节韧带、腰椎间盘、前纵韧带与后纵韧带、黄韧带、髂腰韧带、竖脊肌腰段等软组织为弦所形成的一个弓弦力学系统，腰段弓弦力学系统的功能是维持腰椎的生理曲度，完成腰部的部分运动功能（另一部分腰部的运动功能由脊肢弓弦力学系统完成）。

（4）骶尾段弓弦力学系统　以骶尾椎为弓，连结骶尾椎的软组织如骶棘韧带、骶结节韧带、竖脊肌腰段等软组织为弦所形成的一个弓弦力学系统，骶尾段弓弦力学系统的功能是维持骨盆平衡。

颈段、胸段、腰段、骶尾段的弓弦力学系统共同组成脊柱矢状面的整体弓弦力学系统，竖脊肌、项韧带、斜方肌等软组织在枕骨的附着处及第 7 颈椎的附着处为颈段的弓弦结合部，前纵韧带在第 1 胸椎、第 12 胸椎前面的附着处为胸段的弓弦结合部，竖脊肌、棘上韧带、背阔肌等软组织在第 1 腰椎、第 5 胸椎后面的附着处为腰段的弓弦结合部，骶棘韧带、骶结节韧带等软组织在骶椎侧面、坐骨结节、坐骨棘的附着处为骶尾段的弓弦结合部。

根据数学曲线变化规律，当一段曲线弧长一定时，这段曲线其中的一部分曲率变小，剩下的那一部分曲线的曲率会相应的增大。由于这些弓弦结合部都是脊柱矢状轴发生转曲的部位，所以，此部位的软组织尤其容易受到损伤。当弓弦结合部的软组织发生粘连、瘢痕、挛缩等损伤时，就会引起脊柱生理曲度的变化，引发颈椎病、腰椎病、颈-腰综合征等众多临床疑难病症。

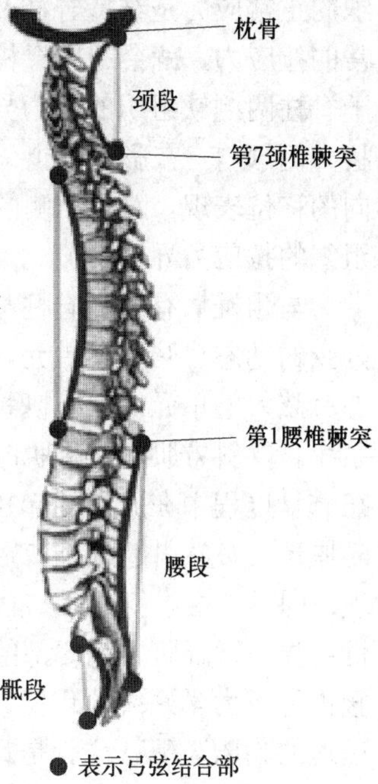

图 3-12　脊柱弓弦力学系统

**4. 脊-肢弓弦力学系统**

躯干是人体的主干，人体要完成复杂的运动功能，如肢带关节（肩关节、髋关节）的运动，上、下肢同时运动，就需要围绕脊柱的多个关节的联合协调运动。从而形成了脊-肢弓弦力学系统。后者由多个单关节弓弦力学系统组成，分为胸廓与肢体弓弦力学系统及脊柱与肢体弓弦力学系统。脊-肢弓弦力学系统以脊柱为中心，相互协调，相互补充，保证了脊动肢动、肢动脊动的统一。这个弓弦力学系统从形状上看，类似斜拉桥的结构，斜拉桥的桥塔相当于脊柱，斜拉桥的桥面相当于肢带骨，连续斜拉桥的拉索相当于连结脊柱和肢带骨的软组织。桥塔和桥面相当于弓，拉索相当于弦（图 3-13）。

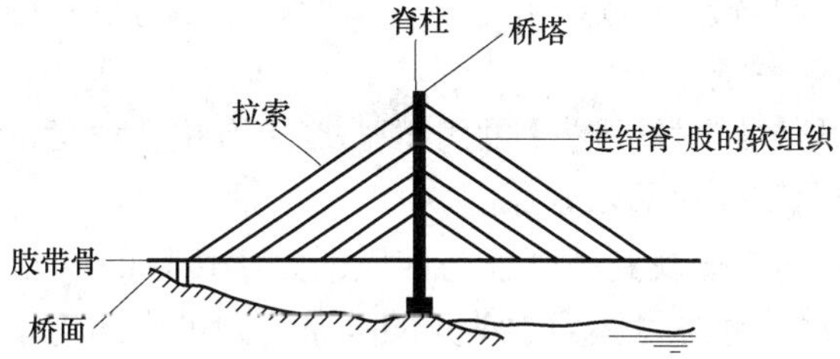

图 3-13　脊-肢弓弦力学系统示意图

根据斜拉桥的原理，我们得知，斜拉桥由桥塔、拉索和桥面组成。我们以一个索塔来分析。桥塔两侧是对称的斜拉索，通过斜拉索将桥塔和桥面连接在一起。假设索塔两侧只有两根斜拉索，左右对称各一条，这两根斜拉索受到主梁的重力作用，对桥塔产生两个对称的沿着斜拉索方向的拉力，根据受力分析，左边的力可以分解为水平向左的一个力和竖直向下的一个力；同样的右边的力可以分解为水平向右的一个力和竖直向下的一个力；由于这两个力是对称的，所以水平向左和水平向右的两个力互相抵消了，最终主梁的重力成为对桥塔的竖直向下的两个力，这样，力又传给索塔下面的桥墩了。斜拉索数量越多，分散主梁给斜拉索的力就越多。

脊柱与肢带骨的连结类似于斜拉桥的力学原理，脊柱两侧肌肉、韧带、筋膜等软组织的正常应力是维持脊柱和肢带骨的正常力学传导的必要元素。如果这些软组织受到异常的拉应力，就会造成脊柱的移位。换言之，脊柱的错位不是脊柱本身引起的，而是由于脊柱两侧软组织的应力异常导致的。当脊柱一侧的软组织的拉应力异常，脊柱就会向拉力侧倾斜，在影像学上就会发现脊柱在矢状面、冠状面、垂直面出现单一的或者多方向的移位表现。而且一侧的软组织的拉应力异常引起了脊柱的移位，必然引起对侧的软组织的拉应力异常。

与颈椎病有关的脊柱与肢体的弓弦力学系统：一是以颈椎、肩胛骨为弓，肩胛提肌为弦的动态弓弦力学单元，二是以脊柱、肱骨、肩胛骨为弓，斜方肌、背阔肌为弦的动态弓弦力学单元，三是以颈椎横突、肋骨为弓，前、中、后斜角肌为弦的动态弓弦力学系统。以斜方肌、背阔肌的动态弓弦力学单元为例，当斜方肌、背阔肌慢性劳损，人体在修复过程中在肌肉的起止点形成粘连、瘢痕，造成局部的应力异常，根据斜拉桥的力学原理，必然引起颈椎在冠状面的受力异常，最终引起颈椎侧弯，引起颈椎病的临床表现；同时，由于斜方肌与背阔肌有部分相同的起点，斜方肌的损伤后期会引起背阔肌慢性劳损，背阔肌又是腰部的脊肢弓弦力学系统，当背阔肌损伤以后应力异常，必然引起腰椎弓弦力学系统的代偿，严重者引起腰椎错位，引发腰神经根的卡压，引起下肢神经压迫的临床表现。这就是颈-腰综合征的病理机制。

综上所述，我们可以得出以下结论：

（1）人体的弓弦力学系统是物理学的力学成分在人体骨关节与软组织之间的具体表现形式，是人体运动系统的力学解剖结构，它的基本单位是关节，一个关节的弓弦力学系统包括静态弓弦力学单元和动态弓弦力学单元及其辅助结构。

（2）由于人体骨关节周围软组织起止点的不同，在同一部位的骨骼上可以有一个或者多个肌肉、韧带的起止点。起于同一部位的肌肉、韧带可止于不同的骨骼，起于不同骨骼的多条肌肉、韧带等软组织也可止于同一骨骼。各部分的弓弦力学单元相互交叉，形成人体整体弓弦力学系统。

（3）脊柱弓弦力学系统对维持脊柱的生理曲度具有重要意义，脊柱前、后面软组织损伤是引起脊柱生理曲度变化的始发原因。

（4）脊-肢弓弦力学系统找到了脊柱与四肢的力学传导的路径，从力学层面实现了脊柱与四肢的统一。动、静态弓弦力学单元的关系可归纳为四句话，即动中有静，静中有动，动静结合，平衡功能。

（5）弓弦力学系统组成部分的慢性损伤，必然引起弓弦组成部的受力异常。在弓弦力学系统中，应力集中的部位首先是弓弦结合部即软组织的起止点，其次是弦即软组织的行经路线，最后是弓即骨关节。这就是为什么骨关节周围的软组织损伤在临床上最为多见，其次才是软组织行经路线的损伤，最后是骨关节本身的损伤如骨质增生，创伤性关节炎，骨性关节炎等。

（6）弓弦力学系统的创立，阐明了慢性软组织损伤及骨质增生等临床疑难杂症的病理机制和疾病的病理构架，完善和补充了针刀医学基础理论，将针刀治疗从“以痛为腧”的病变点治疗提升到对疾病的病理构架治疗的高度上来，解决了针刀治疗有效率高、治愈率低的现状，为针刀治愈困扰全人类健康的慢性软组织损伤性疾病、骨质增生症提供了理论基础。

# 第四章
# 慢性软组织损伤的病因病理机制

## 第一节 慢性软组织损伤的病因

### 一、慢性软组织损伤和骨质增生的新病因学理论和病理机制的产生

慢性软组织损伤疾病是临床常见病、多发病，是影响人类健康，降低人类生活质量的主要疾病，治疗方法中西医学界对此疾病的发病原因、病理变化作了大量的研究，但进展不大。现代骨伤科教科书《中医骨伤科学》指出："软组织损伤常就诊于骨伤科，但对其发病机制和病理形态的改变知道很少，应列入骨伤科病理学的研究范围。"黄家驷外科学有类似的说明。

1976 年朱汉章老师发明针刀以来，针刀疗法经历了 30 多年的风风雨雨，历尽艰辛，几度浮沉，从农村到城市，从基层医院到三甲医院，从一种疗法发展成为一门新兴医学体系，从师带徒的培训模式发展到大学五年制本科学历教育，靠的是什么？靠的是针刀的疗效，疗效才是硬道理。针刀以其卓越的疗效治愈了困惑人类健康的两大病症，即慢性软组织损伤性疾病和骨质增生性疾病，同时，还治疗了大量内、外、妇、儿、皮等多科临床疑难杂症，比如，脊柱侧弯、痉挛性脑瘫、中风后遗症、扭转痉挛、慢性盆腔炎等近三百种疾病。实现了五个转变：即变不治为可治、变开放性手术为闭合性手术、变复杂治疗为简单治疗、变痛苦治疗为几乎无痛苦治疗、变久治不愈为立竿见影。只要使用过针刀治疗的大夫，无不为针刀神奇的疗效所折服。针刀疗法以其器械简单、费用低廉、疗效神奇，充分证明了它的科学性，赢得了千百万患者和国内外医学专家学者的一致好评。但同时也因为见效快、易复发、操作不规范、不能全面解释慢性软组织损伤性疾病的临床表现而频遭质疑。

汉章先生通过对慢性软组织损伤类疾病及骨质增生疾病的病因病理学研究得出了动态平衡失调是引起慢性软组织损伤的根本病因，力平衡失调是引起骨质增生的根本病因，针刀通过切开瘢痕、分离粘连与挛缩、疏通堵塞，从而恢复动态平衡，恢复力平衡，使疾病得以治愈。也就是说慢性软组织损伤和骨质增生的病因病理是人体软组织和骨关节的运动功能受到限制。但针刀治疗与功能平衡的关系是什么？针刀手术如何调节平衡？病变的粘连瘢痕在什么部位？疼痛点或者压痛点就是粘连、瘢痕和挛缩的主要部位吗？针刀是通过什么方式去促进局部微循环的？针刀治疗脊柱相关疾病的机理是什

么？一种疾病的针刀治疗点如何把握？多少个治疗点是正确的？一种疾病针刀治疗的疗程如何确定？在同一部位反复多次做针刀有没有限度？究其原因，其根本问题在于平衡只是一个功能概念，针刀治疗与功能平衡之间缺乏一个物质基础，没有这个基础，针刀疗法就变成了一种无序化过程，一种无法规范的盲目操作，一种经验医学。想扎几针就扎几针，哪里疼痛就扎哪里。

综上所述，过去针刀医学关于慢性软组织损伤以及骨质增生的病因病理有缺陷和不足，即动态平衡失调和力平衡失调只是功能状态，而针刀治疗的是人体的解剖结构，换言之，针刀治疗缺乏解剖结构与疾病病因病理的内在联系，从而使学术界和针刀医生都无法理解针刀治疗部位与疾病的内在联系，直接影响了针刀医学的纵深发展，限制了针刀医学与中医、西医界的学术交流，严重阻碍了针刀医学产业化进程。

要解决这个根本问题就必须搞清楚针刀诊疗与人体功能平衡之间的物质基础。作者经过大量的针刀临床实践，总结中西医关于慢性软组织损伤的病因病理，提出了人类一个骨与软组织之间存在一个完整的力学系统——人体弓弦力学系统。根据弓弦力学系统，认识骨和软组织之间的力学变化关系，神经血管在骨关节周围及软组织中的行经路线，重新认识慢性软组织损伤、骨质增生的原因以及脊柱相关疾病所引起的多系统、多器官病变的原因以及病理变化，真正实现针刀治疗的科学性、实践性和可重复性。为此，笔者根据人体弓弦力学系统，提出了慢性软组织损伤和骨质增生的新的病因学理论和病理机制。

## 二、慢性软组织损伤及骨质增生的根本病因——弓弦力学系统力平衡失调

任何疾病的发生发展必然有其解剖形态学基础，各种原因引起人体相关弓弦力学系统解剖结构的形态变化，引起了弓弦力学系统力平衡失调，才导致慢性软组织损伤性疾病。我们把这种关系归纳为“不正不平，不平则病”。

**1. 不正的定义**

各种致病因素如暴力损伤，积累性损伤，隐蔽性损伤，情绪性损伤等引起相关的弓弦力学系统受力异常，最终导致弓弦力学系统的组成部分（骨与软组织）形态结构改变，失去正常位置，作者将其称为不正。人体弓弦力学系统由三部分组成，即单关节弓弦力学系统、脊柱弓弦力学系统和脊-肢弓弦力学系统，它们不正的表现形式也有所不同。

（1）软组织的形态结构改变　在弓弦结合部（软组织在骨面的附着处）及弦的行经路线（关节囊、韧带、筋膜、肌肉等软组织的走行路线）的粘连、瘢痕、挛缩、硬节、条索、硬化、钙化等。

（2）单关节弓弦力学系统主要负责四肢的骨关节力学传导，故它受损后的形态学改变为四肢关节微小错位，骨质增生，严重的病人表现为关节畸形。

（3）脊柱弓弦力学系统主要负责脊柱力学传导，故它受损后的形态学改变为脊柱生理曲度的变化，脊柱各关节在矢状面、冠状面、水平面出现单一或者多向性的错位，骨质增生，椎间盘移位等。

（4）脊-肢弓弦力学系统主要负责脊柱与四肢的力学传导，故它受损后的形态学改变表现一是脊柱弓弦力学系统受损后的形态学改变，二是四肢弓弦力学系统受损后的形态学改变，如强直性脊柱炎、类风湿关节炎、扭转痉挛等疾病的骨关节畸形。

以上解剖结构的形态学改变可以通过临床物理检查，影像学及显微镜下获得。

**2. 不平的定义**

弓弦力学系统的形态结构异常（不正）是慢性软组织损伤的根本原因，但由于人体具有巨大的自我修复和自我调节潜能，所以，在不正的情况下，受损的软组织和骨关节的功能在一定限度内可以由邻近其他软组织或者骨关节代偿，故此时临床症状和体征轻微甚至没有临床表现。换言之，虽然弓弦力学系统的形态结构已经异常，如软组织的粘连、瘢痕、挛缩、硬节、条索、硬化、钙化和骨关节的错位等，但如果这种形态结构异常在人体的代偿范围以内，就没有临床表现或者只有轻微的症状；当弓弦力学系统的形态结构异常（不正）超过了人体自我修复和自我调节潜能的极限，破坏了人体的力平衡，就会导致受损软组织和骨关节的功能异常，或/和卡压行经于弦（软组织）之间的神经、血管，引起各种复杂的症状和体征。作者将这种由于弓弦力学系统的形态结构异常（不正）导致其受损弓弦力学系统的功能障碍，引起人体力平衡失调称为不平。

根据人体弓弦力学系统的组成不同，其力平衡失调的临床表现方式也不同。

（1）软组织损伤后功能异常的临床表现为局部疼痛、肿胀、压痛、硬节、条索、硬化，功能障碍等。比如，肱二头肌动态弓弦力学单元受损后，在弓弦结合部（肱二头肌长、短头起点）的肌腱粘连、条索、硬化、钙化，引起肱二头肌长头腱鞘炎及肱二头肌短头肌腱炎的临床表现。

（2）单关节弓弦力学系统受损后功能异常表现为关节肿胀疼痛，活动受限，严重的病人表现为关节畸形，关节功能丧失。比如，膝关节骨性关节炎是由于膝关节的弓弦力学系统受损后，改变了膝关节以及周围软组织的正常结构和毗邻关系，引起膝关节肿痛，行走困难，关节积液，最终导致膝关节畸形。

（3）脊柱弓弦力学系统受损后的功能异常表现为脊柱周围软组织损伤后的临床表现，如果卡压了行经于这些部位软组织中的神经、血管，就会引发诸多复杂的临床表现。比如，颈椎病是由于颈段的弓弦力学系统受损后，改变了颈段的骨关节以及软组织的正常结构和毗邻关系，首先引起颈部的酸痛，颈部活动受限，当卡压了颈段的神经、血管，就会引起神经根型颈椎病，椎动脉型颈椎病，交感神经型颈椎病，脊髓型颈椎病的临床表现，再如，慢性支气管炎由于在脊柱弓弦力学系统中，颈胸结合部既是颈段脊柱弓弦力学系统的弓弦结合部，又是胸段脊柱弓弦力学系统的弓弦结合部，所以，此处有众多的软组织附着，容易受损，引起颈、胸段脊柱的形态学改变，一方面影响行经颈胸椎前侧方支配肺部的植物神经，另一方面使胸廓容积改变，最终引起支气管、肺脏的功能异常，临床表现出慢性咳嗽、咯痰、气喘，呼吸困难及肺功能异常。

（4）脊-肢弓弦力学系统受损后的功能异常表现一是脊柱弓弦力学系统受损后的功能异常的症状体征，二是四肢弓弦力学系统受损后的功能异常的症状体征。比如，强直性脊柱炎早期有腰骶部晨僵感，酸胀，腰痛，后期出现脊柱强直，髋关节强直，肩肘关节强直，膝关节强直等脊柱弓弦力学系统受损和四肢弓弦力学系统受损的临床表现。

综上所述，可以得出以下结论：

（1）弓弦力学系统的形态结构改变（即不正）是引发慢性软组织损伤、骨质增生以及各内脏器官慢性损伤的物质基础，当这种形态改变超过了人体的自身代偿能力和自我修复能力，卡压行经于弦（软组织）之间的神经、血管，人体的力平衡被破坏（即不平），从而引起各种复杂的症状和体征。由于人类个体对环境、气候、情绪、损伤等引起慢性软组织损伤的自我修复能力和自我调节各不相同，所以，各弓弦力学系统的形态学改变和功能学改变也不一样，这就是慢性软组织损伤的临床表现和影像学表现纷乱复杂的根本原因所在。

（2）骨质增生不是由于骨骼本身退变或者缺钙的结果，而是慢性软组织损伤在骨关节的特殊表现方式。详见第二节慢性软组织损伤及骨质增生的病理构架理论——网眼理论。

（3）不正与不平的关系，不正是原因，不平是不正的一个结果。不正不必然引起不平，如果弓弦力学系统受损轻微，而人体的自我代偿能力和自我修复能力强，就不会引起临床表现；反之，如果弓弦力学系统受损重，而人体的自我代偿能力和自我修复能力弱，则会引起各种临床表现，即在不正不平的情况下，才需要外力如针刀加以调节。

（4）弓弦力学系统的形态学改变不是骨质本身（弓）所致，而是骨关节周围的软组织（弦）的力平衡失调所致，慢性软组织损伤后的临床表现是人体对弓弦力学系统受损失代偿的结果。针对不正不平，不平则病，针刀的治疗目的就是扶正调平，纠正弓弦力学系统的异常形态，解除神经、血管的卡压，恢复人体的自我修复能力和自我调节能力。

## 第二节　慢性软组织损伤及骨质增生的病理构架理论——网眼理论

过去，由于针刀医学关于慢性软组织损伤病因学理论的模糊，在针刀医学原理及针刀教材等著作中将针刀术视为盲视闭合性手术。对照新华字典上对盲的解释：盲就是瞎，看不见东西，对事物不能辨认，如果将针刀闭合性手术定性为盲视手术，就会给人一种针刀是在人体内瞎扎乱捣的感觉，那么谁还敢接受针刀呢？搞清楚人体弓弦力学系统受损是引起慢性软组织损伤的根本原因以后，针刀治疗就从盲视手术变为非直视手术了，针刀的治疗就能做到有的放矢，刀到病除，从源头上解决了针刀安全性的问题，对针刀医学的发展具有重要的现实意义和深远的历史意义。

慢性软组织损伤及骨质增生的病理构架理论——网眼理论就是分析慢性软组织损伤后的弓弦力学系统产生的病理机理，从而为针刀治疗提供形态病理学论据。理解和掌握慢性软组织损伤及骨质增生的病理构架理论——网眼理论，首先要弄清创伤的修复愈合方式，粘连、瘢痕、挛缩、以及骨质增生的本质，然后再理解弓弦力学系统受损后所形成的病理构架。

### 一、现代创伤愈合的概念

#### （一）炎症反应期

软组织损伤后，局部迅速发生炎症反应，可持续 3～5 日。此过程中最主要的病理反应是凝血和免疫反应。凝血过程中，引发血小板被激活、聚集，并释出多种生物因子，如促进细胞增殖的血小板源性生长因子、转化生长因子，这些因子和血小板释放的花生四烯酸、血小板激活的补体 C5 片段等共同具有诱导吞噬细胞的趋化作用，血小板源性内皮细胞生长因子在炎症反应期后参与肉芽毛细血管的形成，增加血管通透性，使中性粒细胞、单核细胞游离出血管，并在趋化物的作用下到达损伤部位。免疫反应首先是中性粒细胞、单核/巨噬细胞的作用，中性粒细胞首先进入损伤组织，并分泌血小板活化因子和一些趋化物质，在各种生长因子和趋化物的联合作用下，随之单核细胞到达损伤部位，并转化为巨噬细胞。上述中性粒细胞和单核/巨噬细胞均具有很强的清除坏死组织、病原体的功能。单核巨噬细胞是炎症阶段的主要分泌细胞，它可以分泌许多生长因子和刺激因子。这些因子为炎症后期的细胞增殖分化期打好了坚实的基础。同时，巨噬细胞还可影响生长因子和细胞间的相互作用，没有巨噬细胞，它们将不易发挥作用。淋巴细胞和肥大细胞也参与炎症反应，它们对血管反应、组织再生修复等均有影响。

### （二）细胞增殖分化期

此期的特征性表现是通过修复细胞的增殖分化活动来修复组织缺损。对表浅损伤的修复主要是通过上皮细胞的增殖、迁移并覆盖创面完成；对于深部其他软组织损伤则需要通过肉芽组织形成的方式来进行修复。肉芽组织的主要成分是成纤维细胞、巨噬细胞、丰富的毛细血管和丰富的细胞间基质。在普通软组织中，成纤维细胞是主要的修复细胞。肉芽组织内的血供来源于内皮细胞的增殖分化和毛细血管的形成，先是内皮细胞在多肽生长因子的趋化下迁移至伤处，迁移至伤处的内皮细胞在一些生物因子的刺激下开始细胞增殖，当内皮细胞增殖到一定数目时，在血管生成素等血管活性物质的作用下，分化成血管内皮细胞，并彼此相连形成贯通的血管。

### （三）组织的修复重建期

肉芽组织形成后，伤口将收缩。而后，体表损伤由再生上皮覆盖或瘢痕形成；深部损伤则形成肉芽组织达到损伤的暂时愈合。在普通的软组织损伤中，再经过组织重建，即肉芽组织转变为正常的结缔组织，成纤维细胞转变为纤维细胞，从而实现损伤组织的最终愈合。

## 二、慢性软组织损伤的本质

慢性软组织损伤后，人体通过自我修复、自我调节过程对受损软组织进行修复和重建，其修复重建方式有 3 种：一是损伤组织完全修复，即组织的形态、功能完全恢复正常，与原来组织无任何区别；二是损伤组织大部分修复，维持其基本形态，但有粘连或瘢痕或者挛缩形成，其功能可能正常或有所减弱；三是损伤组织自身无修复能力，必须通过纤维组织的粘连、瘢痕和挛缩进行修复，其形态和功能都与原组织不同或完全不同，成为一种无功能或为有碍正常功能的组织。了解创伤愈合过程，正确认识粘连、瘢痕和挛缩及堵塞的本质，对针刀治疗此类疾病具有重要临床指导作用。

### （一）粘连的本质

粘连是部分软组织损伤或手术后组织愈合时必然经过的修复过程，它是人体自我修复的一种生理功能。但是，任何事物都有两面性，当急、慢性损伤后，组织的修复不能达到完全再生、复原，而在受伤害的组织中形成粘连、瘢痕或（和）挛缩，且这种粘连和瘢痕影响了组织、器官的功能，压迫神经、血管等，就会产生相关组织、器官的功能障碍，从而引发一系列临床症状。此时，粘连就超过了人体本身修复的生理功能，而成为慢性软组织损伤中的病理因素。粘连的表现形式有以下几种：

（1）肌束膜间的粘连　正常状态下，每块肌肉收缩时并非所有的肌纤维全部同时参与活动，而是部分舒张，部分收缩，这样交替运动才能保持肌张力。如果肌内部损伤，肌束间发生粘连，肌束间便会产生感觉或运动障碍，在肌内可产生条索或结节之类的病变，这种情况多发生在单一的肌肉组织肌腹部损伤。

（2）肌外膜之间的粘连　即相邻的肌肉外膜之间的粘连。如果是两块肌肉的肌纤维方向相同，而且是协同肌之间的粘连，可能不产生明显的运动障碍，也就不会引起较重症状；如果两块肌肉的肌纤维走行方向不同，当一块肌肉收缩时，这种粘连影响到收缩肌肉本身及相邻肌肉的运动，妨碍其正常功能，临床上可检查到压痛、条索、结节等改变，如肱二头肌短头与喙肱肌之间的粘连。

（3）肌腱之间的粘连　如桡骨茎突部肌腱炎引起拇长展肌与拇短伸肌之间的粘连。

（4）腱周结构之间的粘连　腱周结构包括腱周围疏松结缔组织、滑液囊、脂肪垫或软骨垫等组织，它是保护腱末端的组织结构，当肌腱末端受到损伤时，因出血、渗出、水肿等无菌性炎症而产生腱末端与腱周结构的紧密粘连，这种粘连可发生在腱与自身的腱周结构之间，也可发生于两个相邻的腱周围结构之间。

（5）韧带与关节囊的粘连　关节囊周围，有许多韧带相连，有的与关节囊呈愈着状态，密不可分，成为一体，而另一部分则多是相对独立、层次分明的。它们各自有独立的运动轨迹，当它们损伤之后，关节囊与韧带之间、韧带与韧带之间，会产生粘连。如踝关节创伤性关节炎，就是由于外伤引起踝关节囊与三角韧带及腓跟韧带的粘连等。

（6）肌腱、韧带与附着骨之间的粘连　肌腱和韧带均附着于骨面上，有的肌腱行于骨纤维管道中，在肌腱、韧带的游离部损伤时，肌腱和韧带的起止点及骨纤维管会产生粘连，影响关节运动，造成关节运动障碍，产生一系列症状，如肩周炎，就是肩关节周围的肱二头肌短头起点、肱二头肌长头通过结节间沟部，以及肩袖周围起止点之间的粘连，引起肩关节功能障碍。

（7）骨间的粘连　即骨与骨之间连接的筋膜、韧带和纤维组织之间的粘连，如胫腓骨间膜的粘连，尺桡骨间膜的粘连，腕关节内部韧带连接处的粘连等。

（8）神经与周围软组织的粘连　神经与周围软组织发生粘连或神经行径线路周围的软组织因为粘连对神经产生卡压，如神经卡压综合征、颈椎病、腰椎间盘突出症、腰椎管狭窄症、梨状肌综合征等疾病的症状、体征就是由此而引起的。

**（二）瘢痕的本质**

通过西医病理学的知识，知道损伤后组织的自我修复要经过炎症反应期、细胞增殖分化期和组织修复重建期才能完成。在急性炎症反应期和细胞增殖分化期后，损伤处会产生肉芽组织，其成分为大量的纤维母细胞，这些细胞分泌原胶原蛋白，在局部形成胶原纤维，最终，纤维母细胞转变为纤维细胞。随着胶原纤维大量增加，毛细血管和纤维细胞则减少，随之，肉芽组织变为致密的瘢痕组织。3 周后胶原纤维分解作用逐渐增强，3 个月后则分解、吸收作用明显增生，可使瘢痕在一定程度上缩小变软。在软组织（肌肉、肌腱、韧带、关节囊、腱周结构、神经、血管等）损伤的自我修复过程中，肌肉、肌腱纤维及关节囊等组织往往再生不全，代之以结缔组织修复占主导地位。于是，出现的瘢痕也不能完全吸收。从病理学的角度看，瘢痕大都是结缔组织玻璃样变性。病变处呈半透明、灰白色、质坚韧，纤维细胞明显减少，胶原纤维组织增粗，甚至形成均匀一致的玻璃样物。当这种瘢痕没有影响到损伤组织本身或者损伤周围的组织、器官的功能时，它是人体的一种自我修复的过程。然而，如果瘢痕过大、过多，造成了组织器官的功能障碍时，使相关弓弦力学系统不正不平，从而成为一种病理因素，这时，就需要针刀治疗了。

**（三）挛缩的本质**

挛缩是软组织损伤后的另一种自我修复形式，软组织损伤以后，引起粘连和瘢痕，以代偿组织、器官的部分功能，如果损伤较重，粘连和瘢痕不足以代偿受损组织的功能时，特别是骨关节周围的慢性软组织损伤，由于关节周围应力集中，受损组织就会变厚、变硬、变短，以弥补骨关节的运动功能需要，这就是挛缩。瘢痕是挛缩的基础，挛缩是粘连、瘢痕的结果。他们都因为使相关弓弦力学系统不正不平，从而成为一种病理因素。

**（四）堵塞的本质**

针刀医学对堵塞的解释是软组织损伤后，正常组织代谢紊乱，微循环障碍，局部缺血缺氧，在损伤的修复过程中所形成的粘连、瘢痕、挛缩，使血管数量进一步减少，血流量锐减，导致局部血供明显减少，代谢产物堆积，影响组织器官的修复，使相关弓弦力学系统不平，从而成为一种病理因素。

## 三、骨质增生的本质

骨质增生本质是人体对骨关节异常力平衡的对抗性调节的结果，它的病理基础是软组织的动态平衡失调，它的病理发展过程是硬化→钙化→骨化。也就是说，骨质增生是慢性软组织损伤的特殊表现形式。

当骨关节周围的软组织（如肌肉、韧带、筋膜的起止点）损伤后，人体通过粘连、瘢痕、挛缩和堵塞对受损组织进行自我修复，这种调节结果必然对软组织附着部的骨组织产生牵拉，导致局部骨组织的应力集中，沃尔夫定律——“骨的形态和功能上的每一个变化，或者仅仅是它们功能上的每一个变化，必然接着引起骨的外部形态上确定的次级变。这些变化是按数学定律进行的”和压电效应学说——“骨组织在应力刺激下，其成骨量增加”，证实了骨质增生与力学有着密切关系。换言之，骨组织可通过大小、形状和结构的再塑造来适应承载的需要，在一定范围内，增加载荷（需要增加承载）时可有骨形成；降低生理载荷（不需要或减少）时可将骨吸收；如果载荷过大（如对骨折过度加压），骨将由于压力性坏死而吸收。也就是说，骨在需要的地方生长，在不需要的地方吸收。由此可见，骨质增生（骨赘）是为适应应力改变而发生的，它既是生理的，又可转为病理的；它既可以使增生部位增加稳定性，但也可能成为对周围神经、血管等重要器官产生刺激和压迫的因素。而当消除这种异常高应力时，骨质增生则可缩小或甚至吸收。

通过对软组织损伤及骨质增生的病因病理的分析，可以得出这样的结论：

（1）慢性软组织损伤所引起的临床表现是人体对损伤的自我修复和自我调节超过了人体所能修复和调节的极限的结果，为了保持人体的动态平衡，人体对损伤的修复和代偿是一个整体的全方位的系统工程，即广泛的粘连、瘢痕、挛缩和堵塞修复过程。这种修复既要修复损伤组织本身，还要保证它的功能以及相邻组织器官的功能正常。换言之，慢性软组织损伤性疾病的本质是人体自身的代偿性疾病，是内因，其他因素如暴力性损伤、积累性损伤、情绪性损伤、隐蔽性损伤、疲劳性损伤、侵害性损伤、人体自重力性损伤、手术性损伤、病损性损伤、环境性损伤等都是外因，外因必须通过内因才能起作用，内因是决定性的因素，外因只是引起内因发生变化的条件。所以，其他侵害的治疗，如药物、理疗、开放性手术等都是针对外因的治疗，而针刀治疗是针对内因的治疗。

（2）当超过人体自身修复和代偿的极限就会引起疾病的发生，它的病理机制不是一个点或者几个点的孤立的、单独的病变，而是以点连线，以线成面的广泛的粘连、瘢痕、挛缩和堵塞，形成了完整的病理构架。

（3）骨质增生是慢性软组织损伤的特殊表现形式。骨质增生是在骨关节周围的慢性软组织起止点的粘连、瘢痕、挛缩和堵塞造成骨关节的应力集中的基础上，骨关节所进行的自我代偿的结果。

## 四、网眼理论

慢性软组织损伤是人体对软组织损伤的自我修复和自我代偿的结果。当人体某一软组织受到异常应力的作用造成局部的出血、渗出，人体会启动自身的应急系统，利用粘连、瘢痕对损伤部位进行修复，如果这种修复是完全的、彻底的，人体就恢复正常的动态平衡状态，如果人体不能通过粘连、瘢痕对抗异常应力，就会引起软组织挛缩，如果局部的粘连、瘢痕过多过剩，就会引起周围软组织的粘连和瘢痕，导致软组织的受力异常。随着病情的发展，这些软组织根据各自的走行方向将异常的应力传达到软组织的附着点，最终引起该部位周围的软组织的广泛粘连和瘢痕。

慢性软组织损伤不是一个点的病变，而是以点成线、以线成面的立体网络状的一个病理构架，这个病理构架的解剖学基础就是人体弓弦力学系统。可以将它形象地比喻为一张鱼网，鱼网的各个结点就是弓弦结合部，是软组织在骨骼的附着点，是粘连、瘢痕最集中、病变最重的部位，换言之，它是慢性软组织损伤病变的关键部位；连结各个结点网线就是弦的行径路线。

综上所述，通过对慢性软组织损伤的病理构架分析，我们可以得出以下结论：

（1）慢性软组织损伤是一种人体自我代偿性疾病，是人体在修复损伤软组织过程中所形成的病理变化，骨质增生是慢性软组织损伤在骨关节周围的特殊表现形式。人体的自我修复、自我代偿是内因，损伤是外因，外因必须通过内因才能起作用，针刀的作用只是一种帮助人体进行自我修复、自我代偿，针刀治疗是一种扶正的治疗。

（2）慢性软组织损伤的病理过程是以点－线－面的形式所形成的立体网络状病理构架。它的病理构架形成的形态学基础是人体弓弦力学系统。慢性软组织损伤后，该软组织起止点即弓弦结合部的粘连、瘢痕、挛缩和堵塞，就会影响在此处附着的其他软组织，通过这些组织的行经路线即弦的走行路线向周围发展辐射，最终在损伤组织内部、损伤组织周围、损伤部位与相邻组织之间形成立体网状的粘连、瘢痕，导致弓弦力学系统形态结构异常，影响了相关弓弦力学系统的功能，即由不平引起不正。

（3）根据慢性软组织损伤的网眼理论，针刀整体治疗也应通过点、线、面进行整体治疗，破坏疾病的整体病理构架，针刀治疗是以恢复生理功能为最终目的的平衡治疗，而不是仅以止痛作为治疗的目标。

（4）网眼理论将中医宏观整体的理念与西医微观局部的理念结合起来，既从总体上去理解疾病的发生发展，又从具体的病变点对疾病进行量化分析，对于制定针刀治疗慢性软组织损伤性疾病和骨质增生症的整体思路、确定针刀治疗的部位、针刀疗程以及针刀术后手法操作都具有积极的临床指导意义。

（5）笔者根据慢性软组织损伤的病理构架所提出的网眼理论将针刀治疗从“以痛为腧”的病变点治疗提高到对疾病的病理构架治疗的高度上来，将治疗目的明确为扶正调平，对于制定针刀治疗的整体思路、确定针刀治疗的部位、针刀术后手法操作都具有积极的临床指导意义。

# 第五章
# 针刀操作技术

## 第一节　针刀术前准备

### 一、针刀手术室的设置

针刀是一种闭合性手术，与普通手术一样，必须在无菌手术室进行，国家对手术室有严格的规定。但由于针刀是一个新生事物，由于投入少，疗效好，所以几乎所有专业的临床医生都有学习针刀的，有外科、骨科、内科、儿科、中医科、针灸科、推拿按摩科、神经内科、皮肤科等，还有一些医技人员。所以，大家对针刀手术的无菌观念不强，学习针刀的医生对针刀手术器械也缺乏严格的消毒，仅在消毒液中做短时间的浸泡，即重复使用，这样难以达到杀灭肝炎、HIV 等病毒的消毒效果，极容易造成伤口感染，也容易染上肝炎和 HIV 等经血液传播的疾病。

有条件的医院应建立针刀专用手术室，一般医院要开展针刀，也必须有单独的针刀手术间。手术室基本条件包括：手术区域应划分为非限制区、半限制区和限制区，区域间标志明确，手术室用房及设施要求必须符合有关规定。为了防止手术室空间存在的飞沫和尘埃所带有的致病菌，应尽可能净化手术室空气。

**1. 空间消毒法**

（1）紫外线消毒法　多用悬吊紫外线灯管（电压 220V，波长 253.7mm，功率 30W），距离 1m 处，强度＞70μW/cm$^2$，每立方米空间用量＞115W，照射时间大于 30 分钟。室温宜在 20℃～35℃，湿度小于 60%。需有消毒效果监测记录。

（2）化学气体熏蒸法

①乳酸熏蒸法　每 100m$^2$ 空间用乳酸 12ml 加等量水，放入治疗碗内，加热后所产生的气体能杀灭空气中细菌。手术间要封闭 4～6 小时。

②福尔马林（甲醛）熏蒸法　用 40%甲醛 4ml/m$^3$ 加水 2ml/m$^3$ 与高锰酸钾 2g/m$^3$ 混合，通过化学反应产生气体能杀灭空气中细菌。手术间封闭 12～24 小时。

除了定期空间消毒法外，尽量限制进入手术室的人员数；手术室的工作人员必须按规定更换着装和戴口罩；患者的衣物不得带入手术室；用湿法清除室内墙地和物品的尘埃等。

**2. 手术管理制度**

（1）严格手术审批制度　正确掌握手术指征，大型针刀手术由中级职称以上医师决定。

（2）术前完善各项常规检查　如血常规检查、尿常规检查、凝血功能检查，对中老年人应做心电图、肝肾功能检查等。

（3）手术室常用急救药品　如中枢神经兴奋剂、强心剂、升压药、镇静药、止血药、阿托品、地塞米松、氨茶碱、静脉注射液、碳酸氢钠等。

（4）手术室基本器械配置　应配有麻醉机、呼吸机、万能手术床、无影灯、气管插管、人工呼吸设备等。

## 二、针刀手术的无菌操作

（1）手术环境：建立针刀治疗室，室内紫外线空气消毒 60 分钟，治疗台上的床单要经常换洗、消毒，每日工作结束时，彻底洗刷地面，清洁大扫除 1 次。

（2）手术用品消毒：推荐使用一次性针刀，若用铁柄针刀、骨科锤、纱布、外固定器、穿刺针等需高压蒸气消毒。

（3）医生、护士术前必须洗手：用普通肥皂先洗 1 遍，再用洗手刷沾肥皂水交替刷洗双手，特别注意指甲缘、甲沟和指蹼，继以清水冲洗。

（4）术野皮肤充分消毒：选好治疗点，用记号笔在皮肤上做一记号。然后用 2%碘酒棉球在记号上按压一下使记号不致脱落，以记号为中心开始逐渐向周围 5cm 以上涂擦，不可由周围再返回中心。待碘酒干后用 75%酒精脱碘 2 次。若用 0.75%碘伏消毒皮肤可不用酒精脱碘。之后，覆盖无菌小洞巾，使进针点正对洞巾的洞口中央。

（5）手术时医生、护士应穿干净的白大衣、戴帽子和口罩，医生要戴无菌手套。若做中大型针刀手术，如关节强直的纠正、股骨头缺血性坏死、骨折畸形愈合的折骨术，则要求医生、护士均穿无菌手术衣，戴无菌手套，患者术后常规服用抗生素 3 天预防感染。

（6）术中护士递送针刀等手术用具时，均应严格按照无菌操作规程进行。不可在手术人员的背后传递针刀及其他用具。

（7）一支针刀只能在一个治疗点使用，不可在多个治疗点进行治疗，以防不同部位交叉感染。连续给不同患者做针刀治疗时，应更换无菌手套。

（8）参观针刀操作的人员不可太靠近术者或站得太高，也不可随意在室内走动，以减少污染的机会。

（9）术毕，迅速用创可贴覆盖针孔，若同一部位有多个针孔，可用无菌纱布覆盖、包扎。嘱患者 3 天内不可在施术部位擦洗。3 天后，可除去包扎。

## 三、患者的体位选择

针刀治疗时患者的体位是否适当，对正确选点、针刀手术的入路和操作以及防止针刀意外情况发生等都很重要。对于病情较重、体质虚弱或精神紧张的患者，尤其要注意采取适当的体位。不适当的体位，不利于正确的手术操作，患者常因移动体位而造成弯刀、折刀，甚至发生脏器损伤。因此适当体位的选择，应该本着有利于针刀手术操作和患者舒适自然、能较长时间保持稳定的原则。临床上主要有以下 4 种体位：

**1. 仰卧位**

患者仰卧在治疗床上，患膝关节下垫沙袋。此体位适用于身体前面的针刀治疗（图 5-1）。

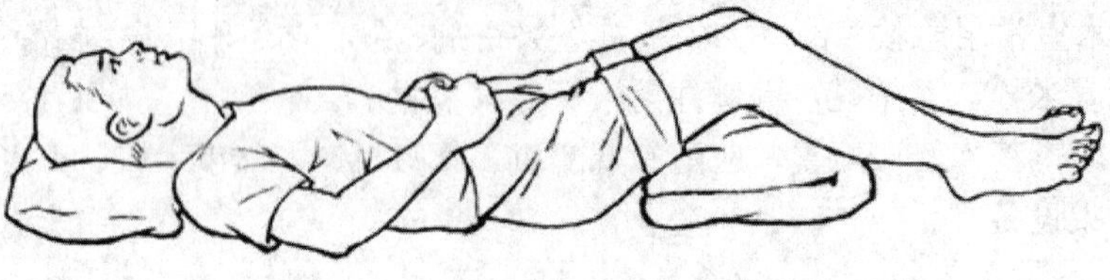

图 5-1　仰卧位

**2. 俯卧位**

患者俯卧在治疗床上，患侧踝关节下垫软枕，此体位适用于松解身体后面的粘连瘢痕（图 5-2）。

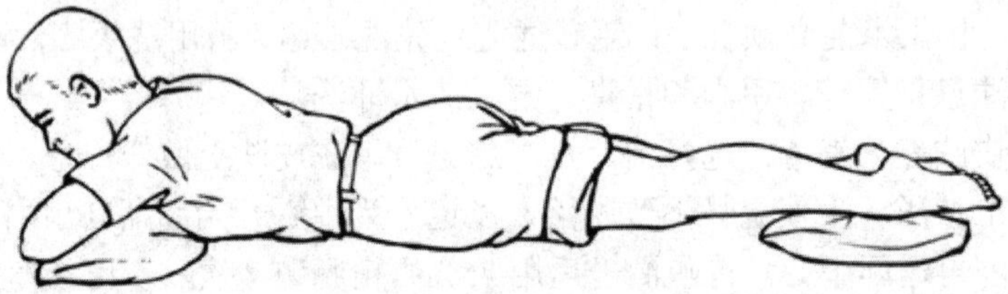

图 5-2　俯卧位

**3. 侧卧位**

患者侧卧于治疗床上，下肢屈曲。此体位适用于身体侧部的针刀治疗（图 5-3）。

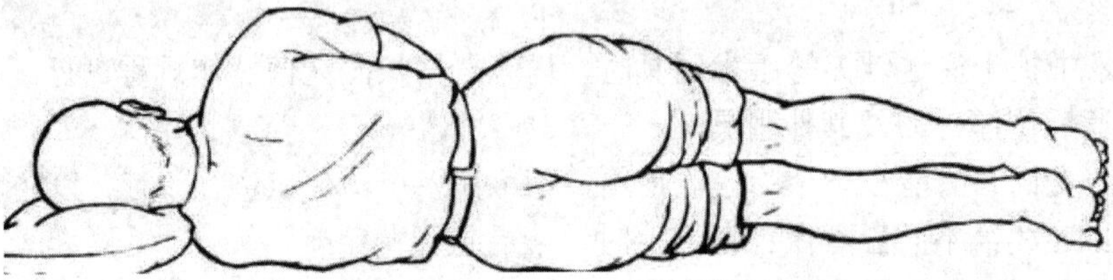

图 5-3　侧卧位

**4. 坐位**

患者端坐于治疗床前，将患侧上肢屈曲 90° 放于治疗床上，并将前臂下置软枕。此体位适用于上肢前外侧的针刀治疗（图 5-4）。

## 四、针刀手术的麻醉方式

**1. 局部浸润麻醉**

由针刀手术者完成局部麻醉，选用 1%利多卡因，一次总量不超过 200mg。适用于四肢部关节强直的患者。

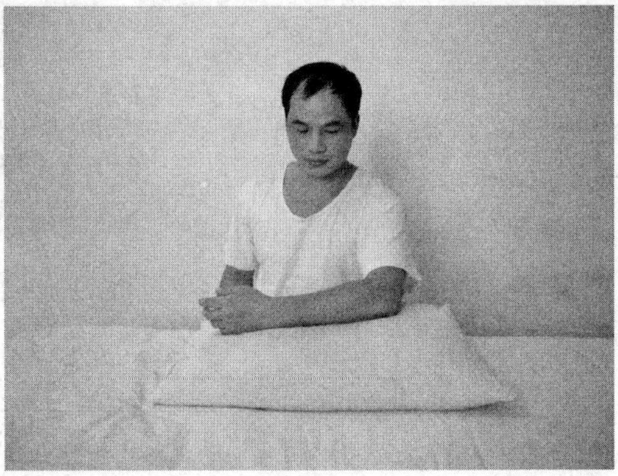

图 5-4　坐位

**2. 臂丛麻醉**

由麻醉科医师实施麻醉，选用 1%利多卡因，一次总量不超过 200mg。适用于严重的上肢关节强直患者。

**3. 硬膜外麻醉**

由麻醉科医师实施麻醉，适用于严重的下肢关节强直患者。

# 第二节　针刀操作方法

## 一、持针刀方法

持针刀方法正确是针刀操作准确的重要保证。针刀不同于一般的针灸针和手术刀，针刀是一种闭合性的手术器械，在人体内可以根据治疗要求随时转动方向，而且对各种疾病的治疗刺入深度都有不同的规定。因此正确的持针刀方法要求能够掌握方向，并控制刺入的深度。

以医者的右手食指和拇指捏住针刀柄，因为针刀柄是扁平的，并且和针刀刃在同一个平面内，针刀柄的方向即是刀口线的方向，所以可用拇指和食指来控制刀口线的方向。针刀柄扁平呈葫芦状，比较宽阔，方便拇、食指的捏持，便于用力将针刀刺入相应深度。中指托住针刀体，置于针刀体的中上部位。如果把针刀总体作为一个杠杆，中指就是杠杆的支点，便于针刀体根据治疗需要改变进针刀角度。无名指和小指置于施术部位的皮肤上，作为针刀体刺入时的一个支撑点，以控制针刀刺入的深度。在针刀刺入皮肤的瞬间，无名指和小指的支撑力和拇、食指的刺入力的方向是相反的，以防止针刀在刺入皮肤的瞬间，因惯性作用而刺入过深（图 5-5）。另一种持针刀方法是在刺入较深部位时使用长型号针刀，其基本持针刀方法和前者相同，只是要用左手拇、食指捏紧针刀体下部。一方面起扶持作用，另一方面起控制作用，防止在右手刺入针刀时，由于针刀体过长而发生针刀体弓形变，引起方向改变（图 5-6）。

以上两种是常用的持针刀方法，适用于大部分的针刀治疗。治疗特殊部位时，根据具体情况持针刀方法也应有所变化。

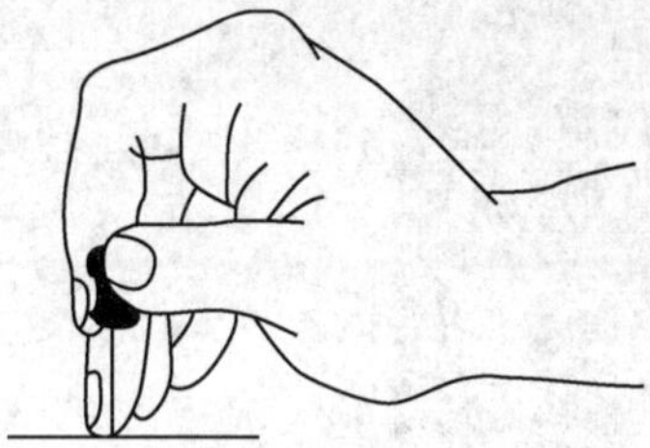

图 5-5　单手持针刀法

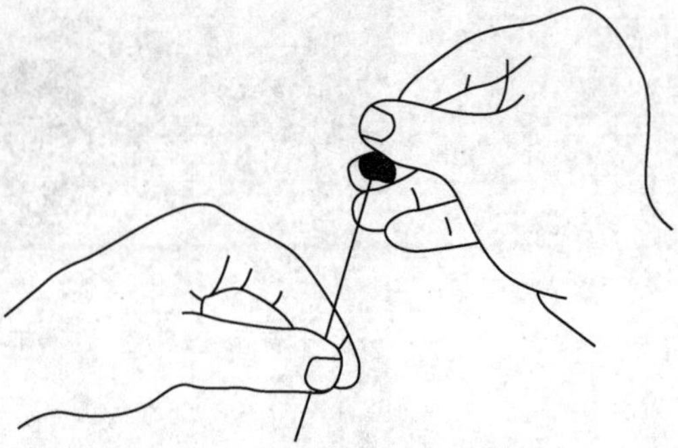

图 5-6　夹持进针刀法

## 二、进针刀方法

**1. 定点**

在确定病变部位和准确掌握该处的解剖结构后，在进针刀部位用记号笔做一标记，局部碘酒消毒后再用酒精脱碘，覆盖上无菌小洞巾。

**2. 定向**

使刀口线与重要血管、神经及肌腱走行方向平行，将刀刃压在进针刀点上。

**3. 加压分离**

持针刀手的拇、食指捏住针刀柄，其余 3 指托住针刀体，稍加压力不使刀刃刺破皮肤，使进针刀点处形成一个线形凹陷，将浅层神经和血管分离在刀刃两侧。

**4. 刺入**

继续加压，刺破皮肤，到达病灶部位（图 5-7）。

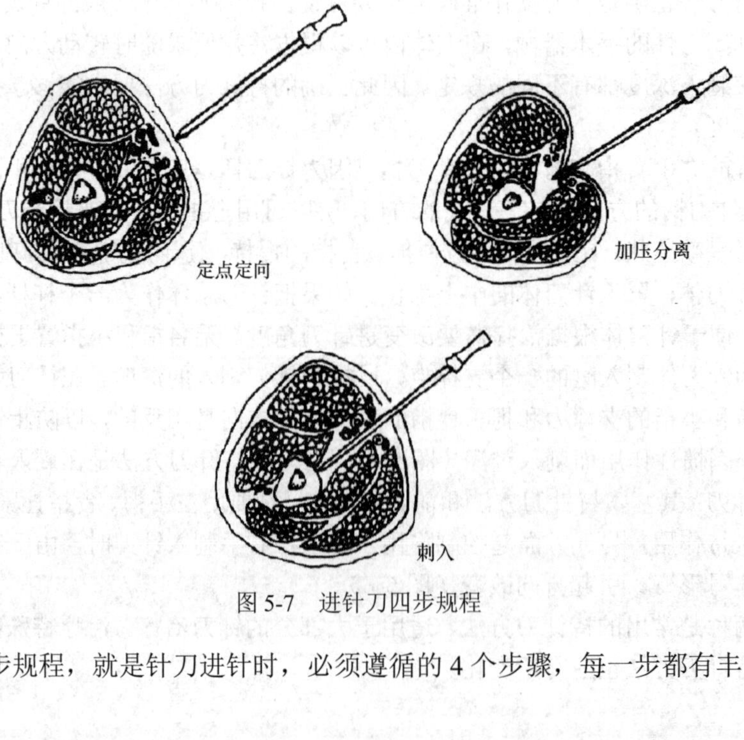


图 5-7　进针刀四步规程

所谓四步规程，就是针刀进针时，必须遵循的 4 个步骤，每一步都有丰富的内容。

定点就是定进针刀点，定点的正确与否，直接关系到治疗效果。定点是基于对病因病理的精确诊断，对进针部位解剖结构立体的微观掌握。定向是在精确掌握进针刀部位的解剖结构前提下，采取各种手术入路确保手术安全进行，有效地避开神经、血管和重要脏器。加压分离，是在浅层部位有效避开神经、血管的一种方法。在前 3 步的基础上，才能开始第 4 步的刺入。刺入时，以拇、食指捏住针刀柄，其余 3 指作支撑，压在进针刀点附近的皮肤上，防止刀锋刺入过深，而损伤深部重要神经、血管和脏器，或者深度超过病灶，损伤健康组织。

## 三、常用针刀手术入路

**1. 针刀入皮法**

按照针刀四步进针规程，当定好点，将刀口线放好以后（刀口线和施术部位的神经、血管或肌肉纤维的走行方向平行），给刀锋加一适当压力，不使刺破皮肤，使体表形成一线形凹陷，这时刀锋下的神经、血管都被推挤在刀刃两侧，再刺入皮肤进入体内，借肌肉皮肤的弹性，肌肉和皮肤膨隆起来，线形凹陷消失，浅层的神经、血管也随之膨隆在针体两侧，这一方法可有效地避开浅层的神经、血管，将针刀刺入体内。

**2. 按骨性标志的手术入路**

骨性标志是在人体体表都可以触知的骨性突起，依据这些骨性突起，除了可以给部分病变组织定位外，也是手术入路的重要参考。骨突一般都是肌肉和韧带的起止点，也是慢性软组织损伤的好发部位。在颈椎定位时，常用 $C_2$ 棘突部和 $C_7$ 棘突部作为颈椎序列的定位标志。

**3. 按肌性标志的手术入路**

肌性标志是在人体体表可以看到和触知的肌肉轮廓和行经路线，是针刀手术体表定位的常用标志之一。

**4. 以局部病变点为标志的手术入路**

病变局部的条索、硬结、压痛点是针刀手术体表定位的参考标志。

## 四、常用针刀刀法

**1. 纵行疏通法**

针刀刀口线与重要神经、血管走行一致，针刀体以皮肤为圆心，刀刃端在体内做纵向的弧形运动。主要以刀刃及接近刀锋的部分刀体为作用部位。其运动距离以厘米为单位，范围根据病情而定，进刀至剥离处组织，实际上已经切开了粘连等病变组织，如果疏通阻力过大，可以沿着肌或腱等病变组织的纤维走行方向切开，则可顺利进行纵行疏通（图 5-8）。

**2. 横行剥离法**

横行剥离法是在纵行疏通法的基础上进行的，针刀刀口线与重要神经、血管走行一致，针刀体以皮肤为圆心，刀刃端在体内做横向的弧形运动。横行剥离使粘连、瘢痕等组织在纵向松解的基础上进一步加大其松解度，其运动距离以厘米为单位，范围根据病情而定（图 5-9）。

纵行疏通法与横行剥离法是针刀手术操作的最基本和最常用的刀法。临床上常将纵

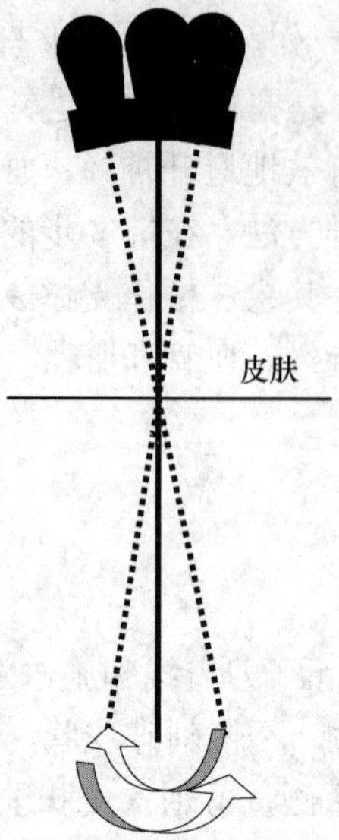


图 5-8　针刀纵行疏通法示意图

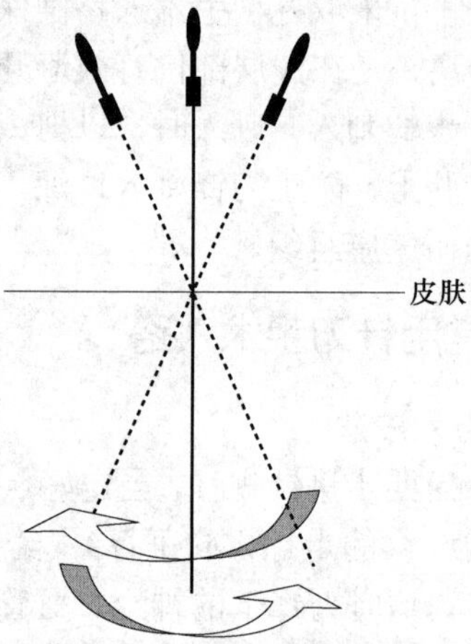


图 5-9　针刀横形剥离法示意图

行疏通法与横行剥离法相结合使用，简称纵疏横剥法，纵疏横剥 1 次为 1 刀。

**3. 提插切割法**

刀刃到达病变部位以后，切开第 1 刀，然后针刀上提 0.5cm，再向下插入，切开第 2 刀，如此提插 3 刀为宜（图 5-10）。适用于粘连面大、粘连重的病变。如切开棘间韧带，挛缩的肌腱、韧带、关节囊等。

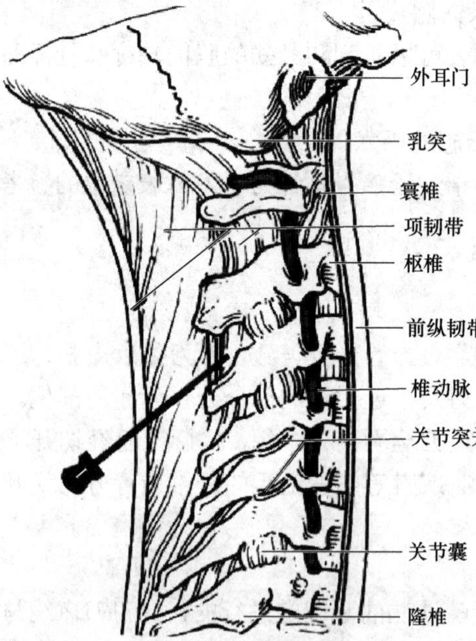


图 5-10　提插切割法示意图

**4. 骨面铲剥法**

针刀到达骨面，刀刃沿骨面或骨嵴将粘连的肌肉、韧带从骨面上铲开，当感觉针刀下有松动感时为宜（图 5-11）。此法适用于骨质表面或者骨质边缘的软组织（肌肉起止点、韧带及筋膜的骨附着点）病变。如颈椎横突前后结节点，颞骨乳突点，枕骨上、下项线，鹅足等的松解。

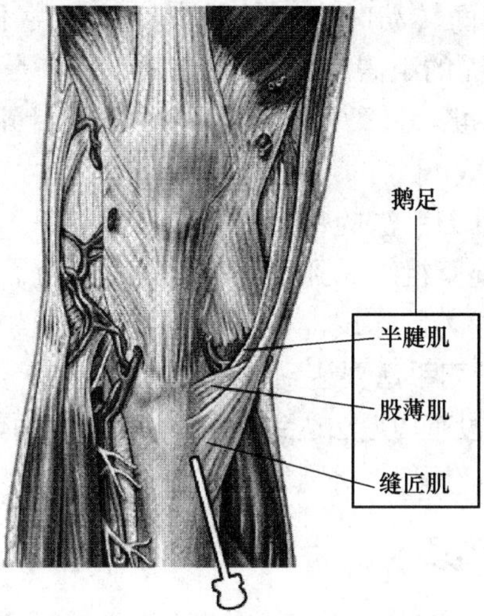


图 5-11 骨面铲剥法示意图

**5. 通透剥离法**

针刀刺破囊壁，经过囊内，刺破对侧囊壁。此法适用于腱鞘囊肿、滑囊积液、肩峰下滑囊炎、髌下脂肪垫损伤等疾病。

## 五、常用针刀术后手法

**1. 针刀术后手法的原理**

针刀手法是针对针刀术后残余的粘连和瘢痕进行徒手松解的治疗手段。根据网眼理论，针刀松解病变的关键点（软组织的起止点和顽固性压痛点等），针刀手法则是在针刀手术破坏整个病理构架的结点的基础上，进一步撕开局部的粘连和瘢痕。

**2. 针刀手法的 3 个标准**

针刀手法要达到的 3 个标准为：稳、准、巧。

（1）稳　所谓稳就是针刀医学手法的每一个操作的设计，都以安全为第一，避免因手法设计的错误，而导致后遗症和并发症（由于不遵照针刀手法规定的操作规程而造成的事故，与手法设计本身无关），增加患者痛苦。比如，钩椎关节旋转移位型颈椎病，通过针刀对有关损伤的软组织松解后，必须通过手法来纠正钩椎关节的旋转移位。根据此病的治疗要求和颈部的解剖学特点、生理学特点及生物力学特点，针刀医学设计了“两点一面”颈部旋转复位手法，让患者仰卧位（此体位使颈部肌肉放松，减少手法的抵抗力），医生一只手的食指勾住患椎棘突，方向和病理性旋转方向相反，拇指推住患椎横突的后侧缘，医生的另一只手托住患椎面部的一侧（和患椎病理性旋转方向相反的一侧），使患者头部向一侧旋转（方向和患椎病理性旋转方向同侧），当旋转到最大限度时，医生双手一起用力，食指勾住患椎棘突，拇指推顶患椎横突，另一手压住面部的一侧，向床面方向按压，此时可轻轻地将患椎的移位纠正到正常。此种手法的设计，食指的勾拉、拇指的推顶是根据旋转物体的力偶矩的力学原理，两点就是2个力偶矩，都作用在一个椎体上（患椎），所以非常省力。另一手按压面部是根据旋转面的力学原理（颈部有矢状面和冠状面），轻微按压（实际是让颈部沿切线旋转），即可达到目的。另外，当手按压使面部向床面转动时，它的最大旋转角度不可能超过人体颈部的最大旋转角度 45°（因为有床面的阻碍）。这个手法的设计，是达到目前治疗钩椎关节旋转移位型颈椎病最安全的标准。针刀医学任何手法的设计都是建立在这样安全可靠的基础之上的。

（2）准　所谓准就是针刀手法的每一个操作，都能够作用到病变部位，不管是间接的还是直接的，尽量避免健康组织受到力的刺激，即使为了手法操作的科学性和精确性而通过某些健康组织来传递力的作用，也不会能使健康组织受到损害性的刺激。

（3）巧　所谓巧是指针刀手法要达到操作巧妙，用力轻柔的目的。从手法学上来说，巧是贯穿始终的一个主题，没有巧无法达到无损伤、无痛苦而又立竿见影的效果。如何才能达到巧呢？巧来源于对生理、病理、解剖学的熟悉，和对力学知识、几何知识的灵活运用。

## 六、针刀操作注意事项

**1. 准确选择适应证，严格掌握禁忌证**

要按以上所述适应证、禁忌证，对每一病人，每一疾病的不同情况（个体差异和疾病的不同阶段）精心选择。这是取得较好疗效、避免失误的根本。

**2. 要刻苦学习解剖**

要深入了解和熟练掌握针刀施术处的解剖特点、动态改变，主要血管、神经的体表投影，体表标志和体内标志。在胸背部、锁骨上需要避免刺入胸膜腔；在颈部、腰部及四肢要注意不要损伤大血管、神经干及内脏器官。

**3. 严格无菌操作**

针刀是闭合性手术，虽然它的创面很小，但是，一旦感染却也很难处理，一则深，二则可能是关节腔。因此要求所有物品必须达到高压灭菌的要求。消毒要正规，操作要符合无菌规范。

**4. 妇女月经期、妊娠期及产后慎用本疗法**

针刀治疗的刺激能促使盆腔充血，增加子宫收缩，如果在妇女月经期治疗可能会导致月经不调，妊娠期可能会导致流产，产后针刀治疗可能会导致恶露不尽，甚至引发盆腔炎。因此，女性月经期间、妊娠期及产后慎用本疗法。

**5. 瘢痕体质者慎用本疗法**

瘢痕体质的人在人群中比例极小，其表现为伤愈合后，表面瘢痕呈持继性增大，不但影响外观，而且局部疼痛、红痒，瘢痕收缩还影响功能运动，应慎用本疗法。

**6. 针刀治疗部位有毛发者宜剃去，以防止感染**

头发和毛囊是细菌藏身的好地方，针刀治疗时应剃去治疗部位的毛发，以防止感染，也便于针刀术后贴无菌敷料。

**7. 患者精神紧张、劳累后或饥饿时不适宜运用本疗法**

患者精神紧张、劳累后或饥饿时行针刀治疗会增加晕针刀的几率，暂不适宜运用本疗法。

# 第三节　针刀术后处理

## 一、针刀术后常规处理

**1. 全身情况的观察**

膝部针刀手术后绝对卧床 1～2 小时，防止针刀口出血，其间注意观察病人生命体征变化，如出现异常，随时通知医生及时处理。

**2. 预防针刀治疗部位感染**

针刀术后立即用无菌敷料或创可贴覆盖针刀治疗部位，术后 3 天内施术部位保持清洁、干燥，防止局部感染，72 小时后去除无菌敷料或创可贴。

## 二、针刀意外情况的处理

**1. 晕针刀**

晕针刀是指在针刀治疗过程中或治疗后半小时左右，患者出现头昏、心慌、恶心、肢冷汗出、意识淡漠等症状的现象。西医学认为晕针刀多为“晕厥”现象，是由于针刀的强烈刺激使迷走神经兴奋，导致周围血管扩张、心率减慢、血压下降，从而引起脑部短暂的（或一过性）供血不足而出现的缺血反应。

晕针刀本身不会给机体带来器质性损害，如果在晕针刀出现早期（患者反应迟钝，表情呆滞或头晕、恶心、心慌等）及时采取应对措施，一般可避免发生严重晕针刀现象。据统计，在接受针刀治疗患者中，晕针刀的发生率为 1%～3%，男女之比为 1:1.9。

（1）发生原因

①体质因素　有些患者属于过敏性体质，血管、神经功能不稳定，多有晕厥史或肌肉注射后的类似晕针史，采用针刀治疗时很容易出现晕针刀现象。

在饥饿、过度疲劳、大汗、泄泻、大出血后，患者正气明显不足，此时接受针刀治疗亦容易导致晕针刀。

②精神因素　恐惧、精神过于紧张是不可忽视的原因。特别是对针刀不了解，怕针的患者。对针刀治疗过程中出现的正常针感（酸、胀、痛）和发出的响声，如针刀在骨面剥离的“嚓嚓”声，切割硬结的“咯吱、咯吱”声，切割筋膜的“嘣、嘣”声往往使患者情绪紧张加剧。

③体位因素　正坐位、俯坐位、仰靠坐位、颈椎牵引状态下坐位针刀治疗时，晕针刀发生率较高。卧位治疗时晕针刀发生率低。

④刺激部位　在肩背部、四肢末端部位治疗时，针刀剥离刺激量大，针感强，易出现晕针刀。

⑤环境因素　严冬酷暑，天气变化、气压明显降低时，针刀治疗易致晕针刀。

（2）临床表现

①轻度晕针刀　轻微头痛、头晕、上腹及全身不适、胸闷、泛恶、精神倦怠、打呵欠、站起时有些摇晃或有短暂意识丧失。

②重度晕针刀　突然昏厥或摔倒，面色苍白，大汗淋漓，四肢厥冷，口唇乌紫，双目上视，大小便失禁，脉细微。

③通过正确处理，患者精神渐渐恢复，可觉周身乏力，甚至有虚脱感，头部不适，反应迟钝，口干，轻微恶心。

（3）处理方法

①立即停止治疗，将针刀一并迅速拔出，用无菌敷料或创可贴覆盖针刀施术部位。

②让患者平卧，头部放低，松开衣带，注意保暖。

③轻者给予温开水送服，静卧片刻即可恢复。

④重者，在上述处理的基础上，选取水沟、合谷、内关等穴点刺或指压。

⑤如果上述处理仍不能使患者苏醒，可考虑吸氧或做人工呼吸、静脉推注 50%葡萄糖液 10ml 或采取其他急救措施。

（4）预防

①对于初次接受针刀治疗和精神紧张者，应先做好解释工作。

②患者选择舒适持久的体位，尽量采取卧位。

③针刀治疗时，要密切注意患者的整体情况，如有晕针刀征兆，立即停止针刀治疗。

**2. 断针刀**

在针刀手术操作过程中，针刀突然折断没入皮下或深部组织里，是较常见的针刀意外之一。

（1）发生原因

①针具质量不好，韧性较差。

②针刀反复多次使用，在应力集中处也易发生疲劳性断裂。针刀操作中借用杠杆原理，以中指或环指做支点，手指接触针刀处是针体受剪力最大的部位，也是用力过猛容易造成弯针的部位，所以也是断针刀易发部位，而此处多露在皮肤之外。

③长期使用消毒液造成针身有腐蚀锈损，或因长期放置而发生氧化反应，致使针体生锈，或术后不及时清洁刀具，针体上附有血迹而发生锈蚀，操作前又疏于检查。

④患者精神过于紧张，肌肉强烈收缩，或针刀松解时针感过于强烈。患者不能耐受而突然大幅度改变体位。

⑤发生滞针刀　针刀插入骨间隙，刺入较硬较大的变性软组织中，治疗部位肌肉紧张痉挛时，仍强行大幅度摆动针体或猛拔强抽。

（2）临床现象　针刀体折断，残端留在患者体内，或部分针刀体露在皮肤外面，或全部残端陷没在皮肤、肌肉之内。

（3）处理方法

①术者应沉着，安抚患者不要恐惧，一定保持原有体位，防止针刀体残端向肌肉深层陷入。

②若皮肤外尚露有针刀体残端，可用镊子钳出。

③若残端与皮肤相平或稍低，但仍能看到残端时，可用押手拇、食两指在针刀旁按压皮肤，使之下陷，以使残端露出皮肤，再用镊子将针刀拔出。

④针刀残端完全没入皮肤下面，若残端下面是坚硬的骨面，可从针刀孔两侧用力下压，借骨面做底将残端顶出皮肤。或残端下面是软组织，可用手指将该部捏住将残端向

上托出。

⑤若断针刀部分很短，埋入人体深部，在体表无法触及，应采用外科手术方法取出。手术宜就地进行，不宜搬动移位。必要时，可借助X线照射定位。

（4）预防

①术前要认真检查针刀有无锈蚀、裂纹，钢性和韧性是否合格，不合格者须剔除。

②在做针刀操作时，患者不可随意改变体位。

③针刀刺入人体深部或骨关节内，应避免用力过猛；针刀体在体内弯曲时，不可强行拔出针刀。

④医者应常练指力，熟练掌握针刀操作技巧，做到操作手法稳、准、轻、巧。

**3. 出血**

针刀刺入体内寻找病变部位，切割、剥离病变组织，而细小的毛细血管无处不在，出血是不可避免的。但刺破大血管或较大血管引起大出血或造成深部血肿的现象屡见不鲜，不能不引起临床工作者的高度重视。

（1）发生原因

①对施术部位血管分布情况了解不够，或对血管分布情况的个体差异估计不足而盲目下刀。

②在血管比较丰富的地方施术不按四步进针规程操作，也不考虑患者感受，强行操作，一味追求快。

③血管本身病变，如动脉硬化使血管壁弹性下降，壁内因附着粥样硬化物而致肌层受到破坏，管壁变脆，受到突然的刺激容易破裂。

④血液本身病变，如有些患者血小板减少，凝血时间延长，血管破裂后，出血不宜停止。凝血功能障碍（如缺少凝血因子）的患者，一旦出血，常规止血方法难以遏制。

⑤某些肌肉丰厚处，深部血管刺破后不易发现，针刀术后又行手法治疗或在针孔处再行拔罐，造成血肿或较大量出血。

（2）临床表现

①表浅血管损伤　针刀起出，针孔迅速涌出色泽鲜红的血液，多为刺中浅部较小动脉血管。若是刺中浅部小静脉血管，针孔溢出的血多是紫红色且发黑、发暗。有的血液不流出针孔而淤积在皮下形成青色瘀斑，或局部肿胀，活动时疼痛。

②肌层血管损伤　针刀治疗刺伤四肢深层的血管后多造成血肿。损伤较严重，血管较大者，则出血量也会较大，使血肿非常明显，致局部神经、组织受压而引起症状，可表现局部疼痛、麻木，活动受限。

（3）处理方法

①表浅血管出血　用消毒干棉球压迫止血。手足、头面、后枕部等小血管丰富处，针刀松解后，无论出血与否，都应常规按压针孔1分钟。若少量出血导致皮下青紫瘀斑者，可不必特殊处理，一般可自行消退。

②较深部位血肿　局部肿胀疼痛明显或仍继续加重，可先做局部冷敷止血或肌注止血敏。24小时后，局部热敷、理疗、按摩，外擦活血化瘀药物等以加速瘀血的消退和吸收。

③椎管内出血较多不易止血者，需立即进行外科手术。若出现休克，则先做抗休克

治疗。

（4）预防

①熟练掌握治疗局部精细、立体的解剖知识。弄清周围血管运行的确切位置及体表投影。

②严格按照四步进针规程操作，施术过程中密切观察患者反应。认真体会针下感觉，若针下有弹性阻力感，患者有身体抖动、避让反应，并诉针下刺痛，应将针刀稍提起、略改变一下进针方向再刺入。

③术前应耐心询问病情，了解患者出凝血情况。若是女性，应询问是否在月经期，平素月经量是否较多。有无血小板减少症、血友病等，必要时，先做出凝血时间检验。

④术中操作切忌粗暴，应中病则止。若手术部位在骨面，松解时针刀刀刃应避免离开骨面，更不可大幅度提插。值得说明的是针刀松解部位少量的渗血有利于病变组织修复，它既可以营养被松解的病变组织，又可以调节治疗部位生理化学的平衡，同时又可改善局部血液循环状态等。

**4. 针刀引起创伤性气胸**

针刀引起创伤性气胸是指针具刺穿了胸腔且伤及肺组织，气体积聚于胸腔，从而造成气胸，出现呼吸困难等现象。

（1）发生原因　主要是针刀刺入胸部、背部和锁骨附近的穴位过深，针具刺穿了胸腔且伤及肺组织，气体积聚于胸腔而造成气胸。

（2）临床表现　患者突感胸闷、胸痛、气短、心悸，严重者呼吸困难、发绀、冷汗、烦躁、恐惧，到一定程度会发生血压下降、休克等危重现象。检查：患侧肋间隙变宽，胸廓饱满，叩诊鼓音，听诊肺呼吸音减弱或消失，气管可向健侧移位。如气窜至皮下，患侧胸部、颈部可出现握雪音，X线胸部透视可见肺组织被压缩现象。

（3）处理方法　一旦发生气胸，应立即出针刀，采取半卧位休息，要求患者心情平静，切勿恐惧而反转体位。一般漏气量少者，可自然吸收。同时要密切观察，随时对症处理，如给予镇咳消炎药物，以防止肺组织因咳嗽扩大创孔，加重漏气和感染。对严重病例如发现呼吸困难、发绀、休克等现象需组织抢救，如胸腔排气、少量慢速输氧、抗休克等。

（4）预防　针刀治疗时，术者必须思想集中，选好适当体位，注意选穴，根据患者体型肥瘦，掌握进针深度，施行手法的幅度不宜过大。对于胸部、背部的施术部位，最好平刺或斜刺，且不宜太深，以免造成气胸。

# 第六章
# 关节强直针刀整体松解治疗与术后康复护理

## 第一节　肩关节强直

**【概述】**

肩关节在病理因素的作用下，发生关节功能的部分甚至全部丧失，出现关节的纤维性或骨性融合，称为肩关节强直。

**【临床表现】**

肩关节强直使该关节的外展、内收、旋前、旋后及前屈、后伸等各个方向的运动均受到限制；如肩关节发生结核性病变时，肩关节外旋、外展、前屈及后伸功能障碍，同时伴有三角肌、冈上肌、冈下肌的萎缩，出现方肩畸形，还可出现肱骨头的半脱位。当肩关节发生化脓性病变时，肩关节多呈半外展位固定，伴有病理性脱位。当发生强直性脊柱炎时，虽然肩关节的病理改变较少出现，但也可发生双侧肩关节的强直。当肩关节发生类风湿关节炎时，往往是双侧肩关节同时受累。

**【诊断依据】**

（1）既往有肩关节的化脓性关节炎、关节结核、外伤及强直性脊柱炎、类风湿关节炎等病史。

（2）肩关节出现多个方向的运动功能障碍，或完全失去运动功能。

（3）X 线示肩关节间隙狭窄，或完全消失并有骨小梁通过。

**【针刀治疗】**

肩关节的强直是在多种致病因素的作用下，造成关节周围的软组织及关节内产生粘连、挛缩、瘢痕，使关节内产生高应力点而导致关节内平衡失调，关节软骨破坏及在压应力的刺激下的纤维组织机化，最终产生骨性融合。根据针刀医学中关于软组织损伤动态平衡失调的理论，造成动态平衡失调的三大病理因素是粘连、挛缩和瘢痕，根据慢性软组织损伤病理构架的网眼理论，针刀整体松解肩关节周围粘连挛缩的组织，重新恢复肩关节的力学平衡状态，能从根本上达到治疗目的。

在针刀医学的闭合性手术理论的指导下，运用针刀松解粘连所造成的创伤小，并且不易造成再次粘连和瘢痕化，可以达到良好的治疗效果。

**1. 第一次针刀松解肩关节前外侧软组织的粘连瘢痕**

（1）体位　端坐位。

（2）体表定位　肩关节（图 6-1）。

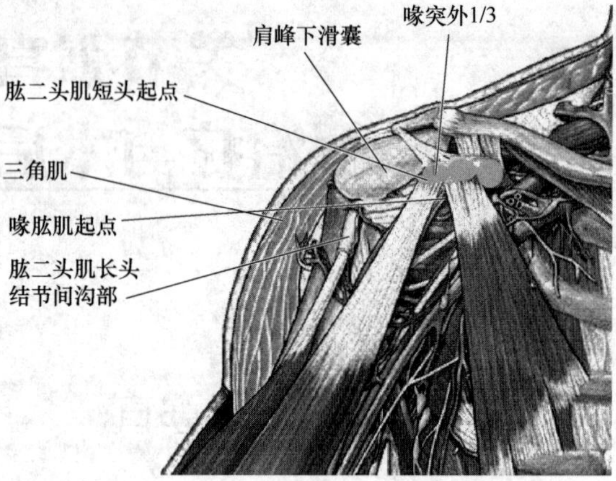


图 6-1　肩关节前侧体表定位示意图

（3）麻醉　1%利多卡因局部麻醉。

（4）刀具　使用Ⅰ型针刀。

（5）针刀操作（图 6-2）

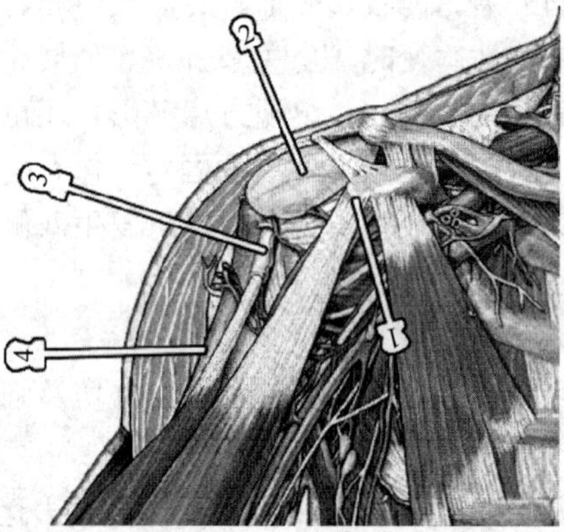

图 6-2　肩关节前外侧软组织针刀松解示意图

①第 1 支针刀松解肱二头肌短头的起点——喙突顶点的外 1/3　针刀体与皮肤垂直，刀口线与肱骨长轴一致，按针刀四步进针规程进针刀，直达喙突顶点外 1/3 骨面，纵疏横剥 2 刀，范围不超过 0.5cm。

②第 2 支针刀松解肩峰下滑囊　在肩关节外侧肿胀压痛点定位。刀口线与上肢纵轴方向一致，按针刀四步进针规程进针刀，经皮肤、皮下组织、三角肌，刀下有阻力感时，即到达囊肿壁，穿破囊壁，阻力感消失，缓慢深入针刀，当刀下有粗糙感时，即到达囊肿的基底部生发层，在此处，纵疏横剥 2～3 刀，范围 2～3cm，以破坏囊肿部生发层的分泌细胞，然后稍提针刀分别向囊肿的上下前后刺破囊壁后出针刀。

③第 3 支针刀松解肱二头肌长头在结节间沟处的粘连　针刀体与皮肤垂直，刀口线

与肱骨长轴一致，按针刀四步进针规程进针刀，直达肱骨结节间沟前面的骨面，先用提插刀法提插松解 2 刀，切开肱横韧带，然后顺结节间沟前壁，向后做弧形铲剥 2 刀。

④第 4 支针刀松解三角肌止点　针刀体与皮肤垂直，刀口线与肱骨长轴一致，按针刀四步进针规程进针刀，经皮肤、皮下组织、筋膜，直达肱骨面三角肌的止点，纵疏横剥 2～3 刀。范围不超过 1cm，刀下有紧涩感时，调转刀口线 90°，铲剥 2～3 刀，范围 0.5cm。

出针刀后，创可贴覆盖针眼。

**2. 第二次针刀松解肩关节囊**

（1）体位　端坐位。

（2）体表定位　肩关节。

（3）麻醉　1%利多卡因局部麻醉。

（4）刀具　使用Ⅰ型针刀。

（5）针刀操作（图 6-3）

①第 1 支针刀松解肩关节上侧关节囊　在肩峰顶点下 1cm 定点，针刀体与皮肤垂直，刀口线与肱骨长轴一致，按针刀四步进针规程进针刀，经皮肤、皮下组织、筋膜，穿过三角肌，刀下有韧性感时，即到达关节囊，在此提插刀法切割 2～3 刀。每刀均需有落空感，方到达关节腔。

②第 2 支针刀松解肩关节前侧关节囊　在第 1 支针刀前 2cm 定点，针刀体与皮肤垂直，刀口线与肱骨长轴一致，按针刀四步进针规程进针刀，经皮肤、皮下组织、筋膜，穿过三角肌，刀下有韧性感时，即到达关节囊，在此提插刀法切割 2～3 刀。每刀均需有落空感，方到达关节腔。

③第 3 支针刀松解肩关节后侧关节囊　在第 1 支针刀后 2cm 定点，针刀体与皮肤垂直，刀口线与肱骨长轴一致，按针刀四步进针规程进针刀，经皮肤、皮下组织、筋膜，穿过三角肌，刀下有韧性感时，即到达关节囊，在此提插刀法切割 2～3 刀。每刀均需有落空感，方到达关节腔。

出针刀后，创可贴覆盖针眼。

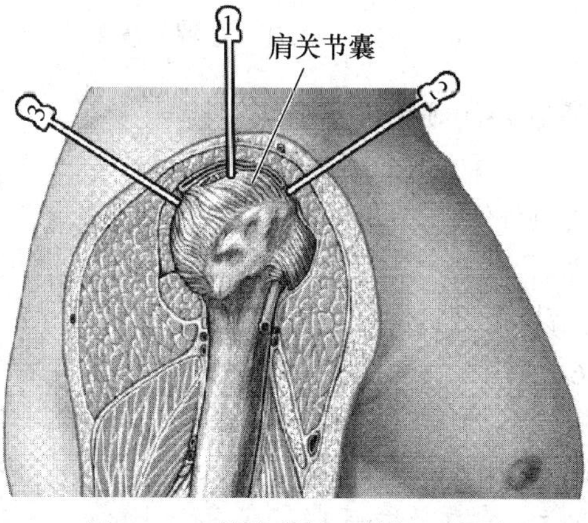


图 6-3　肩关节囊针刀松解示意图

**3. 第三次针刀松解部分肩袖的止点**

（1）体位　端坐位。

（2）体表定位　肩关节。

（3）麻醉　1%利多卡因局部麻醉。

（4）刀具　使用Ⅰ型针刀。

（5）针刀操作（图 6-4）

①第 1 支针刀松解冈上肌止点　在冈上肌止点寻找压痛点定位，刀口线与冈上肌纤维走行一致，针刀体与皮肤呈 90° 角，按针刀四步进针规程进针刀，经皮肤、皮下组织，达肱骨大结节上端骨面，纵疏横剥 2～3 刀，范围不超过 0.5cm。

②第 2 支针刀松解冈下肌止点　刀口线与冈下肌肌纤维方向一致，针刀体与皮肤呈 90° 角，按针刀四步进针规程进针刀，直达肱骨大结节后面骨面，纵疏横剥 2～3 刀，范围不超过 0.5cm。

③第 3 支针刀松解小圆肌止点—肱骨大结节后下方　针刀体与皮肤垂直，刀口线与肱骨长轴一致，按针刀四步进针规程进针刀，直达肱骨大结节后下方的小圆肌止点，用提插刀法提插松解 2 刀，范围不超过 0.5cm。

出针刀后，创可贴覆盖针眼。

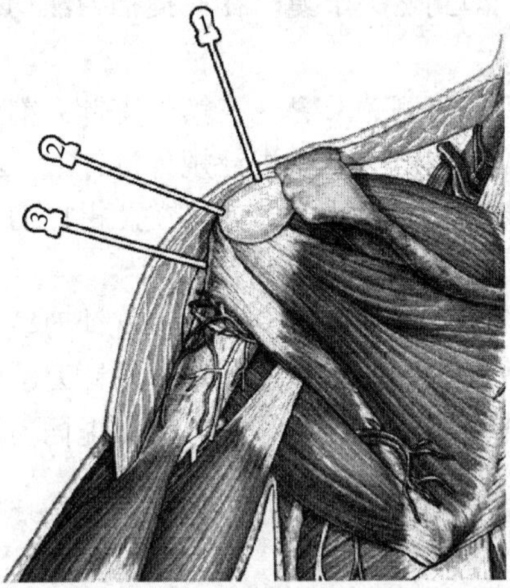

图 6-4　肩袖止点针刀松解示意图

**4. 第四次针刀松解肩部外侧顽固性压痛点**

（1）体位　端坐位。

（2）体表定位　肩关节外侧压痛点。

（3）麻醉　局部麻醉。

（4）刀具　使用Ⅰ型针刀。

（5）针刀操作（图 6-5）

①第 1 支针刀松解肩峰部的压痛点　在肩峰压痛点定位，刀口线与上肢纵轴方向一致，针刀体与皮肤呈 90° 角，按针刀四步进针规程进针刀，经皮肤、皮下组织，达硬结或者条索状物，纵疏横剥 2～3 刀，范围 1cm。

②第 2 支针刀松解肩关节外侧的压痛点　在肩关节前外侧压痛点定位，刀口线与上肢纵轴方向一致，针刀体与皮肤呈 90° 角，按针刀四步进针规程进针刀，经皮肤、皮下组织，达硬结或者条索状物，纵疏横剥 2～3 刀，范围 1cm。

③第 3 支针刀松解肩关节后外侧的压痛点　在肩关节后外侧压痛点定位，刀口线与上肢纵轴方向一致，针刀体与皮肤呈 90° 角，按针刀四步进针规程进针刀，经皮肤、皮下组织，达硬结或者条索状物，纵疏横剥 2～3 刀，范围 1cm。

出针刀后，创可贴覆盖针眼。

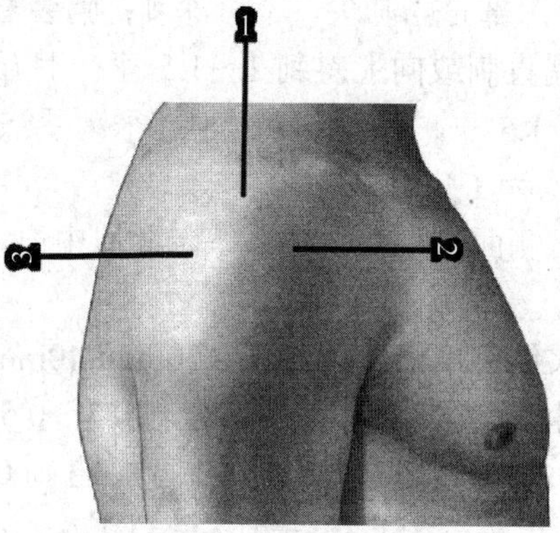


图 6-5　针刀松解示意图

（6）注意事项　在作肩关节前外侧的针刀松解时，应特别注意刀口线方向，防止头静脉损伤。头静脉起于手背静脉网的桡侧，沿前臂桡侧，上行至肘窝，在肱二头肌外侧沟内继续上行，经过三角肌胸大肌间沟，再穿锁胸筋膜汇入腋静脉或者锁骨下静脉。在做肱骨小结节处肩胛下肌止点松解时，表面是头静脉的走行路线。预防头静脉损伤的方法是先摸清楚三角肌胸大肌间沟，旁开 0.5cm 进针刀，严格按照针刀四步进针规程进针刀，即可避免损伤头静脉。

每次针刀术后进行手法治疗，医生握住患肢前臂及肘关节，由助手将其右手伸入患侧腋下固定肩关节，两人配合作对抗牵引及摆动肩关节，然后使肩关节尽量外展。但要注意如肩关节强直严重，手法不宜过猛，应随针刀治疗多次进行手法治疗，才能使关节功能恢复。并内服活血化瘀、通络、消肿止痛的中药，外敷关节强直散。

**【针刀术后康复治疗】**

**（一）目的**

针刀整体松解术后康复治疗的目的是进一步调节肩部的弓弦力学系统的力平衡，促进局部血液循环，加速局部的新陈代谢，有利于损伤组织的早期修复。

**（二）原则**

肩关节强直针刀术后 48～72 小时可选用下列疗法进行康复治疗。

**（三）方法**

**1. 毫针法**

处方一：调节肩关节前侧面的弓弦力学系统，取云门、肩髃、天泉、少海、缺盆。

操作：患者取仰卧坐位，常规消毒皮肤后，用 0.30mm×40mm 一次性毫针针刺，云门穴向外斜刺 0.5 寸；肩髃穴直刺 0.8～1 寸；天泉直刺 0.5～0.8 寸；少海穴直刺 0.5～0.8 寸；缺盆斜刺 0.3～0.5 寸。得气后，平补平泻手法，留针 30 分钟，每日 1 次，6 次为1疗程。

处方二：调节肩关节外侧面的弓弦力学系统，取肩井、臑会、肩髃、臂臑、手五里、曲池、消泺。

操作：患者取坐位，患侧穴位常规消毒，取0.30mm×40mm的一次性无菌针灸针针刺，肩井直刺0.5～0.8寸，深部正当肺尖，不可深刺；臑会直刺1～1.5寸；肩髃直刺或向下斜刺0.8～1.5寸；臂臑直刺或向上斜刺1～1.5寸；手五里直刺0.5～1寸；曲池直刺1～1.5寸；消泺直刺1～1.5寸。得气后，行平补平泻手法，每10分钟行针1次，留针30分钟，每日1次，6次为1疗程。

处方三：调节肩关节后侧面的弓弦力学系统，取肩中俞、肩外俞、曲垣、天宗、臑俞、肩贞、天井。

操作：患者俯卧位，穴位常规消毒后，取0.30mm×40mm一次性毫针针刺，肩中俞斜刺0.5～0.8寸；肩外俞斜刺0.5～0.8寸；曲垣直刺0.3～0.5寸；天宗直刺或斜刺0.5～1寸；臑俞直刺0.8～1.2寸；肩贞直刺1～1.5寸；天井直刺0.5～1寸。得气后，行平补平泻手法，每10分钟行针1次，留针30分钟，每日1次，6次为1疗程。

处方四：调节肩关节内侧面的弓弦力学系统，取紫宫、华盖、天泉、曲泽。

操作：患者仰卧位，穴位常规消毒后，取0.30mm×40mm一次性毫针针刺，紫宫直刺0.3～0.5寸；华盖直刺0.3～0.5寸；天泉直刺0.5～0.8寸；曲泽直刺0.8～1寸。得气后，行平补平泻手法，每10分钟行针1次，留针30分钟，每日1次，6次为1疗程。

**2. 电针法**

处方：肩井、肩贞、臂臑、手五里、肘髎。

操作：穴位皮肤常规消毒后，取1.5寸毫针，针尖向下，使针感传至肩部。针尖向上斜刺，使针感向肩部扩散。进针得气后，接通电针治疗仪，用连续波，留针20分钟。

**3. 牵引疗法**

操作：患者仰卧，患侧上肢伸直，术者双手托住患者患侧腕掌部以足蹬手牵法施行徒手间断牵引，重量5～10kg，时间为10分钟，每天2次，连续治疗60天。根据病情牵引可在各种功能位分别进行。

**4. 推拿疗法**

操作：患者正坐，屈肘，肩膀稍外展放松。医者立于患侧，一手握持肘部，一手在患肢肩、背、上臂作大面积抚摩、揉、揉捏、搓等手法，重点在肩周、腋窝前后及肩胛区，至深部发热，疼痛缓解。然后弹拨斜方肌、肩袖肌、胸大肌、三角肌及肱二、三头肌腱数次，指针施术于阿是穴、肩贞、臂臑、曲池、外关等穴。

**5. 中药内服法**

处方：柔筋散、血府逐瘀汤（市售）。

服法：柔筋散每次6g，血府逐瘀汤每次10ml，每天3次，连续治疗60天。

**6. 中药外治法**

处方一：当归、透骨草、伸筋草、续断、荆芥、冰片、红花、桂枝，各等份混合均匀制成粗粉，每份100g。

操作：将上药袋加水3000ml，煮沸10～15分钟，待温度稍降后使用。熏洗时根据病情，患者取坐位或卧位。药液须热，用塑料布及浴布盖住患肢及脸盆，以防热气外溢，一直熏至药液变温，再用小毛巾蘸药液擦洗患处。每剂药熏洗 2 日，每日 2～3 次，每次 15～30 分钟。10 日为 1 疗程。

处方二：伸筋草 30g，透骨草 30g，川芎 25g，穿山甲 25g，当归 25g，王不留行 30g，桂枝 25g，牛膝 25g，海藻 50g，昆布 50g，木通 30g。

操作：将以上诸药放置一盆中加热，待煮沸后用热气熏洗患处半小时，待水凉至不烫皮肤时进行搓洗患部，同时佐以局部按摩半小时，并做关节的功能活动练习。

处方三：威灵仙 150g，黄芪 60g，当归 20g，白芍 20g，甲珠 20g，白芷 10g，盐附片 20g。

操作：将上方浸泡于 1000ml 水中，半小时后煎熬成 250ml 药液，瓶装备用。取阿是穴（患）、肝俞（双）、肾俞（双）。离子导入 30 分钟，每天 1 次，连续治疗 60 天。

**7. 物理疗法**

处方一：红外线疗法

操作：将辐射器固定于肩关节的上方或侧方，应使大部分红外线垂直辐射于治疗部位。此法可以改善局部的血液循环，促进局部代谢过程，使局部组织营养得到改善。促进局部渗出物的吸收，起到消肿止痛的作用。解痉和缓解肌紧张，温热作用于骨骼肌和平滑肌时，可使组织温度升高，达到解痉止痛的目的。

处方二：紫外线疗法

操作：分两野，患者取仰卧位，将肩部垫平，保持平坦。前面齐腋前皱襞水平线以上，锁骨中线以外；后面齐腋后皱襞水平线以上，肩胛线以外。采用红斑量照射，每日 1 野。

**8. 康复锻炼法**

抛物式：10 分钟×2 组，每天 2 次×100 天。

扔物式：10 分钟×2 组，每天 2 次×100 天。

划圆式：10 分钟×2 组，每天 2 次×100 天。

搓腰式：10 分钟×2 组，每天 2 次×100 天。

搓脚心：10 分钟×2 组，每天 2 次×100 天。

**【针刀术后护理】**

**1. 生活起居护理**

患者日常生活中要注意避免风寒湿邪侵袭肩部，注意局部保暖。对睡眠习惯侧卧于患侧者，要求其改变睡姿，以免肩部长期受压。

**2. 饮食护理**

患者的饮食宜清淡、营养丰富，多食一些宜消化且含维生素丰富的食物，同时应该多食含钙丰富的食物如牛奶、鸡蛋等。

**3. 情志护理**

患者易产生焦虑、忧郁及失望的心理，特别是高龄患者存在着更多的问题，如敏感、猜疑、易激怒、急躁、自卑等。治疗前首先要消除患者恐惧紧张的心理，以亲切的语言同患者交谈，消除思想包袱及心理压力，保持情绪稳定。治疗中给予鼓励，调节患者的心情，帮助树立信心，提高其疼痛的耐受性。

**4. 对症处理及护理**

肩关节在做完针刀手术和手法治疗后，第 1 日要让肩关节外展、上举、后伸、内收等活动 3～5 遍，并且每次都让其达到最大限度，但是每遍活动不超过 3 次，切记不可以次数过多。第 2 日开始至第 7 日逐渐增多活动频率，每日可达 10～20 遍，每遍每一种活动方式不少于 30 次，7 日以后就可以恢复正常。在针刀治疗后一周，可用中药纱袋热敷患处以改善血液循环，防止肌肉挛缩及关节囊内粘连。取羌活、独活、桂枝、路路通、伸筋草、透骨草、乳香、没药、红花、川芎、防风、白芷研碎后，装入自制的白纱袋中。将中药纱袋置入蒸笼上高温蒸热后，用毛巾隔着不烫的纱袋，摊平放在患肩前后，外用塑料薄膜包裹，加盖棉被或毛毯，维持热度。

**5. 健康教育**

指导患者在针刀治疗后一周及时地进行功能锻炼，否则经一段时间后肩关节的软组织还会再度的发生粘连。要求患者主动功能锻炼，指导患者正确掌握功能锻炼的基本动作，让他们了解本病的预防及康复知识，鼓励他们配合治疗，协助完成功能训练计划。功能锻炼的基本动作：

（1）前压肩　双上肢尽量上举，双手掌扶在墙上，胸部逐渐向墙壁靠近，反复多次的练习。

（2）侧压肩　用健侧手帮助上肢上举，手掌扶墙，用手指向上做爬墙动作，每次做一个标记，循序渐进。

（3）搭对侧肩　患臂手指从胸前反复尽力向对侧肩上搭放。

（4）触对侧肩胛骨　患臂尽力后伸，并向外上旋，将手指尽力触摸到对侧肩胛骨下角，必要时健侧手紧握患肢手腕部牵拉患肢，靠近健侧肩胛骨下角。

（5）后梳头　以健侧手托患肢肘部，平抬上举作后梳头动作，患肢手指尽可能触摸到对侧耳朵。

（6）棍体操　在身体背后如水平握棍上下移动可加强肩关节伸展和内旋。此外，上下握棍，使棍上下移动时可加强握在下面的上肢的内旋，使外旋肌和关节囊前部得到伸展。

## 第二节　肘关节强直

**【概述】**

肘关节强直在临床上较为多见，多为纤维性强直，严重影响关节功能，针刀治疗效果好，无后遗症和并发症。

**【病因病理】**

（1）肘关节骨折后，复位固定不当。

（2）肘关节创伤后治疗不当，如长期固定、强力活动、按摩等。

（3）肘关节周围肌肉、肌腱、韧带、关节囊等损伤引起广泛严重的粘连瘢痕。

（4）骨化性肌炎。

**【临床表现】**

肘关节强直在屈曲位最多，约占 2/3；伸直位约 1/3。肘关节功能严重障碍。X 线检查可显示骨关节的形态，关节间隙变化和骨质增生等情况。

【诊断要点】

根据临床表现与 X 线检查可明确诊断。

【针刀治疗】

依据针刀医学慢性软组织损伤病因病理学理论和病理构架的网眼理论，通过对肘关节周围软组织的关键病变点及部分软组织的起止点进行整体的松解，再加以针刀术后的手法，彻底松解病变的病理构架，以达到治疗目的。

**1. 第一次针刀松解肘关节周围浅层的粘连瘢痕**

（1）体位　仰卧位，前臂旋后位。

（2）体表定位　肘关节周围压痛点。

（3）麻醉　1%利多卡因局部麻醉。

（4）刀具　使用 I 型针刀。

（5）针刀操作（图 6-6，图 6-7）

①第 1 支针刀松解肘关节外侧的压痛点　在肘关节前外侧摸准压痛点，针刀体与皮肤垂直，刀口线与前臂纵轴平行，按照针刀四步进针规程，针刀经皮肤、皮下组织，达硬结处，纵疏横剥 2～3 刀，范围不超过 0.5cm。

②第 2 支针刀松解肘关节内侧的压痛点　在肘关节内侧摸准压痛点，针刀体与皮肤垂直，刀口线与前臂纵轴平行，按照针刀四步进针规程，针刀经皮肤、皮下组织，达硬结处，纵疏横剥 2～3 刀，范围不超过 0.5cm。

③第 3 支针刀松解肘关节前外侧的压痛点　在肘关节外侧摸准压痛点，针刀体与皮肤垂直，刀口线与前臂纵轴平行，按照针刀四步进针规程，针刀经皮肤、皮下组织，达硬结处，纵疏横剥 2～3 刀，范围不超过 0.5cm。

④第 4 支针刀松解肘关节前内侧的压痛点　在肘关节前内侧摸准压痛点，针刀体与皮肤垂直，刀口线与前臂纵轴平行，按照针刀四步进针规程，针刀经皮肤、皮下组织，达硬结处，纵疏横剥 2～3 刀，范围不超过 0.5cm。

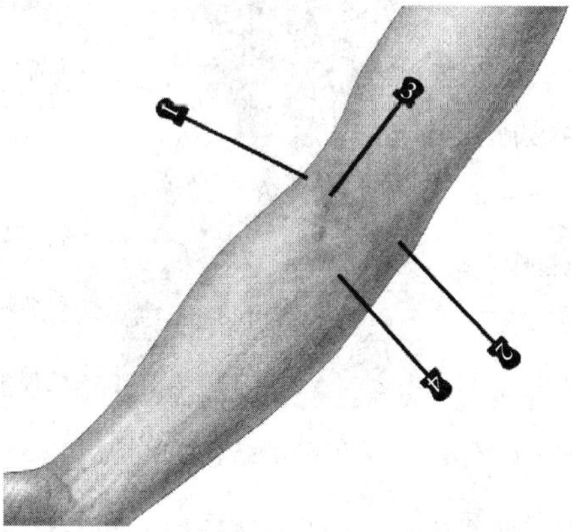


图 6-6　针刀松解肘关节前侧周围压痛点示意图

⑤第 5 支针刀松解肘关节后外侧的压痛点　在肘关节后外侧摸准压痛点，针刀体与皮肤垂直，刀口线与前臂纵轴平行，按照针刀四步进针规程，针刀经皮肤、皮下组织，

达硬结处，纵疏横剥 2～3 刀，范围不超过 0.5cm。

⑥第 6 支针刀松解肘关节后内侧的压痛点　在肘关节后内侧摸准压痛点，针刀体与皮肤垂直，刀口线与前臂纵轴平行，按照针刀四步进针规程，针刀经皮肤、皮下组织，达硬结处，纵疏横剥 2～3 刀，范围不超过 0.5cm。

⑦第 7 支针刀松解鹰嘴尖部的压痛点　在鹰嘴尖部摸准压痛点定位，针刀体与皮肤垂直，刀口线与前臂纵轴平行，按照针刀四步进针规程，针刀经皮肤、皮下组织，达硬结处，纵疏横剥 2～3 刀，范围不超过 0.5cm。

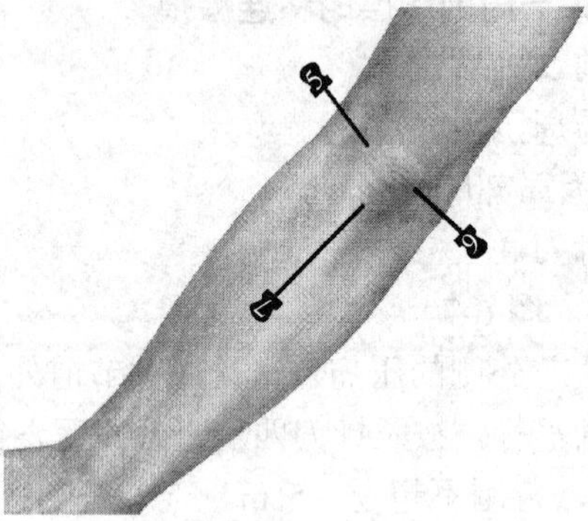

图 6-7　针刀松解肘关节后侧周围压痛点示意图

（6）注意事项

①在作肘关节前侧针刀松解前，先标记肱动脉走行位置，应尽可能从肱二头肌腱外侧进针刀，避免损伤肱动、静脉和正中神经，刀口线应与肱动脉走行方向一致，如硬结在肘关节前内侧，肱动脉的深层时，应从肱动脉内侧 1cm 进针刀，斜刺到硬节。可避免损伤神经、血管（图 6-8）。

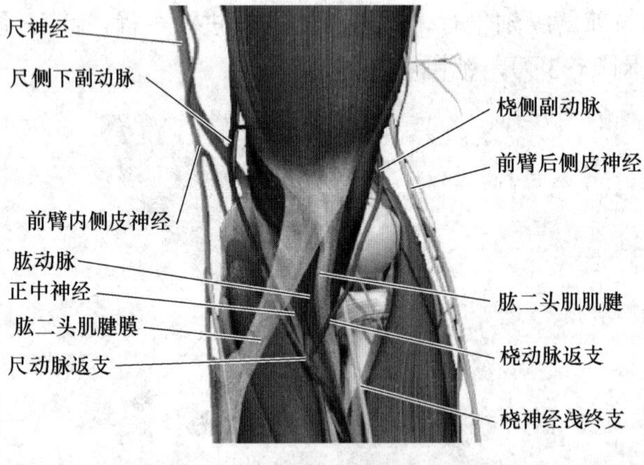


图 6-8　肘关节解剖结构图（前区）

②在作肘关节后内侧针刀松解时，应尽可能贴尺骨鹰嘴内侧进针刀，刀口线与前臂纵轴一致，避免损伤尺神经。

**2. 第二次针刀松解肘关节侧副韧带起止点的粘连瘢痕。**

（1）体位　坐位，患肢肩关节前屈外展，置于手术台上。

（2）体表定位　肱骨外上髁、肱骨内上髁、桡骨头、尺骨上端。

（3）麻醉　1%利多卡因局部麻醉。

（4）刀具　使用Ⅰ型针刀。

（5）针刀操作（图6-9）

①第1支针刀松解桡侧副韧带起点　刀口线与前臂纵轴平行，针刀体与皮肤呈90°角，从定位处按照针刀四步进针规程刺入，针刀经皮肤、皮下组织，达肱骨外上髁骨面的桡侧副韧带起点处，在骨面上铲剥2刀，范围不超过0.5cm。

②第2支针刀松解桡侧副韧带止点　刀口线与前臂纵轴平行，针刀体与皮肤呈90°角，从定位处按照针刀四步进针规程刺入，针刀经皮肤、皮下组织，达桡骨小头骨面的桡侧副韧带止点处，在骨面上铲剥2刀，范围不超过0.5cm。

③第3支针刀松解尺侧副韧带起点　刀口线与前臂纵轴平行，针刀体与皮肤呈90°角，从定位处按照针刀四步进针规程刺入，针刀经皮肤、皮下组织，达内上髁骨面的尺侧副韧带起点处，在骨面上铲剥2刀，范围不超过0.5cm。

④第4支针刀松解尺侧副韧带止点　刀口线与前臂纵轴平行，针刀体与皮肤呈90°角，从定位处按照针刀四步进针规程刺入，针刀经皮肤、皮下组织，达尺骨滑车切迹内侧缘韧带止点处，在骨面上铲剥2刀，范围不超过0.5cm。

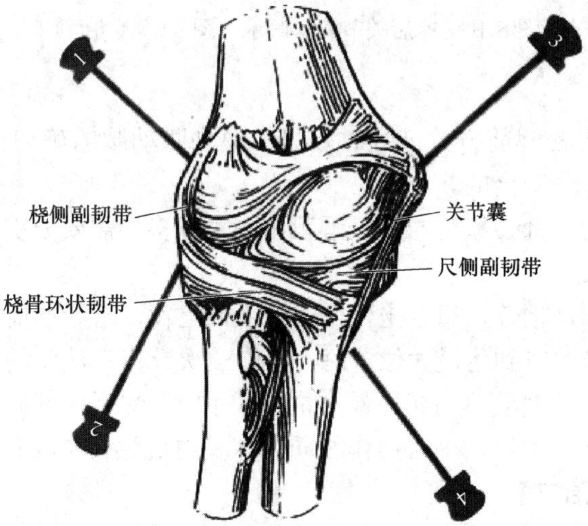


图6-9　侧副韧带松解示意图（前面）

**3. 第三次针刀松解肘关节关节囊的粘连瘢痕。**

（1）体位　坐位，患肢肩关节前屈外展，置于手术台上。

（2）体表定位　肘关节前后间隙。

（3）麻醉　1%利多卡因局部麻醉。

（4）刀具　使用Ⅰ型针刀。

（5）针刀操作（图6-10）

①第1支针刀松解肘关节前方关节囊　先摸到肱动脉搏动，在动脉搏动外侧旁开1cm，刀口线与前臂纵轴平行，针刀体与皮肤呈90°角按照针刀四步进针规程刺入，针刀经皮肤、皮下组织，当针刀经肌间隙有落空感时，即到达挛缩的肘关节前方关节囊，

提插刀法切割关节囊 2 刀，深度不超过 0.5cm，然后调转刀口线 90°，提插刀法切割关节囊 2 刀，深度不超过 0.5cm。

②第 2 支针刀松解肘关节后方关节囊　从尺骨鹰嘴尖进针刀，刀口线与前臂纵轴平行，按照针刀四步进针规程，针刀贴尺骨鹰嘴尖刺入，经皮肤、皮下组织，当有落空感时，即到达挛缩的肘关节后方关节囊，提插刀法切割后关节囊 2 刀，深度不超过 0.5cm。然后调转刀口线 90°，提插刀法切割关节囊 2 刀，深度不超过 0.5cm。

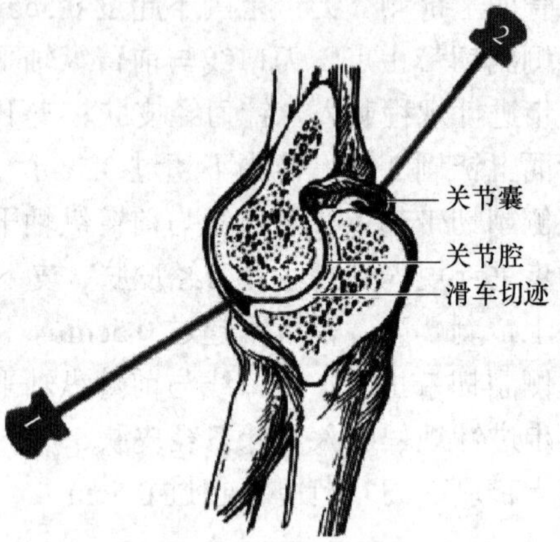


图 6-10　前后关节囊松解示意图（冠状切面）

（5）注意事项

①在肘关节前方松解前方关节囊时，先触摸到肱动脉的确切位置后，再向外旁开 1cm 处进行针刀操作是安全的。

②关节强直患者的针刀松解一次松解范围不可太多，需要分次进行松解。一般对纤维性强直需 3～6 次。

针刀术后进行手法治疗，患者坐位，一助手握上臂，术者握前臂上段，做肘关节伸屈活动数次，在屈肘关节到达最大位置时，再做一次针刀手法学的弹拨手法，术后用石膏将肘关节固定在手法搬动后的屈曲最大位置 6 小时，然后松开石膏，做主动肘关节屈伸功能锻炼。每次针刀术后，手法操作相同。并采用抗生素常规预防感染 3 天。

**【针刀术后康复治疗】**

**（一）目的**

针刀整体松解术后康复治疗的目的是进一步调节肘部的弓弦力学系统的力平衡，促进局部血液循环，加速局部的新陈代谢，有利于损伤组织的早期修复。

**（二）原则**

肘关节强直针刀术后 48～72 小时可选用下列疗法进行康复治疗。

**（三）方法**

**1. 毫针法**

处方一：调节肘部前内侧弓弦力学系统，尺泽、曲泽、少海、天府、青灵、天泉。

操作：患者正坐，上肢屈肘置于桌上。穴位常规消毒后，用 1.5 寸 30 号毫针进针。

尺泽直刺 0.5～1 寸；曲泽直刺 0.8～1 寸；少海直刺或斜刺 0.5～1 寸；天府直刺 0.5～1 寸；青灵直刺 0.3～0.5 寸；天泉直刺 0.5～0.8 寸。得气留针 20 分钟。

处方二：调节肘部外侧弓弦力学系统，曲池、肘髎、臂臑、手三里、孔最、上廉。

操作：穴位局部常规消毒后，用 1.5 寸毫针刺入，曲池直刺 1～1.5 寸；肘髎直刺 0.5～1 寸；臂臑直刺 1～1.5 寸；手三里直刺 0.8～1.2 寸；孔最直刺 0.5～1 寸；上廉直刺 0.5～0.8 寸。待有酸、麻、胀等得气后，留针 30 分钟，然后让病人自己活动肘关节数次。

处方三：调节肘部后侧弓弦力学系统，小海、支正、天井、清泠渊、尺骨鹰嘴尺侧点、尺骨鹰嘴桡侧点。

操作：穴位局部常规消毒后，用 1.5 寸毫针刺入，小海直刺 0.3～0.5 寸；支正直刺 0.3～0.5 寸；天井直刺 0.5～1 寸；清泠渊直刺 0.5～1 寸；尺骨鹰嘴尺侧点、尺骨鹰嘴桡侧点直刺 0.3～0.5 寸。留针 30 分钟。

**2. 电针法**

处方：手三里、手五里、曲池、肘髎。

操作：穴位常规消毒后，曲池取 2 寸毫针，针尖向下，使针感传至腕部。肘髎用 1.5 寸毫针，针尖向曲池透刺，使针感向肘横纹扩散。进针得气后，将 2 穴接通电针治疗仪，用连续波，留针 20 分钟。手三里、手五里均直刺，接通电针治疗仪，用连续波，留针 20 分钟。

**3. 皮肤针法**

处方：肘部周围。

操作：局部皮肤常规消毒后，用梅花针叩打，使局部皮肤发红并有少量出血点。

**4. 头针法**

处方：用标准头针顶颞后斜线中 2/5 加顶旁Ⅱ线。

操作：局部皮肤常规消毒，用手捻法，或电针疏密波，30 分钟，每天 1 次。

**5. 灸法**

处方：肘部周围。

操作：用艾炷在患肘周围连续施灸，至局部皮肤发红为止。每日灸 2 次，10 次为 1 疗程。

**6. 推拿疗法**

处方一：曲池、尺泽、少海、手三里、手五里、天井。

操作：让患者仰卧于床上或将患肢置于桌面上，并使患肢前侧面朝上，肘尖下垫一小枕，首先用手按揉曲池、手三里等穴，并施以㨰、拿法，使肘关节周围的软组织充分松弛。接着术者一手固定上臂，另一手握住腕部，首先缓慢用力屈曲肘关节，使其屈曲度逐渐达到术前估计的程度，并反复屈伸数次；然后再将肘关节伸直，并缓慢用力，使其伸直逐渐达到术后估计的程度。切忌使用暴力，以免造成肌肉、韧带、关节囊较大的损伤或骨折。最后反复屈伸肘关节至最大程度十余次或数十次。

操作二：首先轻点尺泽、曲泽、天井、肘三里等穴位，随后行理筋、拔伸、屈伸活动，以肘关节尺骨鹰嘴为支点，在伸屈至最大角度时，适度弹性下压或弯曲前臂或上臂松解肘部粘连，但不可施加暴力，以免造成骨与关节再损伤，最后行结束手法。

**7. 中药内服法**

处方：生地 10g、当归 10g、柴胡 15g、牛膝 10g、川芎 10g、桃仁 10g、红花 10g、

枳壳 10g、甘草 6g、赤芍 12g。

服法：中药煎煮前加水浸泡 1 小时，文火煎煮 2 次，共取汁约 500 ml，分 2 次服完，早晚各 1 次，15 日为 1 个疗程。

**8. 中药外洗**

处方一：苏木 15g、威灵仙 15g、桑枝 15g、伸筋草 15g、透骨草 15g、鸡血藤 12g、木通 12g、泽泻 12g、乳香 12g、没药 12g、桂枝 12g。

操作：将上述诸药加水 1000～1500ml，煎沸后，将患肢置盆上 20～30 分钟，上盖浴巾熏蒸 10 分钟，将火移去，继续熏蒸，药液渐温后，将患肘放入盆中泡洗 30 分钟，边洗边按摩肘关节周围软组织，并进行肘关节主动屈伸活动，每日熏洗两次，每次 30～40 分钟，每剂 2 日，10 日为 1 疗程。

处方二：南星 30g、半夏 30g、鳖甲 20g、乌梅 30g、乳香 30g、没药 30g、伸筋草 20g、透骨草 20g、大黄 30g、郁金 30g、枳实 20g。

操作：用粗纱布缝袋将药物装入扎口，放锅内，兑水 2000～2500ml，煎沸 5～10 分钟后将锅端离炉灶，将患肘放在药锅上面用药蒸气熏洗，熏洗时肘上放置净毛巾覆盖，减少水气散发。每次 40～60 分钟，每日 2～3 次，6 天为 1 个疗程，每疗程间歇 1 天。

处方三：黄柏 8g、生栀子 12g、防风 5g、制乳没 6g、归尾 9g、红花 5g、川椒 8g、生半夏 12g。

操作：以上诸药水煎，用其药液浸润强直关节，同时配合手法按摩，主要用按、揉、捏、推、摩、拿等基本方法，以分筋、拨络、理筋。

**9. 物理疗法**

处方一：电磁波治疗。

操作：采用 TDP 电磁波治疗仪，患者通过熏蒸后再进行电磁波照射治疗，要求对准僵硬肿胀部位，每天 2 次，7 天为 1 个疗程。

处方二：电脑中频治疗

操作：采用中频电疗仪，四片电极放置肘关节周围，选择 4 号治疗处方，时间 20 min，1 次/日。具有明显镇痛、促进血液循环的作用。[李翔. 综合康复治疗创伤后肘关节僵硬 48 例分析. 中国误诊学杂志，2009，9（15）：3701]

处方三：红外线疗法

操作：将辐射器固定于肘关节的上方或侧方，一般应使大部分红外线垂直辐射于治疗部位。

此法可以改善局部的血液循环，促进局部代谢过程，使局部组织营养得到改善。促进局部渗出物的吸收，起到消肿止痛的作用。解痉和缓解肌紧张，温热作用于骨骼肌和平滑肌时，可使组织温度升高，达到解痉止痛的目的。

处方四：紫外线疗法

操作：患者取健侧在下的侧卧位，将患臂置于体侧，充分暴露肘关节伸侧面，上界在上臂下 1/4 处，下界在前臂上 1/4 处，屈侧面不照。

此法可以止痛、消炎。加速组织再生。

**10. 功能锻炼**

嘱患者每日进行肘部功能锻炼，对于屈曲受限者，屈肘位手牵背负重物，对于伸直受限者，练习手提重物，重量根据年龄及承受能力分别为2～10kg。每日3～5次，每次20～30分钟，15天为1个疗程。

**11. 康复锻炼法**

①搓腰式　10分钟×2组，每天2次×100天。

②搓脚心　10分钟×2组，每天2次×100天。

【针刀术后护理】

**1. 生活起居护理**

肘关节组织粘连而使关节活动受限，局部疼痛。所以患者要加强患肢的保暖，避免受到风寒湿邪的侵袭而使病情加重。

**2. 饮食护理**

患者的饮食宜清淡、营养丰富，多食一些宜消化且含维生素丰富的食物，禁食辛辣肥甘厚腻之品。同时应该多食含钙丰富的食物如牛奶、鸡蛋等。

**3. 情志护理**

患者常感肘外侧持续性酸痛，有时疼痛感可向前臂外侧及肩部放散，尤其是上肢在做旋转背伸、提、拉、端、推等动作时疼痛加重，影响患者正常的日常生活。所以患者常有焦虑、悲观、恐惧、紧张的重大思想压力。家属应给予谅解与安慰，不要给患者更大的心理压力。同时医生应该及时和患者进行沟通，向其解释该病的病因机制，使其对自己的病情有所了解，消除思想包袱及心理压力，保持情绪稳定，让其对病情的康复充满信心，消除顾虑，能够积极配合医者完成各项治疗。

**4. 对症处理及护理**

针刀术后应注意休息，加强肘关节的屈伸活动，还需防寒保暖。

## 第三节　桡腕关节强直

【概述】

桡腕关节强直是桡腕关节病变或损伤所造成的严重结果，保守疗法及关节松解术疗效不好。针刀医学关于慢性软组织损伤的理论和疾病病理构架的理论认为，桡腕关节强直是桡腕关节周围的软组织损伤后引起局部应力集中，人体在自我调节、自我修复过程中，所形成的粘连、瘢痕，引起力平衡失调，引起关节功能障碍。

【病因病理】

桡腕关节周围慢性软组织损伤，如挤压伤、钝挫伤、劳损等，使桡腕关节周围的肌肉、韧带、关节囊长期处于挛缩收缩状态，人体在自我调节、自我修复过程中，所形成的粘连、瘢痕，引起力平衡失调，引起关节功能障碍。

【临床表现】

关节强直所致的运动障碍使桡腕关节伸屈，收展，环转功能障碍，若发生骨性强直，则桡腕关节的运动功能完全丧失。

【诊断要点】

（1）桡腕关节呈强直畸形，被动活动部分或全部丧失。

（2）X线示桡腕关节的关节腔狭窄，甚至模糊不清，骨性强直可见关节之间有骨小梁通过。

**【针刀治疗】**

依据针刀医学慢性软组织损伤病因病理学理论和慢性软组织损伤病理构架的网眼理论，腕关节强直是由于腕关节周围的软组织的应力平衡失调，造成局部韧带、筋膜等软组织的损伤，在局部形成广泛的粘连瘢痕。通过对损伤韧带关键病变点的针刀松解，再加以针刀术后的手法，彻底松解病变的病理构架，使之恢复到人体的自我调节范围以内，从而治愈疾病。

**1. 第一次针刀松解腕掌侧浅层韧带及筋膜的病变**

（1）体位　坐位，手平放在手术台上，掌心向上。

（2）体表定位　先标记尺、桡动脉走行路线，在腕关节掌侧各定位点定位。

（3）麻醉　1%利多卡因局部麻醉。

（4）刀具　使用Ⅰ型针刀。

（5）针刀操作（图6-11）

①第1支针刀松解腕横韧带远端尺侧的粘连瘢痕点　在腕远横纹尺动脉内侧0.5cm定点。刀口线与前臂纵轴平行，针刀体与皮肤呈90°角，按针刀四步进针规范，从定位处刺入，刀下有韧性感时，即到达腕横韧带远端尺侧的粘连瘢痕点，提插刀法松解2～3刀，提插深度为刀下有落空感，距离约为0.5cm。

②第2支针刀松解前臂掌尺侧筋膜远端的粘连瘢痕　在第1支针刀上方1cm定位，刀口线与前臂纵轴平行，针刀体与皮肤呈90°角，按针刀四步进针规范，从定位处刺入，刀下有韧性感时，即到达前臂掌侧筋膜的粘连瘢痕，再进针刀1mm，纵疏横剥2～3刀，范围不超过0.5cm。

③第3支针刀松解前臂掌尺侧筋膜近端的粘连瘢痕　在第2支针刀上方1cm定位，刀口线与前臂纵轴平行，针刀体与皮肤呈90°角，按针刀四步进针规范，从定位处刺入，刀下有韧性感时，即到达前臂掌侧筋膜的粘连瘢痕，再进针刀1mm，纵疏横剥2～3刀，范围不超过0.5cm。

④第4支针刀松解腕横韧带远端桡侧的粘连瘢痕点　在腕横纹桡动脉桡侧0.5cm定点。刀口线与前臂纵轴平行，针刀体与皮肤呈90°角，按针刀四步进针规范，从定位处刺入，刀下有韧性感时，即到达腕横韧带远端桡侧的粘连瘢痕点，提插刀法松解2～3刀，提插深度为刀下有落空感，距离约为0.5cm。

⑤第5支针刀松解前臂掌桡侧筋膜远端的粘连瘢痕　在第4支针刀上方1cm定位，刀口线与前臂纵轴平行，针刀体与皮肤呈90°角，按针刀四步进针规范，从定位处刺入，刀下有韧性感时，即到达前臂掌侧筋膜的粘连瘢痕，进针刀1mm，纵疏横剥2～3刀，范围不超过0.5cm。

⑥第6支针刀松解前臂掌桡侧筋膜近端的粘连瘢痕　在第5支针刀上方1cm定位，刀口线与前臂纵轴平行，针刀体与皮肤呈90°角，按针刀四步进针规范，从定位处刺入，刀下有韧性感时，即到达前臂掌侧筋膜的粘连瘢痕，进针刀1mm，纵疏横剥2～3刀，范围不超过0.5cm。

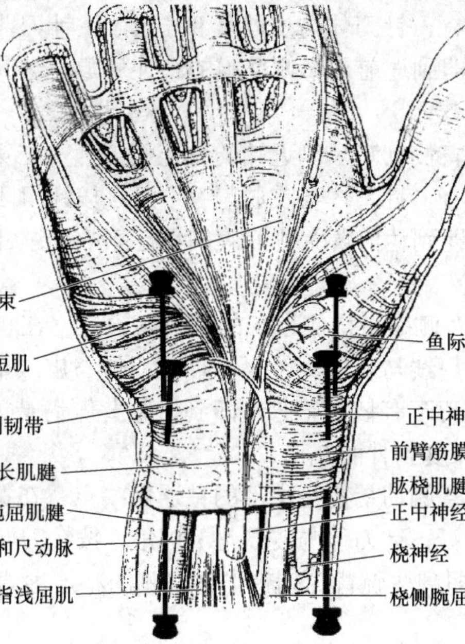


图 6-11　腕掌侧浅层韧带及筋膜病变针刀松解示意图

（6）注意事项

①针刀松解腕掌面桡侧周围软组织的粘连时，应摸清楚桡动脉搏动，并作标记，如压痛点在桡动脉正上方，在桡动脉搏动内侧或者外侧 0.5mm 进针刀，调节针刀体的方向，同时，刀口线方向始终与前臂纵轴平行，就会避免损伤桡动脉。

②针刀松解腕掌面尺侧周围软组织的粘连时，应摸清楚尺动脉搏动，并作标记，如压痛点在尺动脉正上方，在尺动脉搏动内侧或者外侧 0.5mm 进针刀，调节针刀体的方向，同时，刀口线方向始终与前臂纵轴平行，就不会损伤尺动脉。

③针刀松解腕掌面正中的韧带与周围组织粘连时，注意刀口线方向始终与前臂纵轴平行，针刀始终在有坚韧感的腕横韧带上切割，不能在其他部位切割，有时，针刀碰到正中神经，如刀下有串麻感，不必惊慌，退针刀到皮下，稍调整针刀体的方向，再进针刀，即可避开正中神经。

**2. 第二次针刀松解腕背侧浅层韧带及筋膜的病变**

（1）体位　坐位，手放在手术台上，掌心向下。

（2）体表定位　在腕关节背侧各定位点定位。

（3）麻醉　1%利多卡因局部麻醉。

（4）刀具　使用Ⅰ型针刀。

（5）针刀操作（图 6-12）

①第 1 支针刀松解腕背侧韧带尺侧远端的粘连瘢痕点　在相当于掌侧腕远横纹平面的钩骨背面定位。刀口线与前臂纵轴平行，针刀体与皮肤呈 90° 角，按针刀四步进针规程，从定位处刺入，刀下有韧性感时，即到达腕横韧带近端尺侧的粘连瘢痕点，提插刀法松解 2～3 刀，提插深度为刀下有落空感。范围约为 0.5cm。

②第 2 支针刀松解腕背侧韧带尺侧中部的粘连瘢痕点　在第 1 支针刀上方 0.5cm 定

位，刀口线与前臂纵轴平行，针刀体与皮肤呈 90° 角，按针刀四步进针规程，从定位处刺入，刀下有韧性感时，即到达前臂掌侧筋膜的粘连瘢痕，进针刀 1mm，纵疏横剥 2～3 刀，范围不超过 0.5cm。

③第 3 支针刀松解腕背侧韧带尺侧近端的粘连瘢痕点　在第 2 支针刀上方 0.5cm 定位，刀口线与前臂纵轴平行，针刀体与皮肤呈 90° 角，按针刀四步进针规程，从定位处刺入，刀下有韧性感时，即到达前臂掌侧筋膜的粘连瘢痕，进针刀 1mm，纵疏横剥 2～3 刀，范围不超过 0.5cm。

④第 4 支针刀松解腕背侧韧带桡侧远端的粘连瘢痕点　在相当于掌侧腕远横纹平面的桡骨茎突背面定位，刀口线与前臂纵轴平行，针刀体与皮肤呈 90° 角，按针刀四步进针规程，从定位处刺入，刀下有韧性感时，即到达腕背侧韧带远端桡侧的粘连瘢痕点，提插刀法松解 2～3 刀，深度到骨面。

⑤第 5 支针刀松解腕背侧韧带桡侧中部的粘连瘢痕点　在第 4 支针刀上方 0.5cm 定位，刀口线与前臂纵轴平行，针刀体与皮肤呈 90° 角，按针刀四步进针规程，从定位处刺入，刀下有韧性感时，即到达腕背侧韧带中部桡侧的粘连瘢痕点，提插刀法松解 2～3 刀，深度到骨面。

⑥第 6 支针刀松解腕背侧韧带桡侧近端的粘连瘢痕点　在第 5 支针刀上方 0.5cm 定位，刀口线与前臂纵轴平行，针刀体与皮肤呈 90° 角，按针刀四步进针规程，从定位处刺入，刀下有韧性感时，即到达腕背侧韧带近端桡侧的粘连瘢痕点，提插刀法松解 2～3 刀，深度到骨面。

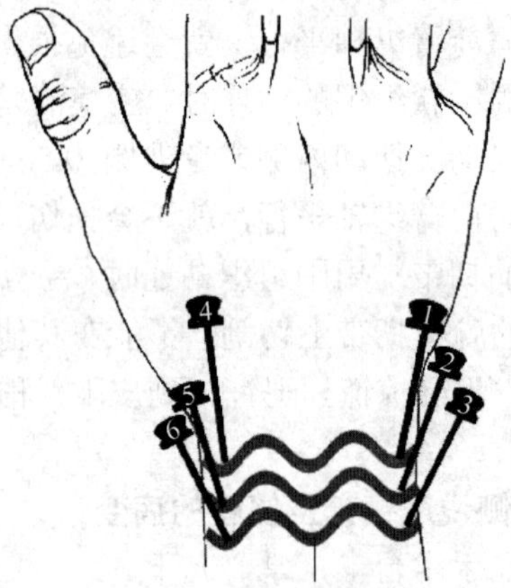


图 6-12　腕背侧浅层韧带及筋膜的病变针刀松解示意图

**3. 第三次针刀松解腕关节掌侧的粘连瘢痕**

（1）体位　坐位，手放在手术台上，掌心向上。

（2）体表定位　尺桡骨茎突，腕关节压痛点。

（3）麻醉　1%利多卡因局部麻醉。

（4）刀具　使用 I 型针刀、弧形针刀。

（5）针刀操作（图 6-13）

①第 1 支针刀松解桡腕掌侧韧带起点　在桡骨茎突前侧压痛点定位，刀口线与前臂

纵轴平行，针刀体与皮肤呈 90° 角，按针刀四步进针规程，从定位处刺入，达桡骨茎突骨面后，沿茎突骨面向下进针刀，当刀下有落空感时，即穿过茎突边缘，退针刀至茎突边缘骨面，调转刀口线 90°，在骨面上铲剥 2 刀，范围不超过 0.5cm。

②第 2 支针刀松解腕尺侧副韧带起点　在尺骨茎突压痛点定位，刀口线与前臂纵轴平行，针刀体与皮肤呈 90° 角，按针刀四步进针规程，从定位处刺入，达尺骨茎突前侧骨面后，沿茎突骨面向下进针刀，当刀下有落空感时，即穿过茎突边缘，退针刀至茎突边缘骨面，调转刀口线 90°，在骨面上铲剥 2 刀，范围不超过 0.5cm。

③第 3 支针刀松解腕尺侧副韧带止点　在豌豆骨压痛点定位，刀口线与前臂纵轴平行，针刀体与皮肤呈 90° 角，按针刀四步进针规程，从定位处刺入，达豌豆骨前侧骨面后，在骨面上铲剥 2 刀，范围不超过 0.5cm。

④第 4 支针刀松解腕掌侧韧带起点　在腕掌侧中部压痛点定位，刀口线与前臂纵轴平行，针刀体与皮肤呈 90° 角，按针刀四步进针规程，从定位处刺入，刀下有韧性感时，即到达腕掌侧韧带，进针刀 2mm，纵疏横剥 2～3 刀，范围不超过 0.5cm。

⑤第 5 支针刀松解腕桡侧副韧带起点　在桡骨茎突外侧压痛点定位，刀口线与前臂纵轴平行，针刀体与皮肤呈 90° 角，按针刀四步进针规程，从定位处刺入，达桡骨茎突外侧骨面后，沿茎突外侧骨面向下进针刀，当刀下有落空感时，即穿过茎突外侧边缘，退针刀至茎突外侧边缘骨面，调转刀口线 90°，在骨面上铲剥 2 刀，范围不超过 0.5cm。

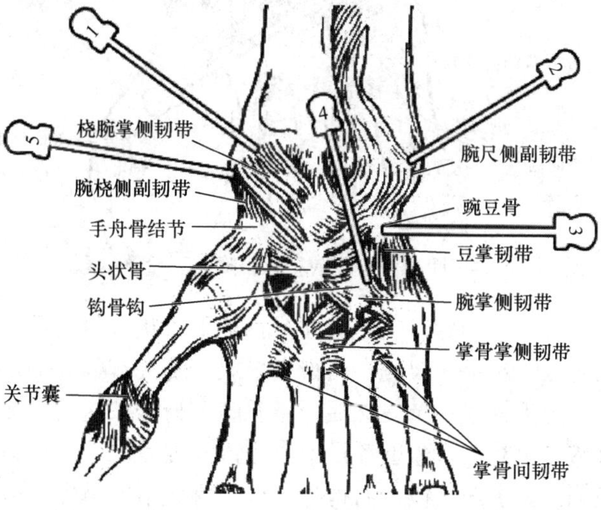


图 6-13　腕关节掌侧的粘连瘢痕针刀松解示意图

（6）注意事项

①在松解桡腕掌侧韧带起点时，应首先摸清楚桡动脉搏动，在动脉搏动外侧进针刀，以免误伤桡动脉。

②在松解腕尺侧副韧带起点时，应首先摸清楚尺动脉搏动，在动脉搏动内侧进针刀，以免误伤尺动脉。

**4. 第四次针刀松解腕关节背侧的粘连瘢痕**

（1）体位　坐位，手放在手术台上，掌心向下。

（2）体表定位　尺桡骨茎突，腕关节压痛点。

（3）麻醉 1%利多卡因局部麻醉。

（4）刀具 使用Ⅰ型针刀。

（5）针刀操作（图6-14）

①第1支针刀松解桡腕背侧韧带起点 在桡骨茎突后侧压痛点定位，刀口线与前臂纵轴平行，针刀体与皮肤呈90°角，按针刀四步进针规程，从定位处刺入，达桡骨茎突后侧骨面后，沿茎突骨面向下进针刀，当刀下有落空感时，即穿过茎突边缘，退针刀至茎突边缘骨面，调转刀口线90°，在骨面上铲剥2刀，范围不超过0.5cm。

②第2支针刀松解腕掌背侧韧带起点 在腕关节中部背侧压痛点定位，刀口线与前臂纵轴平行，针刀体与皮肤呈90°角，按针刀四步进针规程，从定位处刺入，刀下有韧性感时，即到达腕掌掌侧韧带，进针刀1mm，纵疏横剥2～3刀，范围不超过0.5cm。

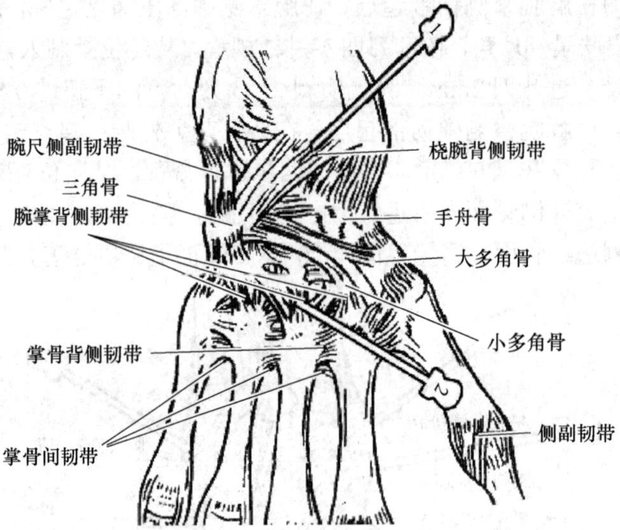


图6-14 腕关节背侧的粘连瘢痕针刀松解示意图

每次针刀术后进行手法治疗，①患者正坐，前臂于旋前位，手背朝上。医生双手握患者掌部，右手在桡侧，左手在尺侧，而拇指平放于腕关节的背侧，以拇指指端按于腕关节背侧。在拔伸情况下摇晃关节。然后，将手腕在拇指按压下背伸至最大限度，随即屈曲，并左右各旋转2～3次。②患者正坐，前臂于旋后位，手背朝下。医生双手握患者掌部，右手在桡侧，左手在尺侧，而拇指平放于腕关节的掌侧，以拇指指端按于腕关节掌侧。在拔伸情况下摇晃关节。然后，将手腕在拇指按压下屈曲至最大限度，并左右各旋转2～3次。并采用抗生素预防感染3天。

**【针刀术后康复治疗】**

**（一）目的**

针刀整体松解术后康复治疗的目的是进一步调节桡腕部的弓弦力学系统的力平衡，促进局部血液循环，加速局部的新陈代谢，有利于损伤组织的早期修复。

**（二）原则**

桡腕关节强直针刀术后48～72小时可选用下列疗法进行康复治疗。

### （三）方法

**1. 毫针法**

处方一：调节腕关节掌侧弓弦力学系统，取大陵、内关、间使、列缺、神门、鱼际。

操作：穴位常规消毒后，用 1.5 寸 30 号毫针进针。大陵直刺 0.3～0.5 寸；内关直刺 0.5～1 寸；间使直刺 0.5～1 寸；列缺向肘部斜刺 0.5～0.8 寸；神门直刺 0.3～0.5 寸；鱼际向掌心方向直刺 0.5～0.8 寸。得气留针 30 分钟。每日 1 次，6 次为 1 疗程。

处方二：调节腕关节背侧弓弦力学系统，取合谷、阳溪、养老、外关、腕骨、阳谷、阳池。

操作：穴位常规消毒后，用 1.5 寸 30 号毫针进针。合谷直刺 0.5～1 寸；阳溪直刺 0.5～0.8 寸；养老直刺或斜刺 0.5～0.8 寸；外关直刺 0.5～1 寸；腕骨直刺 0.3～0.5 寸；阳谷斜刺 0.5～0.8 寸；阳池直刺 0.3～0.5 寸。得气留针 30 分钟。每日 1 次。

**2. 头针法**

处方：取焦氏头针下肢感觉区加足运感区，或标准头针顶颞后斜线上 2/5 加顶旁Ⅱ线。

操作：手捻法，或电针疏密波，30 分钟，每天 1 次。

**3. 灸法**

处方：压痛点

操作：取生川乌、生草乌各 20g，丁香、肉桂各 10g，樟脑 40g，上药共研细末，以米醋调匀，制成直径约 1cm，厚约 0.5cm 的药饼，敷于患腕压痛最明显处，上盖纱布并以胶布固定。然后将艾条火头对准药饼熏 40 分钟，每日 1 次。

**4. 推拿治疗**

处方一：按摩舒筋法

操作：先点按痛点，然后摇腕，双手分别握腕的尺、桡侧，在牵引下缓缓屈伸，左右摇腕关节数次，以调理筋腱韧带。最后理筋，以切、捻、揉、分筋等手法理顺各部的韧带和肌腱。

处方二：捏揉分拨摇腕法

操作：让患者坐于治疗床上，施术者先用一手握住伤肢之手持定，用另一手反复捏揉推按患肢前臂及腕关节周围肌肉韧带等软组织及其穴位，对其强直之处进行重点的推揉，若有粘连结节，可用指尖进行反复抠拨，使其缓解，再用双手分别握住患肢手之大小鱼际，用双手拇指着力，按于患肢腕背中央，反复向两侧分推。然后做腕关节的掌屈、背伸、内收、外展和反复摇腕活动，各 7～8 次。

**5. 中药外治**

处方：海桐皮、南星、灵仙、苍术、海风藤、川乌、马前子、红花、细辛、莪术、山甲、昆布。

操作：将上药用温水 2000ml，浸泡 30 分钟至 1 小时，文火煎至 1500ml，滤出再加水至 20L，文火煎至 1500ml 时滤出。连同上药液和药渣，并加醋 250ml 熏洗腕关节，每晚 1 次，每次不少于 40 分钟，15 次为 1 疗程，并积极主动或有限的被动功能锻炼。

**6. 物理疗法**

处方一：电脑中频治疗

操作：采用耐受剂量，20 分钟/次，1 次/日。

处方二：紫外线疗法

操作：患者取坐位，前臂伸直，上界齐腕横纹上3cm，屈、伸侧齐，手部不用遮盖，采用红斑量照射，每日1野。

**7. 康复锻炼**

纵圆式：10分钟×2组，每天2次×100天。

平圆式：10分钟×2组，每天2次×100天。

搓腰式：9遍×2组，每天2次×100天。

搓脚心：10分钟×2组，每天2次×100天。

**【针刀术后护理】**

**1. 生活起居护理**

腕关节强直属中医学“痹症”范畴，多由感受风寒湿邪，或受到外伤，导致局部筋脉挛急而成。平时应注意保护病变腕关节，避免受到寒冷刺激和外伤。根据腕关节强直的程度，每日适量进行屈伸运动，但不能从事重体力活动，以免发生骨折。若为双侧腕关节强直，严重影响患者的日常生活活动时，家属或医者应积极协助患者完成日常生活起居。指导患者注意保暖，按时休息，保护好腕关节。

**2. 饮食护理**

患者的饮食宜清淡、营养丰富，多食一些宜消化且含维生素丰富的食物，同时应该多食含钙丰富的食物如牛奶、鸡蛋等。对于由类风湿关节炎或强直性关节炎引起的腕关节强直，可以根据患者病情，参考相关章节，选择合理的饮食。

**3. 情志护理**

关节强直患者由于可能会影响到日常正常生活，害怕会造成终身残废，往往表现出失望、悲观等情志抑郁现象，因此医者应该及时和患者进行沟通，鼓励其多和病友交流，并向其讲述与本病相关的一些基本知识和针刀治疗本病的特色和疗效，让其对病情的康复充满信心，消除顾虑，能够积极配合医者完成各项治疗。

**4. 对症处理及护理**

关节疼痛者，可以给予药物进行止痛，术前应该注意观察患者的精神状态和基本生命指征，对进针刀局部进行严格消毒，铺无菌洞巾。术后用纱布将腕关节掌屈固定，每日需将绷带解开屈伸腕关节3～5次，促进局部血液循环，2周后解除固定。

**5. 健康教育**

指导患者在生活中注意腕关节的护理，保护好腕关节。不要使用患侧腕关节过久或使其长期保持某个姿势，以免造成关节的损伤。在以后的生活中，应该积极进行功能锻炼，嘱患者每日主动活动腕关节，可以作掌屈和背屈各50次，并逐渐加大角度，促进粘连组织的松解，切忌用暴力过度屈伸，以免造成骨折和关节损伤。

## 第四节 指间关节强直

**【概述】**

指间关节强直是指间关节病变或损伤所造成的严重结果，保守疗法及关节松解术疗效不好。针刀医学关于慢性软组织损伤的理论和疾病病理构架的理论认为，指间关节强直是指间关节周围的软组织损伤后引起局部应力集中，人体在自我调节、自我修复过程中，所形成的粘连、瘢痕，引起力平衡失调，导致关节功能障碍。

【病因病理】

指间关节周围慢性软组织损伤，如挤压伤、钝挫伤、劳损等，使指间关节周围的肌肉、韧带、关节囊长期处于挛缩状态，指间关节周围的软组织损伤后引起局部应力集中，人体在自我调节、自我修复过程中，所形成的粘连、瘢痕，引起力平衡失调，导致关节功能障碍。

【临床表现】

关节强直所致的运动障碍使指间关节伸屈功能障碍，关节发生畸形改变。若发生骨性强直，则指间关节的运动功能完全丧失。

【诊断要点】

（1）指间关节呈屈曲畸形或伸直畸形，被动活动部分或全部丧失。

（2）X 线食指间关节的关节间隙狭窄，甚至模糊不清，骨性强直可见关节之间有骨小梁通过。

【针刀治疗】

依据针刀医学慢性软组织损伤病因病理学理论和慢性软组织损伤病理构架的网眼理论，指间关节强直是由于指间关节周围的软组织的应力平衡失调，造成局部韧带、筋膜等软组织的损伤，在局部形成广泛的粘连瘢痕，导致指间关节周围软组织的拉力增加，关节活动受限，引起指间关节纤维性强直；如病情进一步发展，则引起指间关节的骨性融合。通过对损伤韧带关键病变点的针刀松解，可以完全松解指间关节的纤维融合，使用专用弧形针刀，进入关节，就可以切断指间关节的骨性连接，再加以针刀术后的手法，彻底松解病变的病理构架，使之恢复关节功能，从而治愈此病。

### （一）近节指间关节强直

以中指近节指间关节强直为例进行描述。

**1. 第一次针刀松解中指近节指间关节关节囊及侧副韧带的粘连瘢痕**

（1）体位　坐位，手放在手术台上，掌心向上。

（2）体表定位　沿近节指间关节平面前、后、内、外共定 4 点。

（3）麻醉　1%利多卡因局部麻醉。

（4）刀具　使用Ⅰ型针刀、专用弧形针刀。

（5）针刀操作

①第 1 支针刀松解指间关节背侧关节囊的粘连瘢痕　在指间关节平面指背正中定点。使用Ⅰ型 4 号针刀，刀口线与手指纵轴平行，针刀体与皮肤呈 90° 角，按针刀四步进针规程，从定位处刺入，刀下有韧性感时，即到达指伸肌腱终腱，向下直刺，穿过肌腱有突破感，再进针刀，刀下有阻力感，即到达关节囊，提插刀法松解 2～3 刀，然后调转刀口线 90°，提插刀法 2～3 刀，提插深度为刀下有落空感（图 6-15）。

②第 2 支针刀松解指间关节掌板的粘连瘢痕　在指间关节平面指掌侧正中定点。使用Ⅰ型 4 号针刀，刀口线与手指纵轴平行，针刀体与皮肤呈 90° 角，按针刀四步进针规程，从定位处刺入，刀下有韧性感时，即到达屈指肌腱，向下直刺，穿过肌腱有突破感，

再进针刀，刀下有明显阻力感，即到达掌板，提插刀法松解 2～3 刀，然后调转刀口线 90°，提插刀法 2～3 刀，提插深度为刀下有落空感（图 6-16）。

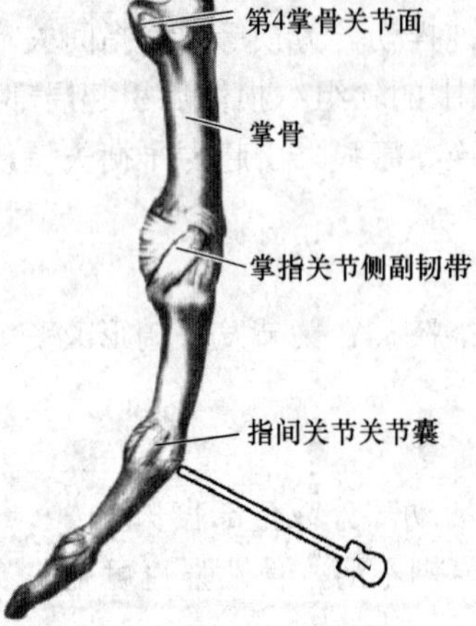


图 6-15　指间关节背侧关节囊粘连瘢痕针刀松解示意图

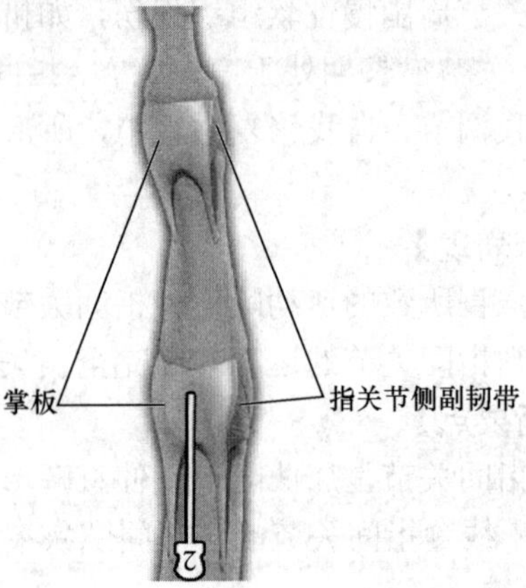


图 6-16　指间关节掌板粘连瘢痕针刀松解图

③第 3 支针刀松解指间关节尺侧侧副韧带的粘连瘢痕　在指间关节平面尺侧面正中点定点。选用指关节专用弧形针刀，刀口线与手指纵轴平行，针刀体与皮肤呈 90° 角，按针刀四步进针规程，从定位处刺入，向下直刺到尺侧指骨底，然后调转刀口线 90°，沿指骨底弧度，向关节方向铲剥 2～3 刀，范围 0.5cm（图 6-17）。

④第 4 支针刀松解指间关节桡侧侧副韧带的粘连瘢痕　在指间关节平面桡侧面正中点定点。选用指关节专用弧形针刀，刀口线与手指纵轴平行，针刀体与皮肤呈 90° 角，按针刀四步进针规程，从定位处刺入，向下直刺到桡侧指骨底，然后调转刀口线 90°，沿指骨底弧度，向关节方向铲剥 2～3 刀，范围 0.5cm（图 6-18）。

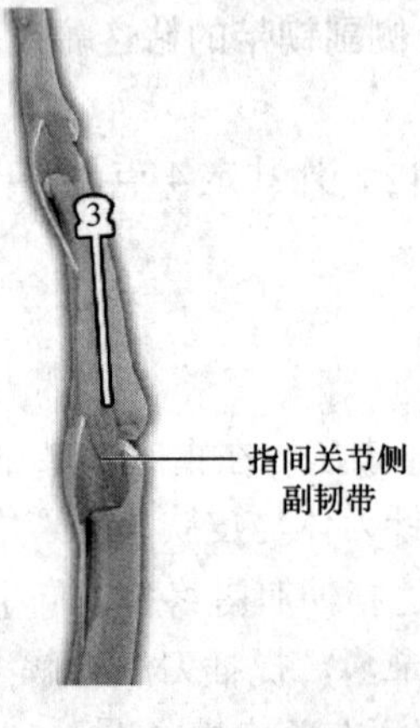


图 6-17　指间关节尺侧侧副韧带粘连瘢痕针刀松解示意图

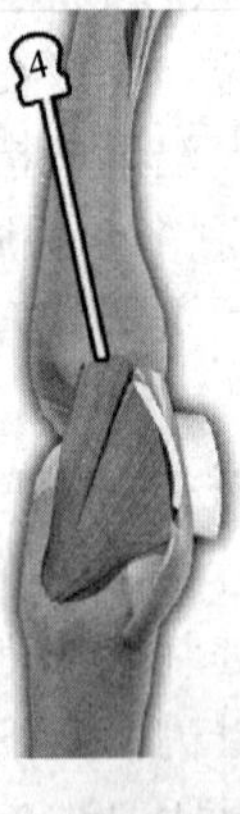

图 6-18　指间关节桡侧侧副韧带粘连瘢痕针刀松解示意图

**2. 第二次针刀松解中指近节指间关节周围软组织的粘连瘢痕**

（1）体位　坐位，手放在手术台上，掌心向上。

（2）体表定位　沿近节指间关节平面定点。

（3）麻醉　1%利多卡因局部麻醉。

（4）刀具　使用Ⅰ型针刀、专用弧形针刀。

（5）针刀操作（图 6-19，图 6-20）

①第 1 支针刀松解中央腱与关节的粘连瘢痕　在指间关节平面指背侧正中定点，与第 1 次进针刀点间隔 0.5cm。使用Ⅰ型 4 号针刀，刀口线与手指纵轴平行，针刀体与皮肤呈 90° 角，按针刀四步进针规程，从定位处刺入，刀下有韧性感时，即到中央腱，向下直刺，穿过肌腱有突破感时，纵疏横剥 2～3 刀，范围 0.5cm，然后调整刀体方向，分别向指骨头和指骨底方向稍进针刀，纵疏横剥 2～3 刀，范围 0.5cm。

②第 2 支针刀松解内侧指背腱膜与中央腱之间的粘连瘢痕　在指间关节平面指背侧正中点向内旁开 0.5cm 定点。使用Ⅰ型 4 号针刀，刀口线与手指纵轴平行，针刀体与皮肤呈 90° 角，按针刀四步进针规程，从定位处刺入，刀下有韧性感时，即到内侧指背腱膜，进针刀 1～2mm，纵疏横剥 2～3 刀，范围 0.5cm。

③第 3 支针刀松解外侧指背腱膜与中央腱之间的粘连瘢痕　在指间关节平面指背侧正中点向外旁开 0.5cm 定点。使用Ⅰ型 4 号针刀，刀口线与手指纵轴平行，针刀体与皮肤呈 90° 角，按针刀四步进针规程，从定位处刺入，刀下有韧性感时，即到外侧指背腱膜，进针刀 1～2mm，纵疏横剥 2～3 刀，范围 0.5cm。

④第 4 支针刀松解内侧三角韧带及螺旋韧带的粘连瘢痕　在第 2 支针刀远端 0.5cm 定点。使用Ⅰ型 4 号针刀，刀口线与手指纵轴平行，针刀体与皮肤呈 90° 角，按针刀四步进针规程，从定位处刺入，刀下有韧性感时，即到内侧三角韧带及螺旋韧带，调转刀口线 90°，针刀直达骨面，即到内侧三角韧带及螺旋韧带的止点，贴骨面铲剥，范围 0.5cm。

⑤第 5 支针刀松解外侧三角韧带及螺旋韧带的粘连瘢痕　在第 3 支针刀远端 0.5cm 定点。使用Ⅰ型 4 号针刀，刀口线与手指纵轴平行，针刀体与皮肤呈 90° 角，按针刀四步进针规程，从定位处刺入，刀下有韧性感时，即到外侧三角韧带及螺旋韧带，调转刀口线 90°，针刀直达骨面，即到外侧三角韧带及螺旋韧带的止点，贴骨面铲剥，范围 0.5cm。

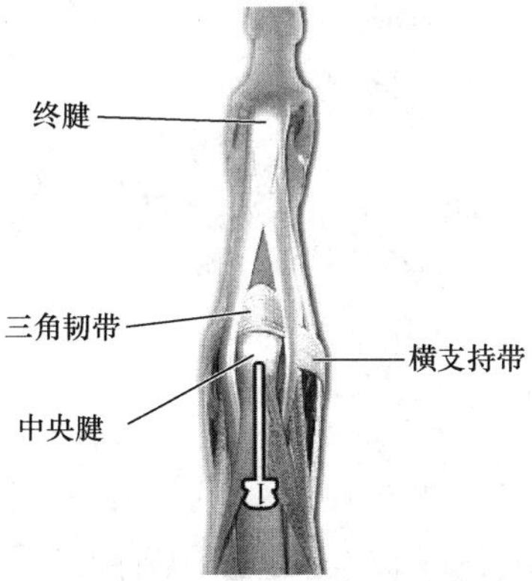


图 6-19　中央腱与关节的粘连瘢痕针刀松解示意图

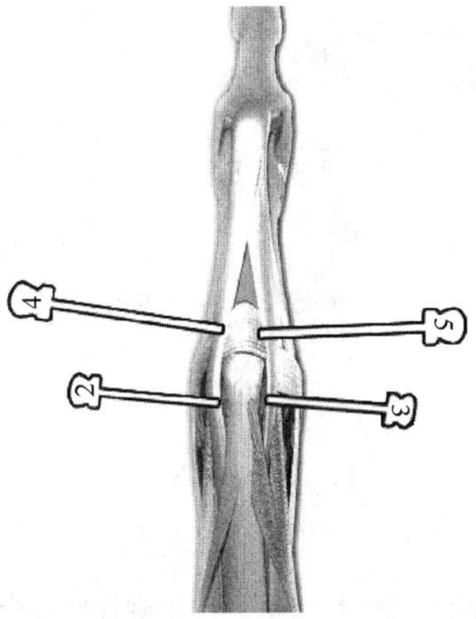


图 6-20　中指近节指间关节周围软组织的粘连瘢痕针刀松解示意图

**3. 第三次针刀松解中指近节指间关节骨性融合**

（1）体位　坐位，手平放在手术台上，掌心向上。

（2）体表定位　沿近节指间关节平面在 6、9、10、2、3 点，定点（图 6-21）。

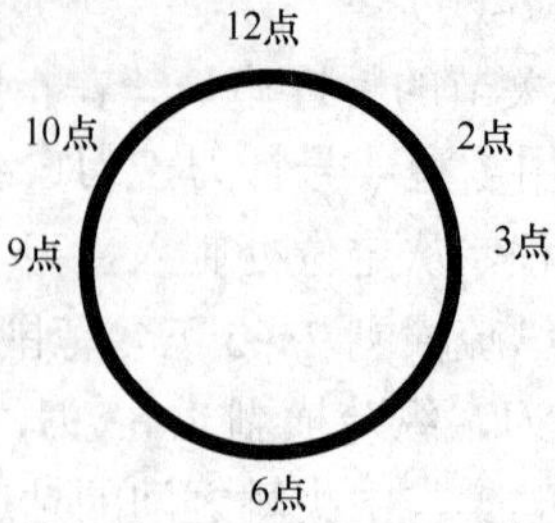


图 6-21　近节指间关节横断面针刀定位示意图

（3）麻醉　1%利多卡因指根麻醉。

（4）刀具　使用专用弧形针刀。

（5）针刀操作（图 6-22～图 6-25）

①第 1 支针刀松解桡背侧的骨性融合　在指间关节平面 10 点位定点，使用专用弧形针刀，刀口线与手指纵轴平行，针刀体与皮肤呈 90° 角，按针刀四步进针规程，从定位处刺入，一边进针刀，一边纵疏横剥硬化、钙化的软组织，达指骨头，然后调整刀体方向，调转刀口线 90°，用骨锤敲击弧形针刀柄，使针刀弧形端贴指骨头凸面进入关节间隙，从而切断骨性融合，深度 0.5cm。

②第 2 支针刀松解尺背侧的骨性融合　在指间关节平面 2 点位定点，使用专用弧形针刀，刀口线与手指纵轴平行，针刀体与皮肤呈 90° 角，按针刀四步进针规程，从定位处刺入，一边进针刀，一边纵疏横剥硬化、钙化的软组织，达指骨头，然后调整刀体方向，调转刀口线 90°，用骨锤敲击弧形针刀柄，使针刀弧形端贴指骨头凸面进入关节间隙，从而切断骨性融合，深度 0.5cm。

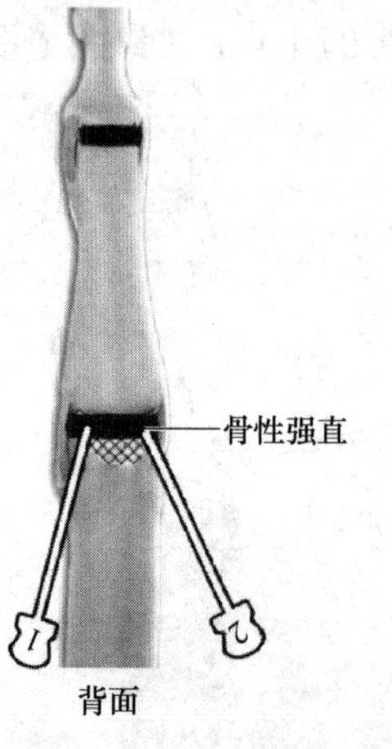


图 6-22　桡背侧、尺背侧骨性融合针刀松解示意图

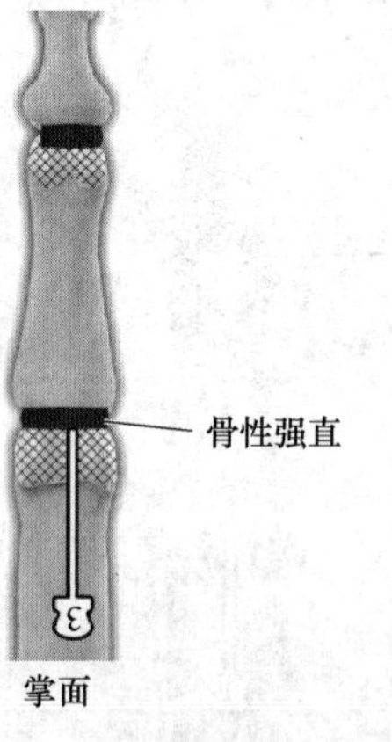


图 6-23　指关节掌侧的骨性融合针刀松解示意图

③第 3 支针刀松解指关节掌侧的骨性融合　在指间关节平面 6 点位定点，使用专用弧形针刀，刀口线与手指纵轴平行，针刀体与皮肤呈 90° 角，按针刀四步进针规程，从定位处刺入，一边进针刀，一边纵疏横剥硬化、钙化的软组织，达指骨头，然后调整刀体方向，调转刀口线 90°，用骨锤敲击弧形针刀柄，使针刀弧形端贴指骨头凸面进入关节间隙，从而切断骨性融合，深度 0.5cm。

④第 4 支针刀松解指关节尺侧的骨性融合　在指间关节平面 3 点位定点，使用专用弧形针刀，刀口线与手指纵轴平行，针刀体与皮肤呈 90° 角，按针刀四步进针规程，从定位处刺入，一边进针刀，一边纵疏横剥硬化、钙化的软组织，达指骨头，然后调整刀体方向，调转刀口线 90°，用骨锤敲击弧形针刀柄，使针刀弧形端贴指骨头凸面进入关节间隙，从而切断骨性融合，深度 0.5cm。

⑤第 5 支针刀松解指关节桡侧的骨性融合　在指间关节平面 9 点位定点，使用专用弧形针刀，刀口线与手指纵轴平行，针刀体与皮肤呈 90° 角，按针刀四步进针规程，从定位处刺入，一边进针刀，一边纵疏横剥硬化、钙化的软组织，达指骨头，然后调整刀体方向，调转刀口线 90°，用骨锤敲击弧形针刀柄，使针刀弧形端贴指骨头凸面进入关节间隙，从而切断骨性融合，深度 0.5cm。

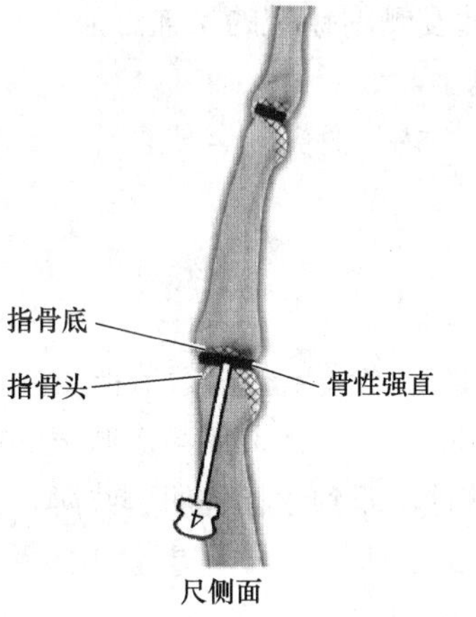


图 6-24　指关节尺侧骨性融合针刀松解示意图

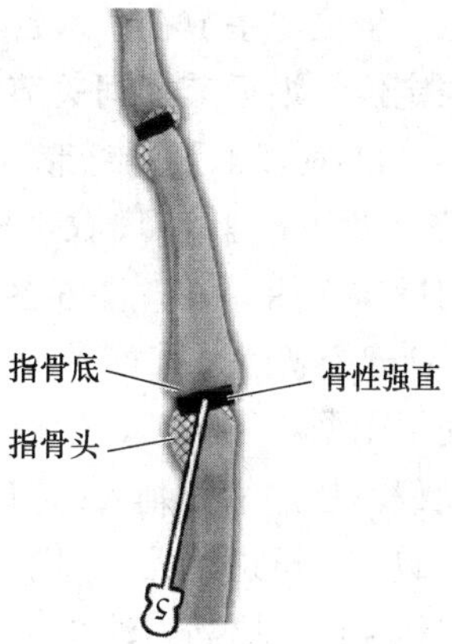


图 6-25　指关节桡侧骨性融合针刀松解示意图

（6）注意事项　在手指部针刀手术时，要熟悉局部解剖，尤其是牢记血管、指神经的走行路线的立体解剖（图 6-26），否则就可能引起医源性血管神经损伤，造成医疗事故。遵循以下原则，可避免指血管神经的损伤。

①进针刀时，刀口线的方向与手指纵轴方向一致，当需要调整刀口线时，必须清楚刀下的具体的软组织成分，否则不能任意调转刀口线。

②在 6 点位，9 点位至 12 点位，12 点位至 3 点位平面上进行针刀操作是安全的。除指神经卡压外，禁止在 4 点位，5 点位，7 点位，8 点位进行针刀操作（图 6-27）。

每次针刀术后进行手法治疗，术者一手握患指近节指骨，一手握患指中节指骨，做近节指间关节伸屈运动数次，行手法治疗，尤其对骨性融合的关节进行手法治疗时，用力不能过猛，否则，可能引起指骨骨折等严重并发症。并采用抗生素常规预防感染 3 天。

骨性融合的病人，按骨折脱位三期用药。

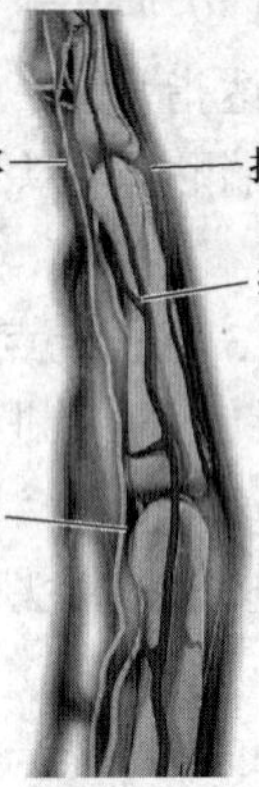


图 6-26 指血管神经走行路线示意图

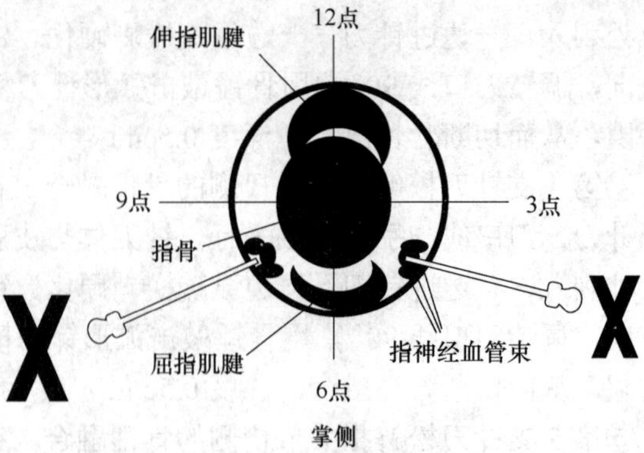


图 6-27 针刀危险区示意图

### （二）远节指间关节强直

以中指远节指间关节强直为例进行描述。

**1. 第一次针刀松解中指远节指间关节关节囊及侧副韧带的粘连瘢痕**

（1）体位　坐位，手放在手术台上，掌心向上。

（2）体表定位　沿近节指间关节平面前、后、内、外共定 4 点。

（3）麻醉　1%利多卡因局部麻醉。

（4）刀具　使用Ⅰ型针刀、专用弧形针刀。

（5）针刀操作（图 6-28，图 6-29）

①第 1 支针刀松解远节指间关节背侧关节囊的粘连瘢痕　在远节指间关节平面指背正中定点。使用Ⅰ型 4 号针刀，刀口线与手指纵轴平行，针刀体与皮肤呈 90° 角，按针刀四步进针规程，从定位处刺入，刀下有韧性感时，即到达指伸肌腱终腱，向下直刺，穿过肌腱有突破感，再进针刀，刀下有阻力感，即到达关节囊，提插刀法松解 2～3 刀，然后调转刀口线 90°，提插刀法 2～3 刀，提插深度为刀下有落空感。

②第 2 支针刀松解远节指间关节尺侧侧副韧带的粘连瘢痕　在远节指间关节平面尺侧正中点定点。选用指关节专用弧形针刀，刀口线与手指纵轴平行，针刀体与皮肤呈 90° 角，按针刀四步进针规程，从定位处刺入，向下直刺到尺侧指骨底，然后调转刀口线 90°，沿指骨底弧度，向关节方向铲剥 2～3 刀，范围 0.5cm。

③第 3 支针刀松解远节指间关节桡侧侧副韧带的粘连瘢痕　在远节指间关节平面桡侧正中点定点。选用指关节专用弧形针刀，刀口线与手指纵轴平行，针刀体与皮肤呈 90° 角，按针刀四步进针规程，从定位处刺入，向下直刺到桡侧指骨底，然后调转刀口线 90°，沿指骨底弧度，向关节方向铲剥 2～3 刀，范围 0.5cm。

④第 4 支针刀松解远节指间关节掌板的粘连瘢痕　在远节指间关节平面指掌侧正中定点。使用Ⅰ型 4 号针刀，刀口线与手指纵轴平行，针刀体与皮肤呈 90° 角，按针刀四步进针规程，从定位处刺入，刀下有韧性感时，即到达屈指肌腱，向下直刺，穿过肌腱有突破感，再进针刀，刀下有明显阻力感，即到达掌板，提插刀法松解 2～3 刀，然后

调转刀口线 90°，提插刀法 2～3 刀，提插深度为刀下有落空感。

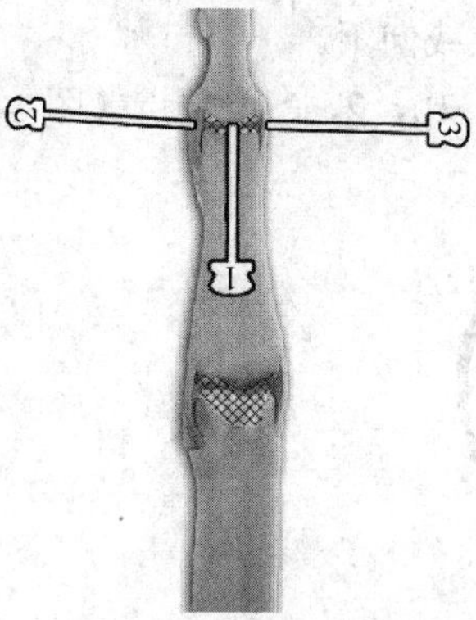


图 6-28　中指远节指间关节关节囊及侧副韧带针刀松解示意图

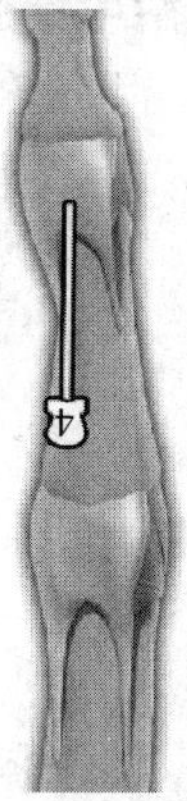


图 6-29　中指远节指间关节针刀松解示意图

**2. 第二次针刀松解中指远节指间关节周围软组织的粘连瘢痕**

（1）体位　坐位，手放在手术台上，掌心向下。

（2）体表定位　沿近节指间关节平面定点。

（3）麻醉　1%利多卡因局部麻醉。

（4）刀具　使用Ⅰ型针刀、专用弧形针刀。

（5）针刀操作（图 6-30）

①第 1 支针刀松解终腱与关节的粘连瘢痕　在远节指间关节平面指背侧正中定点，与第 1 次进针刀点间隔 0.5cm。使用Ⅰ型 4 号针刀，刀口线与手指纵轴平行，针刀体与皮肤呈 90°角，按针刀四步进针规程，从定位处刺入，刀下有韧性感时，即到终腱，向下直刺，穿过肌腱有突破感时，纵疏横剥 2～3 刀，范围 0.5cm，然后调整刀体方向，分别向指骨头和指骨底方向稍进针刀，纵疏横剥 2～3 刀，范围 0.5cm。

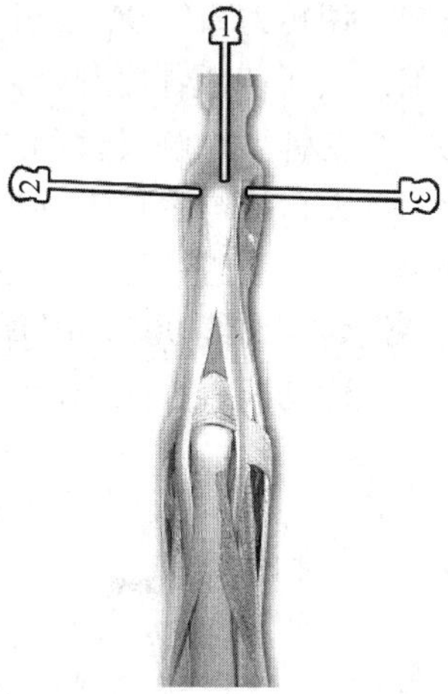


图 6-30　中指远节指间关节周围软组织的粘连瘢痕针刀松解示意图

②第 2 支针刀松解内侧指背筋膜与终腱之间的粘连瘢痕　在远节指间关节平面指背侧正中点向内旁开 0.5cm 定点。使用Ⅰ型 4 号针刀，刀口线与手指纵轴平行，针刀体与皮肤呈 90°角，按针刀四步进针规程，从定位处刺入，刀下有韧性感时，即到内侧指背筋膜，一边进针刀，一边纵疏横剥，范围 0.5cm，直达骨面。

③第 3 支针刀松解外侧指背筋膜与终腱之间的粘连瘢痕　在远节指间关节平面指背侧正中点向外旁开 0.5cm 定点。使用Ⅰ型 4 号针刀，刀口线与手指纵轴平行，针刀体与皮肤呈 90°角，按针刀四步进针规程，从定位处刺入，刀下有韧性感时，即到外侧指背

筋膜，一边进针刀，一边纵疏横剥，范围 0.5cm，直达骨面。

**3. 第三次针刀松解中指远节指间关节骨性融合**

（1）体位　坐位，手放在手术台上，掌心向上或向下。

（2）体表定位　沿近节指间关节平面在 6，9，10，2，3 点定点（图 6-31）。

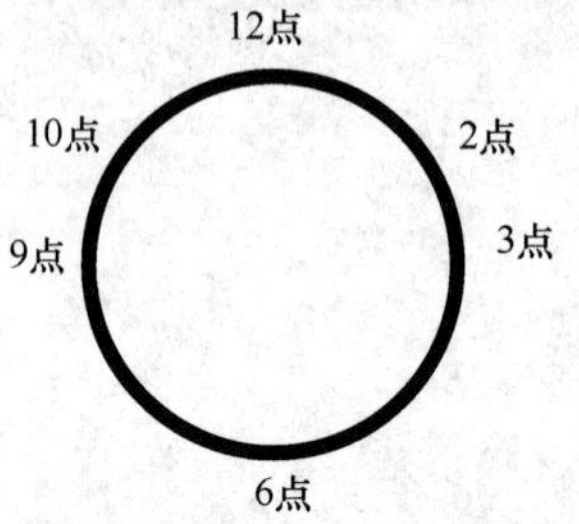


图 6-31　远节指间关节横断面针刀定位示意图

（3）麻醉　1%利多卡因指根麻醉。

（4）刀具　使用专用弧形针刀。

（5）针刀操作（图 6-32～图 6-35）

①第 1 支针刀松解桡背侧的骨性融合　在远节指间关节平面 10 点位定点，使用专用弧形针刀，刀口线与手指纵轴平行，针刀体与皮肤呈 90° 角，按针刀四步进针规程，从定位处刺入，一边进针刀，一边纵疏横剥硬化、钙化的软组织，达指骨头。然后调整刀体方向，调转刀口线 90°，用骨锤敲击弧形针刀柄，使针刀弧形端贴指骨头凸面进入关节间隙，从而切断骨性融合，深度 0.5cm。

②第 2 支针刀松解尺背侧的骨性融合　在远节指间关节平面 2 点位定点，使用专用弧形针刀，刀口线与手指纵轴平行，针刀体与皮肤呈 90° 角，按针刀四步进针规程，从定位处刺入，一边进针刀，一边纵疏横剥硬化、钙化的软组织，达指骨头。然后调整刀体方向，调转刀口线 90°，用骨锤敲击弧形针刀柄，使针刀弧形端贴指骨头凸面进入关节间隙，从而切断骨性融合，深度 0.5cm。

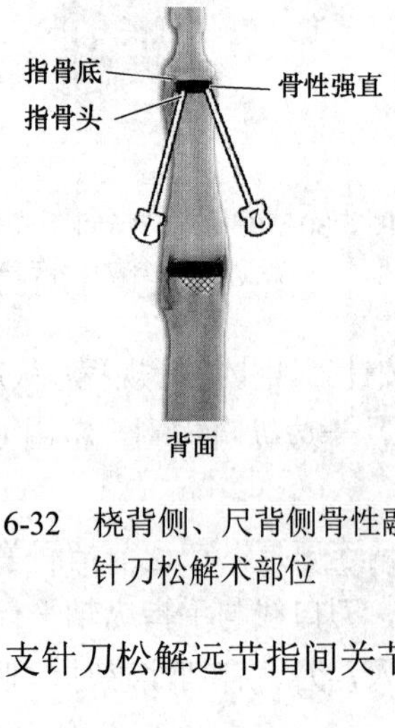


图 6-32　桡背侧、尺背侧骨性融合针刀松解术部位

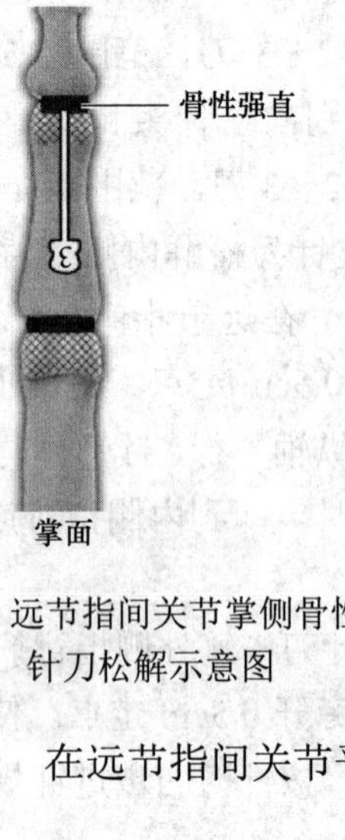


图 6-33　远节指间关节掌侧骨性融合针刀松解示意图

③第 3 支针刀松解远节指间关节掌侧的骨性融合　在远节指间关节平面 6 点位定

点，使用专用弧形针刀，刀口线与手指纵轴平行，针刀体与皮肤呈 90° 角，按针刀四步进针规程，从定位处刺入，一边进针刀，一边纵疏横剥硬化、钙化的软组织，达指骨头。然后调整刀体方向，调转刀口线 90°，用骨锤敲击弧形针刀柄，使针刀弧形端贴指骨头凸面进入关节间隙，从而切断骨性融合，深度 0.5cm。

④第 4 支针刀松解远节指间关节尺侧的骨性融合　在远节指间关节平面 3 点位定点，使用专用弧形针刀，刀口线与手指纵轴平行，针刀体与皮肤呈 90° 角，按针刀四步进针规程，从定位处刺入，一边进针刀，一边纵疏横剥硬化、钙化的软组织，达指骨头。然后调整刀体方向，调转刀口线 90°，用骨锤敲击弧形针刀柄，使针刀弧形端贴指骨头凸面进入关节间隙，从而切断骨性融合，深度 0.5cm。

⑤第 5 支针刀松解远节指间关节桡侧的骨性融合　在远节指间关节平面 9 点位定点，使用专用弧形针刀，刀口线与手指纵轴平行，针刀体与皮肤呈 90° 角，按针刀四步进针规程，从定位处刺入，一边进针刀，一边纵疏横剥硬化、钙化的软组织，达指骨头。然后调整刀体方向，调转刀口线 90°，用骨锤敲击弧形针刀柄，使针刀弧形端贴指骨头凸面进入关节间隙，从而切断骨性融合，深度 0.5cm。

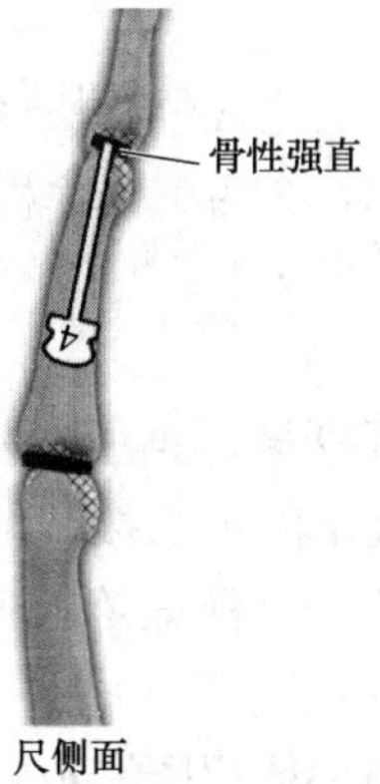


图 6-34　远节指间关节尺侧骨性融合针刀松解示意图

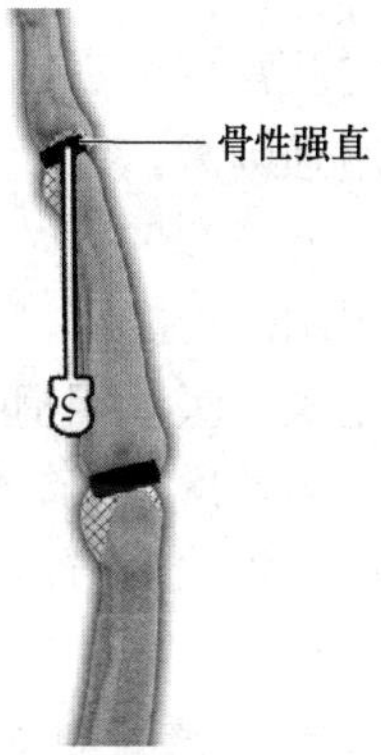


图 6-35　远节指间关节桡侧骨性融合针刀松解示意图

（6）注意事项　与近节指间关节针刀操作的注意事项相同。

每次针刀术毕进行手法治疗，术者一手握患指中节指骨，一手握患指远节指骨，做远节指间关节伸屈运动数次。行手法治疗，尤其对骨性融合的关节进行手法治疗时，用力不能过猛，否则，可能引起指骨骨折等严重并发症。并采用抗生素常规预防感染 3 天。骨性融合的病人，按骨折脱位 3 期用药。

**【针刀术后康复治疗】**

**（一）目的**

针刀整体松解术后康复治疗的目的是进一步调节指间部的弓弦力学系统的力平衡，促进局部血液循环，加速局部的新陈代谢，有利于损伤组织的早期修复。

**（二）原则**

指间关节强直针刀术后 48～72 小时可选用下列疗法进行康复治疗。

（三）方法

**1. 毫针法**

处方一：调节指间关节局部弓弦力学系统，在指间关节局部尺侧、桡侧、掌侧、背侧各取一点。

操作：局部皮肤常规消毒，各点均直刺 0.1～0.2 寸，留针 20 分钟，每日 1 次。

处方二：调节指间关节局部弓弦力学系统，四缝、八邪、二间、三间、合谷、中渚、液门。

操作：局部皮肤常规消毒，取 1 寸毫针，四缝直刺 0.1～0.2 寸；八邪向上斜刺 0.5～0.8 寸；二间直刺 0.2～0.4 寸；三间直刺 0.3～0.5 寸；合谷直刺 0.5～1 寸；中渚直刺 0.3～0.5 寸；液门直刺 0.3～0.5 寸。留针 20 分钟，每日 1 次。

**2. 灸法**

处方：阿是穴。

操作：在关节强直部位，用艾条施回旋灸，每次 20 分钟，每日 1 次。

**3. 耳针法**

处方：指、神门、肾上腺、皮质下、交感。

操作：局部皮肤常规消毒后，用 30 号毫针，对准上述穴位，快速刺入，以不穿透耳郭皮肤为度。用强刺激，留针 20 分钟。每日 1 次，10 次为 1 个疗程。

**4. 推拿治疗**

处方：局部周围。

操作：患者正坐，医者用拇指在患侧作轻手法表面抚摩、推压 1～2 分钟，然后捏住指端作牵拉及屈伸数次结束。指间关节不宜过多、过重的手法按摩，以避免过多刺激引起局部组织增厚，影响关节活动功能。要求患者以主动功能锻炼为主。

**5. 中药外洗**

处方：伸筋草 5g、透骨草 6g、寻骨风 6g、路路通 9g、川芎 5g、地鳖虫 3g、制马钱子 3g、水蛭 2g、穿山甲 3g。

操作：将上述药物混合，加水 300ml，煮沸 10～15 分钟，待温度稍降后使用。将患侧手指伸入药汤内浸泡 30 分钟，同时施以揉、搓、拿等法。每日 1 次，5 次 1 个疗程。

**6. 康复锻炼**

纵圆式：10 分钟×2 组，每天 2 次×100 天。

平圆式：10 分钟×2 组，每天 2 次×100 天。

搓腰式：9 遍×2 组，每天 2 次×100 天。

搓脚心：10 分钟×2 组，每天 2 次×100 天。

**【针刀术后护理】**

**1. 生活起居护理**

日常生活中要注意保护受损关节，减轻日常活动时的关节疼痛和损伤，延缓或阻止病情进一步发展。指关节发炎时，会变得不稳定，因而更容易损伤，用力的时候，指关节就更易出现变形，因此在日常生活中，患者应尽量避免使用患指拧提重物，保护好患指关节。患指关节应避免长时间保持一个动作或处于变形位置，要每日适当进行活动，促进局部的血液循环。由于指关节强直而生活不能自理的患者，家人应给予细致的生活照顾。患指要保暖，避免受到风、寒、湿的侵袭，以免加重病情。

**2. 饮食护理**

本病若由类风湿关节炎或强直性脊柱炎引起，应多食高蛋白和含有多种维生素的食物；有贫血症状患者可以多食含铁的食物。饮食宜清淡，容易消化，禁食辛辣肥甘厚腻之品。由外伤引起的指关节纤维强直，可多食含钙丰富的食物。

**3. 情志护理**

为了矫正畸形，患者一般乐于接受手术治疗。但因对手术不了解，担心效果不佳和害怕手术而产生紧张、恐惧心理，因此医者应主动热情地与他们交谈，做好生活、饮食方面的护理，并根据其文化程度和接受能力进行针对性的健康教育，如给其观看针刀治疗指关节强直前后的照片，讲解手术过程，手术后注意事项及手术效果，使之消除恐惧心理，主动配合手术。由于针刀治疗属于闭合性手术，应告知患者或其家属手术过程中可能出现的意外情况，取得患者或家属的同意后方可进行针刀治疗。

**4. 对症处理及护理**

患者常伴有关节疼痛，医者应多和患者进行交流，转移患者注意力，从而减轻患者痛苦；若影响休息和睡眠，则应给予镇痛药如消炎痛，并定时观察患者的病情变化。针刀治疗后，应注意询问患者指关节局部的感觉，保持进针局部皮肤清洁，防止感染。

**5. 健康教育**

指导患者在以后的生活中保护好指关节，若由风湿类疾病引起，应积极进行治疗，同时进行身体的功能锻炼。患者应主动屈伸指关节，每日不少于 100 次，必要时可以进行对抗性牵拉，松解局部软组织的粘连。对于强直严重者，可以进行多次针刀治疗，嘱患者不要着急，进行功能锻炼时力度和幅度要适中，切忌强行屈伸，以免骨折。

## 第五节 髋关节强直

**【概述】**

髋关节强直是髋关节病变或损伤所造成的严重结果，保守疗法及开放性髋关节松解术疗效不好。髋关节融合术后，一个强直在功能位的髋关节还需要同侧腰部和膝关节的代偿，引起慢性腰痛，膝关节受力不均匀，继发膝周疼痛，久治不愈。最终只有进行人工关节置换，但对中青年的患者来说，由于金属磨损，还可能第 2 次换关节。

针刀医学关于慢性软组织损伤的理论和疾病病理构架的理论认为，髋关节强直是髋关节周围的软组织损伤后引起局部应力集中，人体在自我调节、自我修复过程中，所形成的粘连、瘢痕，引起力平衡失调，导致关节功能障碍。

**【病因病理】**

髋关节周围慢性软组织损伤，如挤压伤、钝挫伤、劳损等，使髋关节周围的肌肉、韧带、关节囊长期处于挛缩收缩状态，最终导致关节强直。

**【临床表现】**

关节强直所致的运动障碍使髋关节伸屈、收展功能障碍。若发生骨性强直，则髋关节的三轴运动功能完全丧失。

**【诊断要点】**

（1）髋关节呈屈曲畸形，被动活动部分或全部丧失。

（2）X线示髋关节的关节腔狭窄，甚至模糊不清，骨性强直可见髋臼和股骨头之间骨小梁通过。

**【针刀治疗】**

根据针刀医学关于慢性软组织损伤的理论和疾病病理构架的理论，对髋关节强直周围的粘连、瘢痕进行整体松解，髋关节的功能方可得以恢复。

**1. 第一次针刀松解缝匠肌起点，股直肌起点，髂股韧带及髋关节前侧关节囊，部分内收肌起点**

（1）体位　仰卧位。

（2）体表定位　髂前上、下棘，股骨大转子，髋关节前侧关节囊，耻骨。

（3）麻醉　硬膜外麻醉。

（4）刀具　使用Ⅰ型和Ⅱ型针刀。

（5）针刀操作（图6-36）

①第1支针刀松解缝匠肌起点　使用Ⅰ型针刀从髂前上棘定位进针刀，刀口线与下肢纵轴平行，针刀体与皮肤垂直，针刀经皮肤、皮下组织，到达骨面、缝匠肌起始处，调转刀口线90°，在骨面上铲剥2刀，范围不超过0.5cm。

②第2支针刀松解股直肌起点　使用Ⅱ型针刀在髂前上棘处摸到股直肌起点处定位，刀口线与该肌肌纤维方向一致，针刀经皮肤、皮下组织，达髂前上棘骨面，调转刀口线90°。在骨面上向内铲剥2～3刀，范围不超过0.5cm，出针刀后，针眼处创可贴覆盖。

③第3支针刀松解髋关节髂股韧带及髋关节前面关节囊　使用Ⅱ型针刀从髋关节前侧关节穿刺点进针刀，刀口线与下肢纵轴平行，针刀体与皮肤垂直，针刀经皮肤、皮下组织，当针刀下有韧感时，即到了髂股韧带中部，纵疏横剥2刀，范围不超过0.5cm，再向下进针，当有落空感时，即到关节腔，用提插刀法切割2刀，范围不超过0.5cm。

④第4支针刀松解短收肌和骨薄肌起点　在耻骨下支处摸到条索状的短收肌和骨薄肌起点后定位，刀口线与两肌肌纤维方向一致，针刀经皮肤、皮下组织，达骨面，在骨面上向内铲剥2～3刀，范围不超过0.5cm，以松解肌肉与骨面的粘连和瘢痕。出针刀后，针眼处创可贴覆盖。

⑤第5支针刀松解长收肌起点　在耻骨结节处摸到条索状的长收肌起点处的压痛点，刀口线与该肌肌纤维方向一致，针刀体与皮肤呈90°角刺入，针刀经皮肤、皮下组织，直达骨面，在骨面上向内铲剥2～3刀，范围不超过0.5cm，以松解肌肉与骨面的粘连和瘢痕。出针刀后，针眼处创可贴覆盖。

⑥第6支针刀松解耻骨肌起点　在耻骨上支触摸到成条索状的耻骨肌起点处的压痛点，刀口线与耻骨肌纤维方向一致，针刀体与皮肤垂直刺入，达肌肉起点处，调转刀口线90°，与耻骨肌肌纤维方向垂直，在耻骨上支骨面上向内铲剥2～3刀，范围不超过0.5cm。出针刀后，针眼处创可贴覆盖。

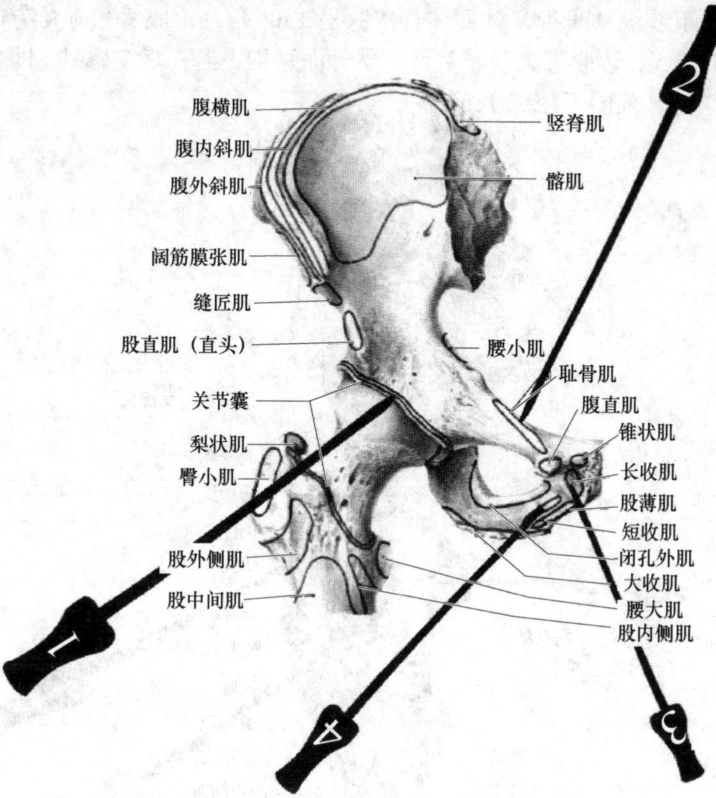


图 6-36　髋关节前侧松解示意图

**2. 第二次针刀松解臀中肌起点，股方肌起点，髋关节外后侧关节囊**

（1）体位　侧俯卧位，患侧髋关节在上。

（2）体表定位　股骨大转子，髋关节外后侧关节囊。

（3）麻醉　硬膜外麻醉。

（4）刀具　使用Ⅱ型针刀。

（5）针刀操作（图 6-37）

①第 1 支针刀松解臀中肌止点的挛缩点　在股骨大转子尖部定位。刀口线与下肢纵轴方向一致，针刀经皮肤、皮下组织达股骨大转子尖的骨面，贴骨面铲剥 2～3 刀，范围为 1cm。

②第 2 支针刀松解髋关节外侧　松解以第 1 支针刀为参照物，从髋关节外侧关节穿刺点进针刀，刀口线与下肢纵轴平行，针刀体与皮肤呈 130° 角，沿股骨颈干角方向进针刀，针刀经皮肤、皮下组织，达股骨大转子尖，再向下进针，直到髋关节外侧关节间隙，此时用提插刀法切割 2 刀，范围不超过 0.5cm。

③第 3 支针刀松解股方肌起点的粘连瘢痕　将髋关节内收内旋，摸清楚股骨大转子尖部。在大转子尖部后方定位，刀口线与下肢纵轴方向一致，针刀体与皮肤垂直，针刀经皮肤、皮下组织、达大转子骨面，紧贴大转子后方继续进针刀，然后将针刀体向头侧倾斜 45°，在大转子后内侧骨面上铲剥 2～3 刀，范围为 0.5cm。

④第 4 支针刀松解髋关节后侧关节囊　以第 3 支针刀为参照物，从股骨大转子后缘

进针刀，刀口线与下肢纵轴平行，针刀体与皮肤呈 130° 角，沿股骨颈干角方向进针刀，针刀经皮肤、皮下组织，达股骨大转子后缘，贴骨面进刀，当有落空感时，即到关节腔，用提插刀法切割 2 刀，范围不超过 1cm。

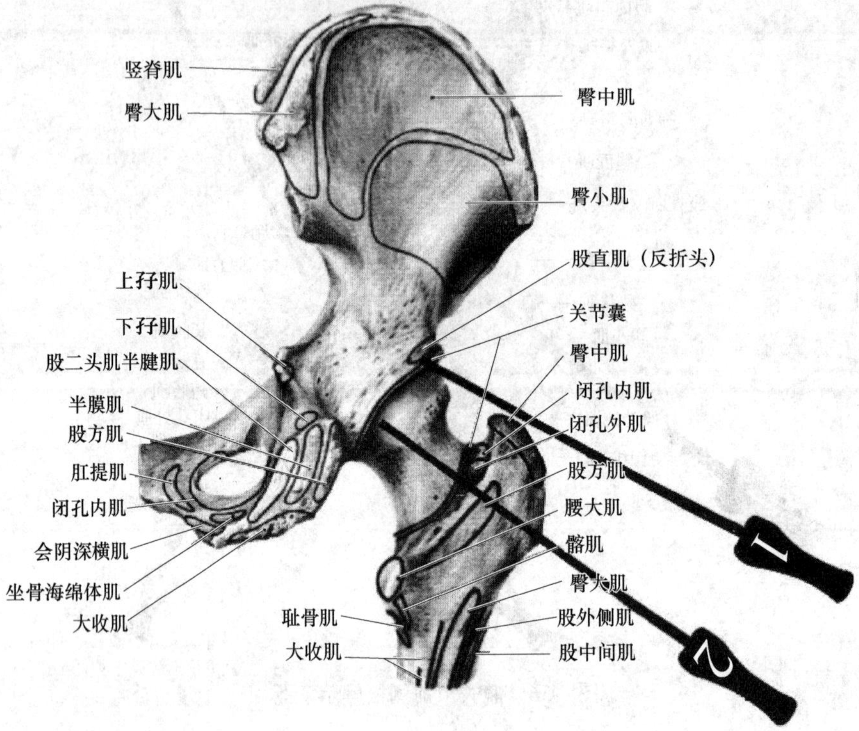


图 6-37　髋关节外后侧松解示意图

**3. 第三次针刀松解髂胫束起止点的粘连和瘢痕**

（1）体位　健侧卧位，患侧在上。

（2）体表定位　髂嵴，髂胫束行经路线。

（3）麻醉　用 1%利多卡因局部麻醉。

（4）刀具　使用 I 型针刀。

（5）针刀操作（图 6-38）

①第 1 支针刀松解髂胫束浅层附着区前部的粘连和瘢痕　在髂前上棘后 2cm 定位。刀口线与髂胫束走行方向一致，针刀体与皮肤垂直，针刀经皮肤、皮下组织，达髂嵴前部髂胫束浅层附着区前部骨面，调转刀口线 90°，在髂骨翼骨面上向下铲剥 2～3 刀，范围为 1～2cm。

②第 2 支针刀松解髂胫束浅层附着区中部的粘连和瘢痕　在髂嵴最高点定位。刀口线与髂胫束走行方向一致，针刀体与皮肤垂直，针刀经皮肤、皮下组织，达髂嵴髂胫束浅层附着区中部骨面，调转刀口线 90°，在髂骨翼骨面上向下铲剥 2～3 刀，范围为 1～2cm。

③第 3 支针刀松解髂胫束浅层附着区后部的粘连和瘢痕　在髂嵴最高点向后 2cm 定位。刀口线与髂胫束走行方向一致，针刀体与皮肤垂直，针刀经皮肤、皮下组织，达髂

嵴髂胫束浅层附着区后部骨面，调转刀口线 90°，在髂骨翼骨面上向下铲剥 2～3 刀，范围为 1～2cm。

④第 4 支针刀松解髂胫束上段的粘连和瘢痕　在大腿外侧上段定位。刀口线与髂胫束走行方向一致，针刀体与皮肤垂直，针刀经皮肤、皮下组织，当刀下有韧性感时，即到达髂胫束，再向内刺入 1cm，纵疏横剥 2～3 刀，范围为 1～2cm。

⑤第 5 支针刀松解髂胫束中段的粘连和瘢痕　在大腿外侧中段定位。刀口线与髂胫束走行方向一致，针刀体与皮肤垂直，针刀经皮肤、皮下组织，当刀下有韧性感时，即到达髂胫束，再向内刺入 1cm，纵疏横剥 2～3 刀，范围为 1～2cm。

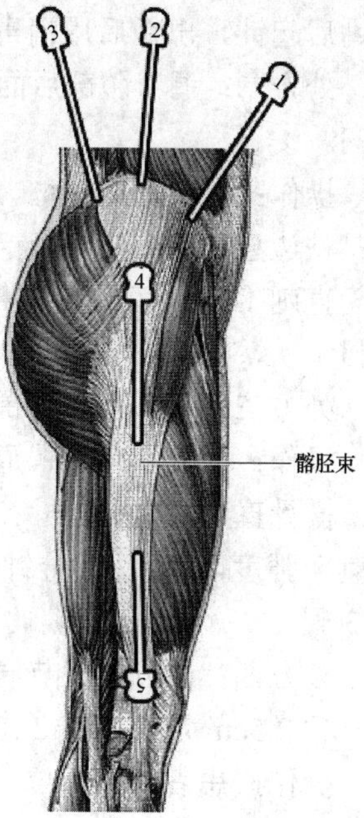

图 6-38　髂胫束松解针刀示意图

第 4～6 次针刀松解根据髋关节活动程度在局部麻醉下松解髋关节周围的其他粘连瘢痕点以及条索状物。

（6）注意事项

①在髋关节前方松解前方关节囊时，先触摸到股动脉的确切位置后，在向外旁开 2cm 处进行针刀操作是安全的。

②关节强直病人的针刀松解，一次松解范围不可太多，需要分次进行松解。一般对纤维性强直需 3～6 次。

③对骨性强直病人，需用Ⅱ型针刀进行松解，参见强直性脊柱炎——髋部病变有关章节。

针刀术后进行手法治疗，患者仰卧位，屈膝，一助手压在双髂前上棘，术者一前臂置于患者患侧小腿上部，一手托住患者小腿下部，使患者髋关节呈“？”和反“？”运动数次。每次针刀术后，手法操作相同。并采用抗生素常规预防感染 3 天。

**【针刀术后康复治疗】**

**（一）目的**

针刀整体松解术后康复治疗的目的是进一步调节髋关节的弓弦力学系统的力平衡，促进局部血液循环，加速局部的新陈代谢，有利于损伤组织的早期修复。

**（二）原则**

髋关节强直针刀术后 48～72 小时可选用下列疗法进行康复治疗。

**（三）方法**

**1. 毫针法**

处方一：调节髋部外侧面的弓弦力学系统，取五枢、维道、居髎、风市、膝阳关。

操作：患者取侧卧位，患侧在上，健侧伸直，患侧屈膝 30°，局部皮肤常规消毒，五枢直刺 1～1.5 寸；维道向前方斜刺 1～1.5 寸；居髎直刺 1～1.5 寸；风市直刺 1～2 寸；膝阳关直刺 0.8～1 寸。针入得气后，予中等刺激强度。每 10 分钟行针 1 次，30

分钟后起针，出针后用消毒棉球按压针孔。每日 1 次，10 次为 1 疗程。

处方二：调节髋部后面的弓弦力学系统，取腰眼、胞肓、秩边、浮郄、环跳、承扶、殷门。

操作：患者取俯卧位，局部皮肤常规消毒，腰眼直刺 0.5～1 寸；胞肓直刺 0.8～1.2 寸；秩边直刺 1.5～3 寸；浮郄直刺 0.5～1 寸；环跳直刺 2～3 寸；承扶直刺 1～2.5 寸；殷门直刺 1～2 寸。针入得气后，予中等刺激强度。留针 30 分钟，每 10 分钟行针 1 次。每日 1 次，10 次为 1 疗程，疗程间隔 3 天。

处方三：调节髋关节前面的弓弦力学系统，取府舍、髀关、横骨、伏兔、百虫窝。

操作：患者取仰位，局部皮肤常规消毒，府舍直刺 0.5～0.8 寸；髀关直刺 0.8～1.2 寸；横骨直刺 0.8～1.2 寸；百虫窝直刺 0.5～1 寸；伏兔直刺 1.2 寸。针入得气后，予中等刺激强度。留针 30 分钟，每 10 分钟行针 1 次。每日 1 次，10 次为 1 疗程，疗程间隔 3 天。

处方四：调节髋关节局部弓弦力学系统，取髋 1 点在腹股沟韧带上股动脉搏动处向下外各 2.5cm 定点；髋 2 点股骨大转子尖直上 2cm。

操作：患者取侧卧位，患侧在上，健侧伸直，患侧屈膝 30°，局部皮肤常规消毒，两穴均直刺 1.5～2 寸，针入得气后，予中等刺激强度。留针 30 分钟，每 10 分钟行针 1 次。每日 1 次，10 次为一疗程，疗程间隔 3 天。

处方五：调节髋关节局部弓弦力学系统，髋 3 点在转子间嵴内侧缘的中点外 1cm 定点；髋 4 点在转子间嵴内侧骨缘定 1～3 点。

操作：取 28～30 号，2.5～3 寸毫针。患者取侧卧位，患侧在上，健侧伸直，患侧屈膝 30°，局部皮肤常规消毒，两穴均直刺 1.5～2 寸，针入得气后，予中等刺激强度。留针 30 分钟，每 10 分钟行针 1 次。每日 1 次，10 次为 1 疗程，疗程间隔 3 天。

处方六：调节髋关节局部弓弦力学系统，髋 5 点在耻骨结节下方，耻骨下支上方硬韧肌腱的骨面上定点；髋 6 点在耻骨结节下外方，闭孔内上骨缘定点。

操作：用 30 号 2.5～3 寸毫针，患者取侧卧位，患侧在上，健侧伸直，患侧屈膝 30°，局部皮肤常规消毒，两穴均直刺 1.5～2 寸，针入得气后，予中等刺激强度。留针 30 分钟，每 10 分钟行针 1 次。每日 1 次，10 次为 1 疗程，疗程间隔 3 天。

**2. 电针**

处方：髀关、环跳、居髎、伏兔。

操作：患者俯卧，穴位常规消毒，环跳取 3.5 寸毫针，针尖向下，使针感传至脚踝部；居髎用 2.5 寸毫针，针尖向下直刺，使针感向膝部扩散；髀关、伏兔均直刺。进针得气后，将 2 穴接通电针治疗仪，用连续波，留针 20 分钟。

**3. 头针法**

处方：取焦氏头针下肢感觉区加足运感区，或标准头针顶颞后斜线上 1/5 加顶旁Ⅰ线。

操作：手捻法，或电针疏密波，30 分钟，每日 1 次。

**4. 推拿治疗**

处方：理筋按摩法。

操作：患者仰卧位，医者分别由髋周、大腿内、外侧及臀下部施以抚摩、揉捏、按压 4～7 遍，并可弹拨内收肌腱。同时可循足太阳膀胱经配合足少阴肾经、足阳明胃经点压环跳、承扶、殷门、风市、阳陵泉、承山等穴。每日 1 次，3 次为 1 疗程。

**5. 牵引疗法**

操作：患者仰卧，患侧下肢皮牵，重量 15kg，持续 2 小时，每天 2 次，连续牵引 60 天。注意观察患肢血供。

**6. 耳针法**

处方：神门、交感、肾、髋、皮质下。

操作：针刺，留针 20 分钟，每日 1 次，或耳穴埋针，每周 1 次。

**7. 艾灸法**

处方：髋关节周围。

操作：用艾炷在患肘周围连续施灸，至局部皮肤发红为止。每日灸 2 次，10 次为 1 疗程。此法可以温经散寒，通络止痛。

**8. 中药外洗**

处方：生草乌 9g，生川乌 9g，羌活 15g，独活 15g，三棱 9g，莪术 9g，泽兰 9g，企边桂 9g，归尾 9g，桃仁 9g，红花 9g，乌药 9g，土牛膝 15g。

操作：上药水煎熏洗，每剂加陈醋 45g，每日 1 剂，熏洗 2 次。

**9. 物理疗法**

处方：中药离子导入。

操作：取威灵仙 150g，黄芪 60g，白芍 20g，当归 20g，甲珠 20g，白芷 10g，盐附片 20g。将上方浸泡于 1000ml 水中，煎熬成 250ml 药液，装瓶备用。取环跳（患）、髀关（患）、膝阳关（患）。离子导入 30min，每天 1 次，连续治疗 15 天。

**10. 康复锻炼**

四向式：6 个×2 组，每天 2 次×150 天。

划圆式：6 个×2 组，每天 2 次×150 天。

击打式：6 个×2 组，每天 2 次×150 天。

后伸式；6 个×2 组，每天 2 次×150 天。

蹬车式：10 分钟×2 组，每天 2 次×150 天。

搓腰式：10 分钟×2 组，每天 2 次×150 天。

搓脚心：10 分钟×2 组，每天 2 次×150 天

**【针刀术后护理】**

**1. 生活起居护理**

天气变化时要注意保暖，避免风寒的侵袭，并要注意休息，以防病情加重。

**2. 情志护理**

多与患者沟通，向患者解释针刀疗法的基本知识及注意事项，消除其恐惧心理，以利于医患配合。

**3. 对症处理及护理**

在髋部进行治疗时，不能急躁，要摸索进针，要时时询问患者自己的针感，如有电击样、麻木感，立即稍上提，移动方向。

**4. 健康教育**

在生活和工作中应注意掌握正确的髋部活动动作，避免突然扭转和屈伸，做好保护工作。

## 第六节　膝关节强直

**【概述】**

膝关节类风湿关节炎、骨折、出血、长期制动及滑膜切除等原因，均可导致膝关节内部粘连，失去主动及被动活动，形成膝关节强直；膝关节强直可分为伸直型强直和屈曲型强直，其中以伸直型多见。

**【病因病理】**

膝关节的伸直型强直多继发于膝关节内或膝关节附近的骨折出血后过长的制动，或者发生于滑膜切除术后，或半月板切除术后及类风湿关节炎等。由于炎性渗出物的刺激及功能锻炼的缺乏，致使关节囊及关节内粘连、关节囊挛缩、髌上囊消失及股四头肌挛缩，髌上囊的粘连可影响股四头肌腱的滑动，从而使关节屈曲受限；而膝关节长期伸直位固定，可导致髌支持带的纤维化、挛缩及与股骨髁发生粘连，使股骨髁不能转动。

膝关节的屈曲型强直主要是由于损伤后呈屈膝位制动过久，引起屈肌痉挛及关节粘连；或由于脂肪垫纤维化，使髌骨上下移动受限所致。

**【临床表现】**

患者的膝关节活动受限或丧失活动能力，屈伸活动度在0°～10°之间，单侧关节伸直型强直可出现跛行，髌骨失去活动度，并且关节被动活动时，可扪及磨砂感；部分患者可伴有关节疼痛。

**【诊断要点】**

（1）患者既往有膝关节骨折等外伤史或滑膜、韧带及半月板切除等手术史及类风湿关节炎、强直性脊柱炎等病史。

（2）患侧膝关节主动、被动屈伸功能部分或全部丧失。

（2）查体示患侧髌骨无活动度，膝关节活动时可扪及磨砂感。

（3）X线检查对本病可辅助诊断，并可排除膝关节其他病变。

**【针刀治疗】**

依据针刀医学关于慢性软组织损伤的理论及慢性软组织损伤病理构架的网眼理论，用针刀对膝关节周围的粘连、瘢痕进行整体松解，使膝部的动态平衡得到恢复，本病可得到根本性的治疗。

**1. 第一次针刀松解膝关节前内侧软组织的粘连、瘢痕**

（1）体位　仰卧位，屈膝30°角。

（2）体表定位　膝关节前内侧。

（3）麻醉　1%利多卡因局部麻醉。

（4）刀具　使用Ⅱ型针刀。

（5）针刀操作（图6-39）

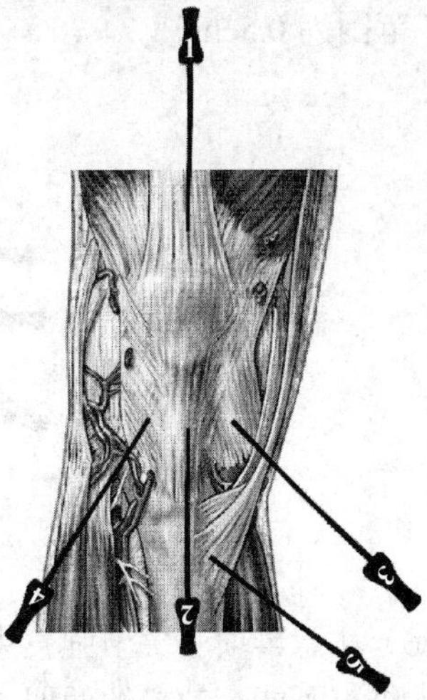

图 6-39　膝关节前外侧针刀松解示意图

①第 1 支针刀松解髌上囊　在髌骨上缘 2cm 定位，针刀体与皮肤垂直，刀口线与股四头肌方向一致，按针刀四步进针规程进针刀，经皮肤、皮下组织，当穿过股四头肌有落空感时，即到达髌上囊，先纵疏横剥 2 刀，然后将刀体向大腿方向倾斜 45°，针刀沿股骨凹面，提插 2 刀，以疏通髌上囊与关节囊的粘连点。

②第 2 支针刀松解髌下脂肪垫　针刀体与皮肤垂直，刀口线与髌韧带走行方向一致，按针刀四步进针规程进针刀，经皮肤、皮下组织，穿过髌韧带后有明显的落空感，再进针刀 1cm，即到达髌下脂肪垫，纵疏横剥 2 刀。

③第 3 支针刀松解髌内侧支持带　在髌骨内下缘 2cm 定点，针刀体与皮肤垂直，刀口线与下肢纵轴方向一致，按针刀四步进针规程进针刀，经皮肤、皮下组织，刀下有韧性感，深入其中，纵疏横剥 2～3 刀。范围不超过 1cm。

④第 4 支针刀松解髌外侧支持带　在髌骨外下缘 2cm 定点，针刀体与皮肤垂直，刀口线与下肢纵轴方向一致，按针刀四步进针规程进针刀，经皮肤、皮下组织，刀下有韧性感，深入其中，纵疏横剥 2～3 刀。范围不超过 1cm。

⑤第 5 支针刀松解鹅足的挛缩点　在胫骨上段内侧部定位。刀口线与下肢纵轴方向一致，按针刀四步进针规程进针刀，经皮肤、皮下组织到达胫骨内侧骨面，贴骨面分别向上、中、下作扇形铲剥 2～3 刀，范围为 1cm。

**2. 第二次针刀松解股直肌与股中间肌之间的粘连瘢痕及髂胫束的挛缩**

（1）体位　仰卧位，屈膝 30° 角。

（2）体表定位　股骨下段。

（3）麻醉　1%利多卡因局部麻醉。

（4）刀具　使用Ⅱ型针刀。

（5）针刀操作（图 6-40）

①第 1 支针刀松解股直肌与股中间肌下部的粘连瘢痕　在髌骨外上 3cm 定点。刀口线与下肢纵轴方向一致，按针刀四步进针规程进针刀，经皮肤、皮下组织到达浅筋膜层，在此处摆动针刀刀刃，找到股直肌与股中间肌下部的间隙，将针刀插入两肌之间，纵行疏通 3～4 刀，范围为 3cm，以松解两肌之间的粘连、瘢痕。

②第 2 支针刀松解股直肌与股中间肌中部的粘连瘢痕　与第 1 支针刀平行，在第 1 支针刀上方 3cm 定点。刀口线与下肢纵轴方向一致，按针刀四步进针规程进针刀，经皮肤、皮下组织到达浅筋膜层，在此处摆动针刀刀刃，找到股直肌与股中间肌下部的间隙，将针刀插入两肌之间，纵行疏通 3～4 刀，范围为 3cm，以松解两肌之间的粘连、瘢痕。

③第 3 支针刀松解髂胫束的挛缩　在髌骨外上缘 3cm 定点。刀口线与下肢纵轴方向一致，按针刀四步进针规程进针刀，经皮肤、皮下组织到达浅筋膜层，在此处摆动针刀刀刃，找到髂胫束前缘后，调整刀体，与人体矢状面方向一致，提插刀法切割髂胫束 2～

3 刀，范围为 0.5cm。

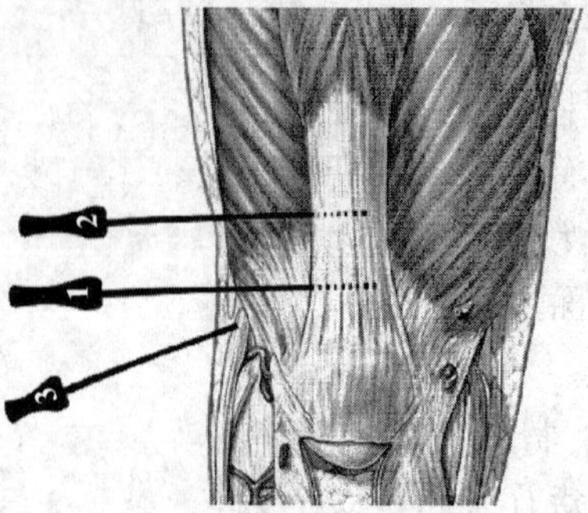

图 6-40　股直肌与股中间肌之间针刀松解示意图

（6）注意事项　关节强直患者，股直肌与股中间肌之间的粘连瘢痕非常严重，Ⅰ型针刀太细，不能有效松解两肌之间的粘连和瘢痕，必须用Ⅱ型针刀。在此处仅以针刀松解作纵行疏通，不作横行剥离，以免损伤正常的肌肉组织，针刀松解的范围在 2～3cm 以内，不能太小，否则可能造成松解不到位而影响疗效。

**3. 第三次针刀松解腓肠肌起点的粘连瘢痕**

（1）体位　俯卧位，膝关节伸直位。

（2）体表定位　股骨髁后侧。

（3）麻醉　1%利多卡因局部麻醉。

（4）刀具　使用Ⅱ型针刀。

（5）针刀操作（图 6-41）

①第 1 支针刀松解腓肠肌内侧头　先触摸到腘动脉搏动，确定血管走行后，在腘动脉搏动的内侧旁开 2cm 处定位，针刀体与皮肤垂直，刀口线与大腿纵轴平行，按针刀四步进针规程进针刀，经皮肤、皮下组织到达股骨内侧髁后面腓肠肌内侧头的起点处骨面，调转刀口线 90°，铲剥 2～3 刀，范围不超过 0.5cm。

②第 2 支针刀松解腓肠肌外侧头　先触摸到腘动脉搏动，确定血管走行后，在腘动脉搏动外侧旁开 2cm 处定位，针刀体与皮肤垂直，刀口线与大腿纵轴平行，按针刀四步进针规程进针刀，经皮肤、皮下组织到达股骨外侧髁后面腓肠肌外侧头起点处骨面，调转刀口线 90°，铲剥 2～3 刀，范围不超过 0.5cm。

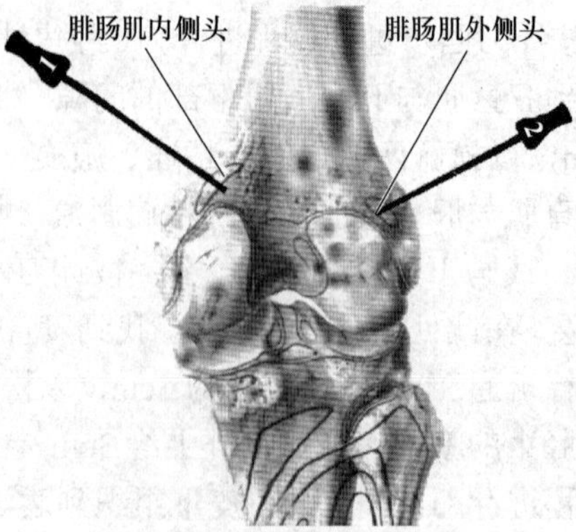


图 6-41　腓肠肌起点针刀松解示意图

（6）注意事项　在膝关节后侧松解术中，进针刀不可太快，如患者有剧痛感，可能是针刀碰到了膝内上动脉或者膝外上动脉的缘故，不能盲目继续进针刀，此时应将针刀退至皮下，调整方向再进针刀，即可到达骨面。

针刀松解膝关节囊及周围软组织后，术者握住患侧小腿上段，嘱患者尽量伸屈膝关节，在最大伸膝位和最大屈膝位时，术者分别向相同方向弹压膝关节 1～2 次。并采用抗生素常规预防感染 3 天。必要时加消肿药物。

**【针刀术后康复治疗】**

**（一）目的**

针刀整体松解术后康复治疗的目的是进一步调节膝部的弓弦力学系统的力平衡，促进局部血液循环，加速局部的新陈代谢，有利于损伤组织的早期修复。

**（二）原则**

膝关节强直针刀术后 48～72 小时可选用下列疗法进行康复治疗。

**（三）方法**

**1. 毫针法**

处方一：调节膝关节前侧的弓弦力学系统，取梁丘、伏兔、内膝眼、外膝眼、鹤顶、足三里。

操作：患者正坐，下肢下垂。穴位常规消毒后，用 2 寸 30 号毫针，梁丘直刺 1～1.5 寸；伏兔直刺 1.2 寸；内膝眼从前内向外与额状面成 45° 角斜刺 0.5～1 寸；外膝眼从前外向内外与额状面成 45° 角斜刺 0.5～1 寸；鹤顶直刺 0.5～0.8 寸；足三里直刺 1～2 寸。得气留针 30 分钟。同时配合患膝的屈伸运动。每日 1 次，10 次为 1 个疗程。

处方二：调节膝关节后侧的弓弦力学系统，取委中、殷门、承筋、承山、委阳、浮郄。

操作：患者取俯卧位，穴位局部常规消毒后，用 2 寸毫针刺入，委中直刺 1～1.5 寸；殷门直刺 1～2 寸；承筋直刺 0.5～1.2 寸；承山直刺 1～1.5 寸；委阳直刺 0.5～1 寸；浮郄直刺 0.5～1 寸。待有酸、麻、胀等得气后，留针 30 分钟，每日 1 次，连续治疗 10 次。

处方三：调节膝关节内侧的弓弦力学系统，取阴谷、曲泉、阴陵泉、血海、地机。

操作：患者取仰卧位，穴位局部常规消毒后，用 2 寸毫针刺入，阴谷直刺 0.8～1.5 寸；曲泉直刺 1～1.5 寸；阴陵泉直刺 0.5～0.8 寸；血海直刺 0.8～1 寸；地机直刺 0.5～0.8 寸。待有酸、麻、胀等得气后，留针 30 分钟，每日 1 次，连续治疗 10 次。

处方四：调节膝关节局部的弓弦力学系统，取髌骨上缘正中点；髌上股四头肌正中线各点；髌上股四头肌腱两侧缘点；髌骨两侧缘点；髌骨下极点；髌韧带中点。

操作：患者取仰卧位，膝关节微屈，局部皮肤常规消毒后，用 1.5 寸毫针刺入，待有酸、麻、胀等得气后，留针 30 分钟，每日 1 次，连续治疗 10 次。

处方五：调节膝关节局部的弓弦力学系统，取股骨内上髁；股骨外上髁；胫骨内侧髁；胫骨外侧髁。

操作：患者取仰卧位，膝关节微屈，局部皮肤常规消毒后，用 1.5 寸毫针刺入，待有酸、麻、胀等得气后，留针 30 分钟，每日 1 次，连续治疗 10 次。

**2. 电针法**

处方：足三里、血海、犊鼻、阳陵泉。

操作：穴位皮肤常规消毒，阳陵泉取 2 寸毫针，针尖向下，使针感传至踝部。阳陵泉用 1.5 寸毫针，针尖向阴陵泉透刺，使针感向膝关节周围扩散。进针得气后，将 2 穴接通电针治疗仪，用连续波，留针 20 分钟。

**3. 头针法**

处方：取焦氏头针下肢感觉区加足运感区，或标准头针顶颞后斜线上 1/5 加顶旁Ⅰ线。

操作：手捻法，或电针疏密波，30 分钟，每天 1 次。

**4. 灸法**

处方：膝部周围。

操作：用艾炷在患膝部周围连续施灸，至局部皮肤发红为止。每日灸 2 次，10 次为 1 疗程。

**5. 推拿治疗**

处方一：直腿抬高。

操作：病人坐在床边，先用健肢踝关节抬住患肢后踝，协助慢慢抬起然后放下为一组，每日 3～4 次，每次 10～20 组，以后患肢肌力逐渐恢复，自行缓慢抬起；做直腿抬高练习，病人平躺于床上患肢用力伸直抬起约停留 30～60 秒再放下，每日 3～4 次，每次 5 分钟，开始可由医护人员协助推起；病人坐床边，先用健肢踝关节抬住患肢后踝，协助慢慢抬起，然后放下为一组，每日 3～4 次，每次 10～20 分钟，以后患肢肌力逐渐恢复，自行缓慢抬起。

处方二：手法治疗。

操作：选取患肢犊鼻、血海、梁丘、足三里、阳陵泉、阴陵泉、委中、委阳等穴位点按及拨络手法，推拿 20 分钟，然后将患肢膝部置于床边，一手固定大腿，一手下压小腿，使膝关节达最大屈曲位 10～15 分钟，最后再次应用搓法及拿法松解关节，放松肌肉。手法宜轻柔稳妥，切忌暴力强行，以免造成膝部骨折及周围软组织损伤。关节周围推拿按摩，有舒筋活血、通利关节的作用，可改善关节周围肌腱、韧带、关节囊等软组织的粘连状态。以上治疗 15 日为 1 个疗程。

操作三：单手掌根推揉髋关节周围软组织，由轻逐渐加重，反复 10 遍左右，以皮肤有微热感、舒适为宜。用拇指推法，放松肌肉，解除痉挛，指按压上、中、下三髎及环跳、委中等穴位。每次 10～15 分钟，每日或隔日 1 次，10 次为 1 疗程，

**6. 牵引疗法**

操作：固定膝关节近端，在其远端施加适当力量牵引，一般采用俯卧位，在患侧踝关节处加牵引力。牵引重量以引起患者可耐受的酸痛感觉，又不产生肌肉痉挛为宜，每次 5～15 分钟，每天 1～2 次，在热疗后进行或牵引同时给予热疗效果更好。

**7. 中药内服**

处方：桃仁 9g，红花 9g，生地 12g，赤芍 30g，川芎 15g，当归尾 30g，牛膝 15g，黄柏 9g，苍术 9g，丹皮 9g，木香 9g，丹参 18g，三七粉 6g（冲服），车前草 30g，元胡

12g，甘草6g。

服法：水煎，每日1剂，分两次口服。

**8. 中药外洗**

处方一：伸筋草20g，海桐皮15g，独活10g，透骨草15g，威灵仙10g，桑枝15g，乳香，没药各10g，桂枝15g，续断10g，骨碎补10g。

操作：诸药混匀置于锅中，加清水2000～3000ml，浸泡1小时，文火煎沸15分钟，待降温至40℃～50℃，将膝关节浸洗30～40分钟，每日2～3次，每剂2日，10日为1疗程。

处方二：伸筋草30g、透骨草30g、苏木20g、红花20g、生川乌20g、生草乌20g、威灵仙20g、鸡血藤20g、胆南星15g、海桐皮15g、秦艽30g、黄柏30g、防风15g、附片15g、土茯苓20g、地鳖虫20g、钩藤15g，食醋250ml。

操作：上方水煎，熏洗患处，每日2次，每次30分钟，3日1剂。亦可上药共为末置生布袋中加适量醋，铁锅内蒸30分钟后，热敷关节。15日为1个疗程。

**9. 物理疗法**

处方一：红外线疗法

操作：将辐射器固定于膝关节的上方或侧方，一般应使大部分红外线垂直辐射于治疗部位。

处方二：紫外线疗法

操作：患者取仰卧位或侧卧位，膝下垫枕头，暴露膝关节，将光源垂直于照射中心，非照射区用治疗巾遮盖。膝前照射：上界齐髂骨上缘上2cm水平线；下界齐髌骨下缘下2cm水平线。或膝内侧2野照射。根据局部皮肤的敏感性决定照射量。照射面积应包括关节周围正常组织1～2cm。

**10. 康复锻炼**

①跪膝式　6分钟×2组，每天2次×60天。

②搓腰式　10分钟×2组，每天2次×60天。

③搓脚心　10分钟×2组，每天2次×60天。

**【针刀术后护理】**

**1. 生活起居护理**

指导患者注意休息，适当参加轻家务劳动，尽量保持膝关节的运动功能。疼痛严重者应卧床休息。室内干燥，空气新鲜，地面保持干燥。

**2. 饮食护理**

（1）给予高蛋白、高维生素、富含钙和铁易消化的食物，饮食应多样化，保持均衡并富于营养，注意增加纤维素含量高的食物。

（2）应控制热量摄入，身体肥胖者应注意减肥。禁止饮用刺激性强的食品，如：酒茶、咖啡、辛辣调味品等，以去除诱发因素。

**3. 情志护理**

膝关节强直患者，因膝关节活动受限，生活自理能力下降，易导致心理不平衡，可出现较明显的心理反应。因此应关心和理解患者及时给予安慰、鼓励，使患者获得心理支持，树立起战胜疾病的信心，配合治疗和护理。

**4. 对症处理及护理**

（1）针刀术后患者要卧床休息，局部冷敷，患肢抬高。避免过度紧张、劳累、受寒、关节损伤，观察病情变化。软组织损伤常规护理。观察出血、疼痛、运动等情况变化，及时做好对症处理。

（2）消炎止痛、减轻患者痛苦。加速尿酸代谢与排出。按时给患者服药，以控制发作，减轻痛苦。

（3）严格控制饮食和体重，减少嘌呤摄入，减少尿酸来源。

（4）急性期注意关节固定，减少关节破坏。加强生活护理，满足生活需求。

**5. 健康教育**

（1）应向患者进行卫生保健宣传，保持关节活动，可以促进血液循环，改善关节软组织的营养和关节功能，减轻症状。

（2）鼓励和指导患者进行锻炼，以患者不感到疲劳为度。忌做较剧烈的运动。

（3）关节疼痛发作时可适当休息，但如健康许可仍要坚持锻炼。

## 第七节　踝关节强直

**【概述】**

踝关节继发于外伤后产生关节纤维性或骨性融合，使关节固定于功能位或非功能位，称之为踝关节强直。

**【病因病理】**

在致病因素的反复作用下出现滑膜的水肿充血与渗出增加，进而导致关节面软骨的坏死。软骨下骨甚至也遭受破坏，与此同时，发生关节囊的粘连与挛缩，最终形成纤维性甚至骨性强直。

**【临床表现】**

非功能位强直的患者可出现走路跛行或持仗协行，同时可伴有患者的足内翻畸形，若双侧的关节均受累则出现行走困难。

患者受累的踝关节活动度严重受限，甚至完全消失，同时可伴见其原发病的临床症状。

**【诊断要点】**

①踝关节强直于功能位或非功能位，主动及被动活动基本丧失。

②既往有关节结核、类风湿、痛风或踝部外伤史。

③X 线示关节间隙狭窄或模糊不清，并有骨小梁通过。

**【针刀治疗】**

关节强直的根本原因是由于关节内外因素综合作用，使关节周围及其内部结构发生病变，产生粘连、挛缩及瘢痕，从而破坏了关节局部的力学平衡，故在针刀医学闭合性手术理论及网眼理论的指导下，应用针刀整体松解相关软组织的粘连、挛缩及瘢痕组织，配合手法治疗，恢复关节的动态平衡，才是治疗之本，对于踝关节骨性强直，应用特制弧形针刀，从关节前、后、内、外深入关节，对骨性强直进行闭合松解，开创了骨性强直针刀闭合性手术松解的先河。

**1. 第一次针刀松解三角韧带及周围的粘连瘢痕**

（1）体位　仰卧位，踝关节中立位。

（2）体表定位　踝关节内侧。

（3）麻醉　在1%利多卡因局部麻醉下进行。

（4）刀具　使用专用弧形针刀及Ⅰ型针刀。

（5）针刀操作（图6-42）

①第1支针刀松解三角韧带后方起点（胫距后韧带起点）及踝关节囊的粘连瘢痕　在内踝尖后上1cm定位。使用专用弧形针刀，刀口线与下肢纵轴平行，针刀体与皮肤呈90°角，按四步进针规程进针刀。针刀经皮肤、皮下组织到达内踝后部骨面，调转刀口线90°，使针刀的弧形面与内踝后侧骨面相吻合，贴骨面向内踝后下铲剥2刀，范围0.5cm，然后刀体分别向上向下铲剥2刀，范围不超过0.5cm。

②第2支针刀松解三角韧带起点中部（胫跟韧带起点）及踝关节囊的粘连瘢痕　在内踝尖定位。使用专用弧形针刀，刀口线与下肢纵轴平行，针刀体与皮肤呈90°角，按四步进针规程进针刀。针刀经皮肤、皮下组织到达内踝尖骨面，调转刀口线90°，使针刀的弧形面与内踝尖骨面相吻合，贴骨面向下铲剥2刀，范围0.5cm，然后刀体分别向上、向下铲剥2刀，范围不超过0.5cm，以松解关节囊的粘连瘢痕。

③第3支针刀松解三角韧带起点前部（胫舟韧带起点）及踝关节囊的粘连瘢痕　在内踝尖前上方1cm处定位。使用专用弧形针刀，刀口线与下肢纵轴平行，针刀体与皮肤呈90°角，按四步进针规程进针刀。针刀经皮肤、皮下组织到达内踝前骨面，调转刀口线90°，使针刀的弧形面与内踝前骨面相吻合，贴骨面向下铲剥2刀，范围0.5cm，然后刀体分别向上、向下铲剥2刀，范围不超过0.5cm。

④第4支针刀松解胫跟韧带行经线路的粘连瘢痕　在第2支针刀下方1.5～2cm处定位，使用Ⅰ型4号针刀，刀口线与下肢纵轴平行，针刀体与皮肤呈90°角，按照四步进针规程进针刀。针刀经皮肤、皮下组织，当刀下有阻力感时，即到达胫跟韧带，再向下进针刀1～2mm，行纵疏横剥2～3刀，范围不超过0.5cm。

⑤第5支针刀松解胫跟韧带后部止点的粘连瘢痕　在跟骨载距突后部定位。使用专用弧形针刀，刀口线与下肢纵轴平行，针刀体与皮肤呈90°角，按四步进针规程进针刀。针刀经皮肤、皮下组织到达跟骨面，调转刀口线90°，使针刀的弧形面与距骨载距突骨面相吻合，贴骨面向上铲剥2刀，范围0.5cm，然后刀体分别向前、向后铲剥2刀，范围不超过0.5cm。

⑥第6支针刀松解胫跟韧带前部止点的粘连瘢痕　在跟骨载距突中部定位。使用专用弧形针刀，刀口线与下肢纵轴平行，针刀体与皮肤呈90°角，按四步进针规程进针刀。针刀经皮肤、皮下组织到达跟骨面，调转刀口线90°，使针刀的弧形面与距骨载距突骨面相吻合，贴骨面向上铲剥2刀，范围0.5cm，然后刀体分别向前、向后铲剥2刀，范围不超过0.5cm。

⑦第7支针刀松解胫舟韧带止点的粘连瘢痕　在舟骨粗隆后上方0.5cm处定位。使用专用弧形针刀，刀口线与下肢纵轴平行，针刀体与皮肤呈90°角，按四步进针规程进针刀。针刀经皮肤、皮下组织到达舟骨面，调转刀口线90°，使针刀的弧形面与舟骨骨

面相吻合，贴骨面向后铲剥 2 刀，范围 0.5cm，然后刀体分别向前、向后铲剥 2 刀，范围不超过 0.5cm。

⑧第 8 支针刀松解跟舟足底韧带止点的粘连瘢痕　在第 7 支针刀上方 1cm 定位。使用专用弧形针刀，刀口线与下肢纵轴平行，针刀体与皮肤呈 90° 角，按四步进针规程进针刀。针刀经皮肤、皮下组织到达舟骨面，调转刀口线 90°，使针刀的弧形面与舟骨骨面相吻合，贴骨面向后铲剥 2 刀，范围 0.5cm。

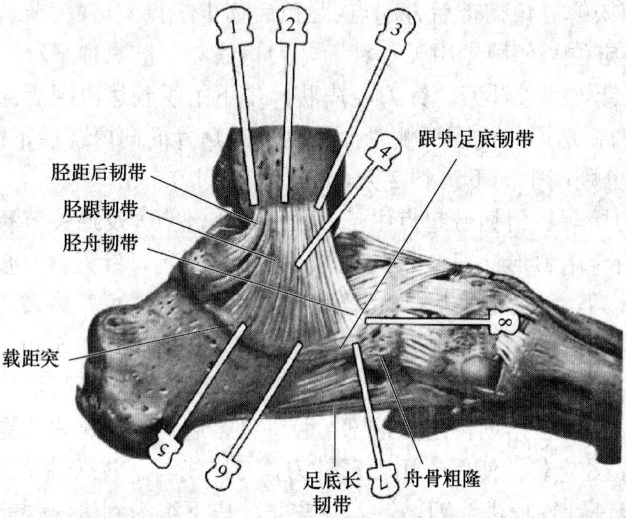


图 6-42　针刀松解三角韧带及周围的粘连瘢痕示意图

**2. 第二次针刀松解踝关节外侧韧带及周围的粘连瘢痕。**

（1）体位　俯卧位，踝关节中立位。

（2）体表定位　踝关节内侧。

（3）麻醉　在 1%利多卡因局部麻醉下进行。

（4）刀具　使用弧形针刀及 I 型针刀。

（5）针刀操作（图 6-43）

①第 1 支针刀松解踝关节前侧关节囊，距腓前韧带起点的粘连瘢痕　在外踝尖前上方 1cm 处定位。使用专用弧形针刀，刀口线与足纵轴平行，针刀体与皮肤呈 90° 角，按四步进针规程进针刀。针刀经皮肤、皮下组织到达外踝前侧腓骨骨面，调转刀口线 90°，使针刀的弧形面与外踝前缘骨面相吻合，贴骨面向前下铲剥 2 刀，当刀下有落空感时即停止，然后分别向上、向下作扇形铲剥，范围不超过 0.5cm。

②第 2 支针刀松解踝关节外侧关节囊，跟腓韧带起点的粘连瘢痕　在外踝尖定位。使用专用弧形针刀，刀口线与足纵轴平行，针刀体与皮肤呈 90° 角，按四步进针规程进针刀。针刀经皮肤、皮下组织到达外踝尖骨面，调转刀口线 90°，使针刀的弧形面与外踝尖骨面相吻合，贴骨面向后下铲剥 2 刀，当刀下有落空感时即停止，然后分别向前、向后外作扇形铲剥，范围不超过 0.5cm。

③第 3 支针刀松解踝关节后侧关节囊，距腓后韧带起点的粘连瘢痕　在外踝尖后上

方 1cm 定位。使用专用弧形针刀，刀口线与足纵轴平行，针刀体与皮肤呈 90° 角，按四步进针规程进针刀。针刀经皮肤、皮下组织到达外踝后侧腓骨骨面，调转刀口线 90°，使针刀的弧形面与外踝后缘骨面相吻合，贴骨面向后下铲剥 2 刀，当刀下有落空感时即停止，然后分别向上、向下作扇形铲剥，范围不超过 0.5cm。

④第 4 支针刀松解跟腓韧带止点的粘连瘢痕　在外踝尖下后方 2～3cm 处定位。使用Ⅰ型针刀，刀口线与足纵轴平行，针刀体与皮肤呈 90° 角，按四步进针规程进针刀。针刀经皮肤、皮下组织到达外跟骨骨面，调转刀口线 90°，贴骨面向上铲剥 2 刀，然后分别向前、向后外作扇形铲剥，范围不超过 0.5cm。

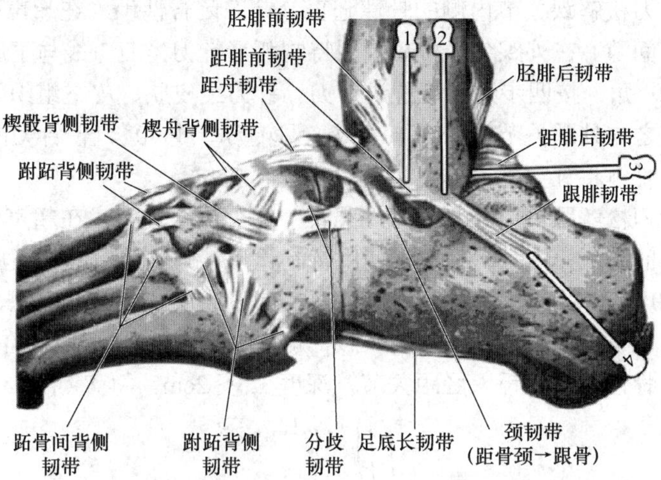


图 6-43　针刀松解踝关节外侧韧带及周围的粘连示意图

**3. 第三次针刀松解踝关节骨性强直。**

（1）体位　仰卧位，踝关节中立位。

（2）体表定位　踝关节内、外、前、后侧。

（3）麻醉　在 1%利多卡因局部麻醉下进行。

（4）刀具　使用特制弧形针刀。

（5）针刀操作（图 6-44，图 6-45）

①第 1 支针刀松解踝关节前侧的骨性强直　针刀闭合性手术在超声引导下进行，通过透视确定关节间隙。先用记号笔标出足背动脉行经线路，以防损伤。使用特制弧形针刀，按四步进针法从足背动脉内侧 1cm 处进针刀，刀口线与足纵轴平行，针刀体与皮肤呈 90° 角，针刀经皮肤、皮下组织到达踝关节前面，调转刀口线 90°，使针刀的弧形面与距骨骨面相吻合，用骨锤将针刀锤入胫距关节前部，直到关节中央。

②第 2 支针刀松解踝关节后侧的骨性强直　针刀闭合性手术在超声引导下进行，通过透视确定关节间隙。在踝关节后侧定位。使用特制弧形针刀，刀口线与足纵轴平行，针刀体与皮肤呈 90° 角，按四步进针规程进针刀。针刀经皮肤、皮下组织、跟腱到达踝关节后面，调转刀口线 90°，使针刀的弧形面与距骨骨面相吻合，用骨锤将针刀锤入胫距关节后部，直到关节中央，与第 1 支针刀相接。

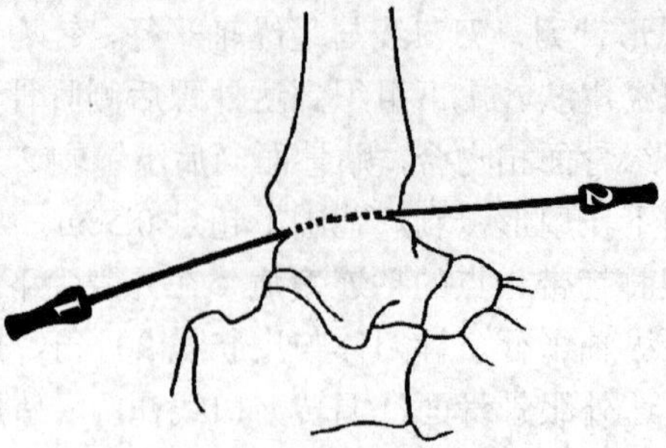

图 6-44　针刀松解踝关节前侧与后侧的骨性强直示意图

③第 3 支针刀松解踝关节内侧的骨性强直　针刀闭合性手术在超声引导下进行，通过透视确定关节间隙。在外踝尖定位。使用特制弧形针刀，刀口线与下肢纵轴平行，针刀体与皮肤呈 90° 角，按四步进针规程进针刀。针刀经皮肤、皮下组织、到达外踝尖，调整针刀体，使之与外踝关节间隙方向一致，调转刀口线 90°，使针刀的弧形面与外踝骨面相吻合，用骨锤将针刀锤入腓距关节，深度约 2cm。

④第 4 支针刀松解踝关节外侧的骨性强直　针刀闭合性手术在超声引导下进行，通过透视确定关节间隙。在内踝尖定位。使用特制弧形针刀，刀口线与下肢纵轴平行，针刀体与皮肤呈 90° 角，按四步进针规程进针刀。针刀经皮肤、皮下组织、到达内踝尖，调整针刀体，使之与内踝关节间隙方向一致，调转刀口线 90°，使针刀的弧形面与内踝骨面相吻合，用骨锤将针刀锤入胫距关节，深度 1.5～2cm。

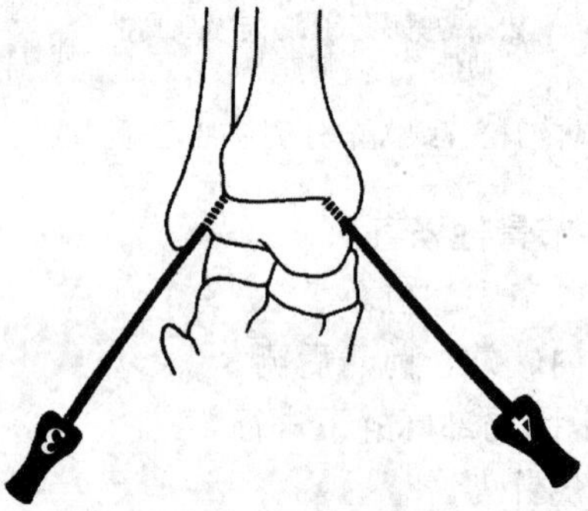

图 6-45　针刀松解踝关节内侧与外侧的骨性强直示意图

针刀术后进行手法治疗，在助手的协助下进行踝关节的对抗性牵引，使关节充分背屈、跖屈 3～5 次，后施关节弹压术以促使关节恢复到正常角度。注意手法不可过猛，否则强直引起踝关节骨折等严重并发症。并采用抗生素常规抗感染 3 天。

**【针刀术后康复治疗】**

**（一）目的**

针刀整体松解术后康复治疗的目的是进一步调节踝部的弓弦力学系统的力平衡，促进局部血液循环，加速局部的新陈代谢，有利于损伤组织的早期修复。

**（二）原则**

踝关节强直针刀术后 48～72 小时可选用下列疗法进行康复治疗。

### （三）方法

**1. 毫针法**

处方一：调节踝关节内侧弓弦力学系统，取商丘、照海、然谷、复溜、三阴交。

操作：患足处于稍内翻位，于患足进针处常规消毒，商丘直刺0.3～0.5寸；照海直刺0.5～0.8寸；然谷直刺0.5～0.8寸；复溜直刺0.8～1寸；三阴交直刺0.5～1寸。留针30分钟，每日或隔日1次。10次为1个疗程。

处方二：调节踝关节后面弓弦力学系统，取昆仑、仆参、太溪、大钟、水泉。

操作：于患足进针处常规消毒，以1.5寸毫针快速刺入皮下，昆仑直刺0.5～0.8寸；仆参直刺0.3～0.5寸；太溪直刺0.5～0.8寸；大钟直刺0.5～0.8寸；水泉直刺0.3～0.6寸。留针30分钟，每日或隔日1次。10次为1个疗程。

处方三：调节踝关节外侧弓弦力学系统，取申脉、悬钟、跗阳、解溪、陷谷、丘墟、足临泣。

操作：于患足进针处常规消毒，以1.5寸毫针快速刺入皮下，申脉直刺0.3～0.5寸；悬钟直刺0.8～1寸；跗阳直刺0.5～1寸；解溪直刺0.5～1寸；陷谷直刺0.3～0.5寸；丘墟直刺0.5～0.8寸；足临泣直刺0.3～0.5寸。留针30分钟，每日或隔日1次。10次为1个疗程。

**2. 电针法**

处方：足三里、阳陵泉、昆仑、丘墟、太溪。

操作：局部皮肤常规消毒后，将针快速刺入穴位，得气后接G-6805治疗仪，连续波，电流强度以病人能耐受为度，每日1次，6次为1疗程。

**3. 头针**

处方：取焦氏头针下肢感觉区加足运感区，或标准头针顶颞后斜线上1/5加顶旁Ⅰ线。

操作：手捻法，或电针疏密波，30分钟，每天1次。

**4. 灸法**

处方：阿是穴。

操作：先在患处找准压痛点，然后将燃着的艾条对准所选压痛点，距离2～5cm进行熏灸，以病人能耐受、局部皮肤红晕为度，每日2次，5～10次为1疗程。

**5. 推拿治疗法**

处方：推揉疏筋。

操作：推拿的原则是以解除肌肉的紧张，消散瘀血，去除粘连，活动关节为主，首先以拇指行推法和揉法，对小腿各肌群逐一施行。在有明显压痛和瘀血聚结的地方，在患部行揉、揉手法的同时，另一手握住患足前部并摇动关节，通过疏理经筋的方法而使气血通畅。

**6. 耳针法**

处方一：耳穴踝、膝、神门、皮质下、肾上腺。

操作：严格皮肤消毒后，以速刺法垂直刺入皮下0.2～0.3寸，以局部产生胀感、耳郭渐有热感为度，同时令患者活动。出针后可由耳尖放血数滴，以增强治疗效果。

**7. 中药外治**

处方一：马钱子 20g，归尾 20g，川乌 20g，草乌 20g，羌活 15g，独活 15g，赤芍 25g，红花 15g，桃仁 15g，细辛 10g，鸡血藤 20g，黑老虎 15g，伸筋草 20g，牛膝 20g，乳香 15g，没药 15g，续断 20g，苏木 15g。

操作：首先将上药加水 5000ml 浸泡 30 分钟后，再煮沸 20 分钟，然后将药液装入盆中，将患侧踝关节放在药液上熏洗，用毛巾覆盖盆和关节的间隙，以免热气散发过快。待药液稍凉后将患处直接放入药液浸洗，边浸洗边尽量活动其关节。每日两次，每次 20～30 分钟。1 周为 1 疗程。

处方二：川牛膝 30g，伸筋草 50g，威灵仙 30g，五加皮 30g，海风藤 50g，海桐皮 30g，独活 30g，桃仁 30g，红花 30g，桂枝 30g，徐长卿 30g，木瓜 30g，透骨草 50g，刘寄奴 50g，千年健 50g，汉防己 50g。

操作：上药混合用水浸半小时后文火煎沸 10 分钟。每天早晚各洗 1 次，每次熏洗 30 分钟。熏洗半个月为 1 疗程。

处方三：南星、灵仙、海桐皮、苍术、海风藤、川乌、马前子、红花、细辛、莪术、山甲、昆布为主，根据部位不同，可适当加引经药物。

操作：将上药用温水 2000ml，浸泡 30 分钟，文火煎至 1500ml，滤出再加水至 20000ml，文火煎至 1500ml 时滤出，连同上药液和药渣，并加醋 250ml 熏洗患处关节，每晚 1 次，每次不少于 40 分钟；15 次为 1 疗程，并积极主动或有限的被动功能锻炼。

**8. 物理疗法**

处方一：红外线疗法

操作：将辐射器固定于踝关节的上方或侧方，一般应使大部分红外线垂直辐射于治疗部位。

处方二：紫外线疗法

操作：患者取侧卧位，垫平足跟。上界齐内外踝骨性突出点上 2cm 水平线分左右 2 野，足部不用遮盖，采用红斑量照射，隔日 1 次。

**9. 康复锻炼**

翘蹬式：10 分钟×2 组，每天 2 次×100 天。

划圆式：10 分钟×2 组，每天 2 次×100 天。

静立式：10 分钟×2 组，每天 2 次×100 天。

跪踝式：6 个×2 组，每天 2 次×100 天。

搓腰式：10 分钟×2 组，每天 2 次×100 天。

搓脚心：10 分钟×2 组，每天 2 次×100 天。

**【针刀术后护理】**

**1. 生活起居护理**

保持病房空气新鲜，温度适中，阳光充足。患处要免受风寒侵袭，冬天要特别注意保暖。不可从事过重的劳动，保证充足的睡眠。

**2. 饮食护理**

给予高蛋白、高维生素、富含钙和铁的食物，饮食应多样化，保持营养的均衡。

**3. 情志护理**

参照腕关节强直。

**4. 对症处理及护理**

术后 2～3 日，仔细观察刀口处的渗出情况，防止感染。注意检查下肢神经有无损伤，足背部是否出现感觉异常，发现情况，及时进行处理。

**5. 健康教育**

向患者说明功能锻炼的重要性，指导患者及时进行锻炼。术后即可活动，每日屈伸踝关节各 50 次，环转关节 50 次，并逐渐加大力度。嘱患者出院后继续加强功能锻炼，半年内避免重体力劳动。饮食起居保持规律性，如有不适，随时就诊。

# 第七章

# 关节强直临证医案精选

## 一、肩关节强直临证医案精选

患者：李某，女，61 岁，退休，于 2016 年 5 月 13 日来我院就诊。

主诉：肩部疼痛，活动不利 2 个月。

现病史：患者半年前因左臂尺骨骨折，3 月后骨折基本愈合，出现肩痛，并向前臂放射疼痛，肩关节功能障碍，经针刺、推拿治疗症状无缓解，2 周前诸症加剧，夜间痛甚，夜不得寐。

查体：肩关节前屈 20°，后伸 5°，外展 30°，内旋 20°，外旋 30°，肩峰、喙突处触痛明显。

影像学检查：左肩正侧位 X 线片示肩关节间隙变窄。

诊断：外伤性左肩关节强直。

治疗：第 1 次针刀松解肩关节前外侧软组织的粘连、瘢痕，在臂丛麻醉下应用针刀分别松解喙突顶点的外 1/3，肩峰下滑囊，结节间沟，三角肌止点的粘连、瘢痕，术后对患者肩关节做对抗牵引，以及轻柔摆动肩关节。

2016 年 5 月 26 日二诊：患者诉肩部疼痛明显好转，肩关节功能有明显恢复。查体：肩关节外展，前屈可达 90°。予以第二次针刀治疗：分别松解肩关节上面，前面及后面关节囊，术后以手法尽量摆动肩关节，然后使肩关节尽量外展。48 小时后肩关节处予以超短波治疗，一次 20 分钟，每日 1 次，连续 3 日。

2016 年 6 月 5 日三诊：患者诉前臂部放射疼痛感消失，夜间已无疼痛感，可安然入睡，但肩背部疼痛。予以第三次针刀治疗，松解冈上肌止点，冈下肌止点，小圆肌止点，以及肩峰、肩关节外侧、后侧的顽固痛点，术后以手法活动肩关节，使肩关节尽量达到正常活动角度，外敷关节强直散，内服活血化瘀通络止痛中药 5 付，日 1 付，水煎分 2 次服，连服 5 日。嘱患者 48 小时后依肩部康复操锻炼。

2016 年 7 月 9 日随访患者诉：肩关节已无疼痛感，功能活动基本正常，不影响正常生活。查体：肩关节前屈 170°，后伸 40°，外展 170°，内旋、外旋各达 80°。

**按语**：依据针刀医学关于肩部弓弦力学系统的解剖结构，以及肩关节强直的网状立体病理构架，第 1 次针刀松解肩部动态弓弦力学单元如松解肱二头肌短头起点，肱二头肌长头在结节间沟处的粘连、瘢痕组织，同时疏通肩峰下滑囊，减轻关节压力，故患者疼痛明显缓解。第 2、3 次针刀松解术在第一次基础上进一步松解肩关节动静态弓弦力学单元如上侧关节囊、前侧关节囊、后侧关节囊、冈上肌止点、冈下肌止点、小圆肌止点及肩关节内侧、外侧、上方顽固痛点。故肩关节功能活动明显改善。

两次松解术中予以超短波治疗可以促进局部血液循环，加快排除炎性产物，促进伤口愈合，缩短疗程。

该患者因外伤致肩关节长时间制动导致肩关节动静态弓弦力学单元受损，肩关节弓弦结合部周围的肌肉、肌腱、韧带、筋膜、关节囊等软组织出现广泛粘连、挛缩、瘢痕从而导致疼痛、功能障碍。根据慢性软组织损伤病理构架的网眼理论，以上 3 次针刀松解术以及术后手法、康复锻炼从根本上破坏了肩关节强直的病理构架，从而恢复了肩关节的力学平衡状态，故能最终消除疼痛，使肩关节活动自如。

## 二、肘关节强直临证医案精选

患者：刘某某，男，42 岁，工人，2017 年 3 月 21 日来我院就诊。

主诉：右肘关节疼痛半年伴活动不利三月。

现病史：患者半年前因长时间作画致右肘关节疼痛，未经治疗，2 月前疼痛加剧，肘关节活动不利，曾间断进行针刺、推拿、封闭治疗无效，现患者右肘部疼痛剧烈，夜不能寐，肘伸屈活动基本丧失。

查体：肘关节固定屈曲 20°～40° 位，旋前 20°、旋后 25°。

影像学检查：右肘关节 X 线片示右肘关节间隙变窄，关节面毛糙。

诊断：肘关节纤维性强直。

治疗：第一次针刀松解肘关节周围浅层粘连、瘢痕，在臂丛麻醉下应用Ⅱ型弧形针刀分别松解肘关节外侧、内侧、前外侧、前内侧、后外侧关节囊、鹰嘴尖部压痛点。术后作肘关节弹拨手法，并用石膏将肘关节固定在手法搬动后的屈曲最大位置 6 小时，然后松开石膏，口服抗生素常规预防感染 3 天，嘱患者 48 小时后依肘关节强直康复操主动锻炼。其间，密切观察伤肢远端血供，如出现肢端缺血表现，立即松开石膏，将肘关节置于功能位。

2017 年 4 月 9 日进行第二次针刀治疗：在局部麻醉下，使用Ⅰ型针刀和Ⅰ型弧形针刀，分别松解桡侧副韧带起、止点，尺侧副韧带起、止点。术后将肘关节屈到最大位置时，再做一次弹拨手法，并用石膏将肘关节固定在手法搬动后的屈曲最大位置 6 小时，然后松开石膏，其间，密切观察伤肢远端血供，如出现肢端缺血表现，立即松开石膏，将肘关节置于功能位。口服抗生素常规预防感染 3 天。嘱患者 48 小时后按肘关节强直康复操主动锻炼，同时辅以推拿疗法：颈、肩、肘、腕各部施行按揉法 15 分钟，拿法 10 分钟，理筋 15 分钟，每天一次，连续 3 天。

2017 年 4 月 22 日进行第三次针刀治疗：在局部麻醉下，使用Ⅰ型针刀和Ⅰ型弧形针刀，分别松解肘关节周围的硬节和条索压痛点。术后口服抗生素常规预防感染 3 天。48 小时后予以推拿治疗，每日一次，连续 15 天。嘱其按肘关节强直康复操坚持锻炼 3 月。

2017 年 5 月 10 日，第一次随诊，患者诉：右肘关节功能活动明显改善，已无疼痛感，但仍感右前臂无力，不能正常活动。查体：肘关节屈 120°、旋前 60°、旋后 70°。

嘱其内服柔筋散60天，依肘关节强直康复操加大锻炼量。

2017年9月12日第二次随诊，患者诉：已无疼痛感，能正常生活学习。查体：肘关节屈130°、旋前80°、旋后85°。复查X线片示：肘关节无异常。

**按语**：依据针刀医学关于肘部弓弦力学系统的解剖结构，以及肘关节强直的网状立体病理构架，第1次针刀松解肘部静态弓弦力学单元及肘关节周围浅层皮肤、筋膜、肌肉等软组织的粘连瘢痕，第2、3次针刀松解术在第1次基础上进一步松解肘关节动静态弓弦力学单元如桡侧副韧带起止点、尺侧副韧带起止点、肘关节前方及后方关节囊，故患者右肘关节功能明显改善。

针刀术后予以推拿治疗，可以起到通经活络，行气止痛之功效，并能对周围软组织起到一定松解作用，从而能缩短疗程，减轻患者痛苦，使肘关节尽快恢复动态平衡状态。

该患者因长期慢性劳损致肘关节动静态弓弦力学单元受损，肘关节弓弦结合部周围的肌肉、肌腱、韧带、筋膜、关节囊等软组织出现广泛粘连、挛缩、瘢痕从而导致疼痛、功能障碍。根据慢性软组织损伤病理构架的网眼理论，以上3次针刀松解术以及术后手法、康复锻炼从根本上破坏了肘关节强直的病理构架，从而恢复了肘关节的力学平衡状态，故能最终消除疼痛，使肘关节活动自如。

## 三、桡腕关节强直临证医案精选

患者：张某某，女，62岁，退休，2016年9月5日来我院就诊。

主诉：右手腕关节疼痛伴活动不利半年。

现病史：患者半年前因跌倒至右桡骨远端骨折，经手法复位夹板固定6周后，骨折愈合，但右手腕部疼痛一直不能缓解，右手时有烧灼感，右手腕活动不利，不能正常生活，经针刺治疗未见缓解。

查体：右腕关节X线片示右腕关节屈10°、伸15°、尺偏10°、桡偏0°。

影像学检查：右桡腕关节间隙变窄。

诊断：外伤性桡腕关节强直。

治疗：第一次针刀治疗在臂丛麻醉下以Ⅱ型弧形针刀松解腕横韧带远端尺侧、桡侧粘连瘢痕点，前臂掌尺侧筋膜远端、近端粘连瘢痕点，前臂掌桡侧筋膜远端、近端粘连瘢痕点。术后，让患者正坐，前臂于旋前位，手掌朝上，医生双手握患者掌部，右手在桡侧，左手在尺侧，拇指平放于腕关节的背侧，以拇指指端按于腕关节背侧，在拔伸情况下摇晃关节，然后将手腕在拇指按压下背伸至最大限度，随即屈曲，并左右各旋转2～3次。常规应用抗生素3天，预防感染。48小时后，依腕关节强直康复操锻炼，并中药熏洗。处方：肉桂6g，白芷6g，生大黄6g，白芍20g，川芎20g，伸筋草30g，透骨草30g。上方浸泡于4000ml水中，半小时后煮沸，待温度适中后熏洗半小时，日1次连续3天。

2016年9月16日二诊，患者诉：右腕关节疼痛缓解，功能活动稍有改善。予以第二次针刀治疗，在局部麻醉下以Ⅰ型弧形针刀松解：腕背侧韧带尺侧远端、中部、近端的粘连瘢痕点，腕背韧带桡侧远端、中部、近端的粘连瘢痕点。术后手法同上次。常规应用抗生素3天，预防感染。48小时后，依腕关节强直康复操锻炼，并中药熏洗3天。

2016 年 10 月 18 日三诊，患者诉：活动时仍感右腕关节疼痛，手部已无烧灼感。予以第三次针刀治疗，在局部麻醉下以Ⅰ型直型针刀和弧形针刀松解桡腕掌侧韧带起点，腕尺侧副韧带起止点，腕桡侧副韧带起点的粘连瘢痕。术后手法同上次。常规应用抗生素 3 天，预防感染。48 小时后，依腕关节强直康复操锻炼，并中药熏洗 3 天。

2016 年 11 月 5 日四诊，患者诉：右腕关节疼痛明显缓解，功能活动改善。予以第四次针刀治疗，在局部麻醉下以Ⅰ型针刀松解：桡腕背侧韧带起点，腕掌背侧韧带起点。术后手法同上次。常规应用抗生素 3 天，预防感染。依上方中药熏洗 15 天。依腕关节强直康复操锻炼 3 个月。

2016 年 12 月 21 日第一次随诊，患者诉：右腕活动后有轻微疼痛感，功能活动基本正常。查体：右腕关节背伸 40°、掌屈 60°、桡偏 20°、尺偏 20°。嘱患者内服柔筋散 30 天。针刺治疗 10 天，取穴：合谷（患）、外关（患）、列缺（患）、后溪（患）、曲池（患）。依腕关节强直康复操加强锻炼。

2017 年 3 月 19 日第二次随诊，患者诉：右腕关节已无疼痛感，活动自如，已能参加体育活动。复查 X 线片，右腕关节正侧位片示：关节间隙正常。

**按语：** 依据腕关节弓弦力学系统，腕关节强直后形成的网状立体病理构架，第一、二次针刀松解腕掌及腕背浅层动、静态弓弦力学单元的粘连瘢痕如腕横韧带远端，前臂掌尺侧筋膜，前臂掌桡侧筋膜，腕背侧韧带的尺侧、桡侧。故关节疼痛缓解，功能活动改善，烧灼感消失。第三、四次针刀治疗在第一、二次针刀治疗基础上，腕关节掌侧及背侧动静态弓弦力学单元的粘连瘢痕如桡腕掌侧韧带起点、腕尺侧副韧带起止点、腕桡侧副韧带起点、桡腕背侧韧带起点，腕掌背侧韧带起点。故功能活动基本恢复正常。

中药熏洗能够舒筋活血，消肿止痛，并通过皮肤将药物传导至经络、筋骨，激发肌体的调节功能，可迅速消除疼痛，促进功能恢复，伤口愈合，而快速达到治愈目的。

该患者因骨折致腕关节长时间制动导致腕关节动静、态弓弦力学单元受损，腕关节弓弦结合部周围的肌肉、肌腱、韧带、筋膜、关节囊等软组织出现广泛粘连、挛缩、瘢痕从而导致疼痛、功能障碍。根据慢性软组织损伤病理构架的网眼理论，以上四次针刀松解术以及术后手法、康复锻炼、中药熏洗从根本上破坏了腕关节强直的病理构架，从而恢复了踝关节的力学平衡状态，故能最终消除疼痛，使腕关节活动自如。在对腕关节强直进行针刀松解时，我们应用了张天民教授发明的弧形针刀，弧形针刀的优势是可以紧贴关节骨面进行有效准确的松解，减少不必要的损伤。

## 四、指间关节强直临证医案精选

患者：黄某某，男，47 岁，工人，于 2017 年 6 月 5 日来我院就诊。

主诉：中指肿痛伴活动不利 5 个月。

现病史：患者于今年 1 月因工伤致左手掌及中指挫伤，经治疗好转但左手中指一直肿痛不能弯曲。

查体：左中近节指间关节屈曲畸形 30° 位，活动范围 15°。

影像学检查：左手 X 线片示左手中指近节指间关节间隙模糊变窄。

诊断：左中指外伤性指间关节强直。

治疗：第一次针刀治疗在指根麻醉下以专用弧形针刀松解：针刀直接松解近指间关节背侧关节囊、关节掌板、尺侧侧副韧带、桡侧侧副韧带的粘连瘢痕。术后，术者一手握患指近节指骨，一手握患指中节指骨，做近节指关节轻柔伸屈运动数次。口服抗生素常规预防感染3天。48小时后，依指关节强直康复操锻炼，并予以中药关节强直散外敷3天。处方：海桐皮10g，火硝15g，血竭12g，番泻叶10g，乳香10g，分研细筛，然后搅拌，炼蜜调敷。

2017年6月16日第二诊，患者诉：指关节肿痛明显好转，功能活动稍有改善。予以第二次针刀治疗，在指根麻醉下以专用弧形针刀松解：中央腱与关节的粘连瘢痕，内侧指背腱膜与中央腱之间的粘连瘢痕，外侧指背腱膜与中央腱之间的粘连瘢痕，三角韧带与螺旋韧带之间的粘连瘢痕。术后手法同上次。口服抗生素常规预防感染3天。48小时后，依指关节强直康复操锻炼，并予以关节强直散外敷3天。

2017年6月28日第三诊，患者诉：中指水肿已消失，仍感轻微疼痛，功能活动明显好转。予以第三次针刀治疗，在局部麻醉下以专用弧形针刀松解：终腱与关节的粘连瘢痕，内侧指背腱膜与终腱之间的粘连瘢痕，外侧指背腱膜与终腱之间的粘连瘢痕。针刀术后口服抗生素常规预防感染3天，48小时后，依指关节强直康复操锻炼2个月，内服柔筋散30天，外用关节强直散外敷10天。

2017年9月8日随诊，患者诉：中指无疼痛，活动自如，能正常生活工作。查体：中指近指间关节屈70°、伸100°。复查X线片示：左手中指近、远指间关节无异常。

**按语：**依据指关节弓弦力学系统，指关节强直后形成的网状立体病理构架，第一、二次针刀松解中指近指关节动静态弓弦力学单元的粘连瘢痕如：近指间关节背侧关节囊、关节掌板、尺侧侧副韧带、桡侧侧副韧带的粘连瘢痕，中央腱与关节的粘连瘢痕，内侧指背腱膜与中央腱之间的粘连瘢痕，外侧指背腱膜与中央腱之间的粘连瘢痕，三角韧带与螺旋韧带之间的粘连瘢痕。故患者疼痛缓解，功能活动改善。再根据关节活动情况，第三次针刀松解指关节的静态弓弦力学单元，故患者肿痛消失，关节功能活动基本正常。

中药外敷能够舒筋活血，消肿止痛，并通过皮肤将药物传导至经络、筋骨，激发肌体的调节功能，可迅速消除疼痛，促进伤口愈合，功能恢复，而快速达到治愈目的。

该患者因外伤致指关节长时间制动导致指关节动静态弓弦力学单元受损，指关节弓弦结合部周围的肌肉、肌腱、韧带、筋膜、关节囊等软组织出现广泛粘连、挛缩、瘢痕从而导致疼痛、功能障碍。根据慢性软组织损伤病理构架的网眼理论，以上三次针刀松解术以及术后手法、康复锻炼、中药外敷从根本上破坏了指关节强直的病理构架，从而恢复了指关节的力学平衡状态，故能最终消除疼痛，使指关节活动自如。因指关节结构精细，现有针刀不能满足松解术的需要，故在对指关节强直进行针刀松解时，我们应用了张天民教授发明的专用弧形针刀，弧形针刀的优势是可以紧贴关节骨面进行有效准确的松解，减少不必要的损伤，针刀手术操作，或者在臂丛神经下，针刀松解次数可减少。

## 五、髋关节强直临证医案精选

患者：王某某，男，53岁，工人，于2015年3月15日来我院就诊。

主诉：右髋关节疼痛，活动受限3个月。

现病史：患者半年前因车祸伤致右髋关节闭合性脱位，经手法复位，石膏固定6周后，X线片显示右髋关节位置正常。但髋关节仍感疼痛，活动不利，拄拐行走。经骨科康复治疗稍有好转。

查体：右侧“4”字试验（+），髋关节超伸检查受限，髋关节伸5°、屈45°、外展0°、内收10°、内旋15°、外旋10°。

影像学检查：髋关节正位片示右髋关节间隙明显变窄。

诊断：外伤性右髋关节强直。

治疗：第一次针刀治疗在硬膜外麻醉下进行。运用Ⅰ型、Ⅱ型弧形针刀，分别松解缝匠肌、股直肌、短收肌、股薄肌、长收肌、耻骨肌起点，髂股韧带及髋关节前侧关节囊，术后患髋做“？”和反“？”运动数次，外敷消肿药物，静滴磷霉素6g，日1次连续3天，预防感染，48小时后予以患侧下肢皮肤牵引，重量15kg，持续1小时，每天2次，连续7天。

2015年3月29日第二诊，患者诉：疼痛明显减轻，功能活动稍有改善。查体：“4”字试验（+），髋关节超伸检查受限，髋关节伸5°、屈65°、外展20°、内收10°、内旋15°、外旋 20°。予以第二次针刀治疗：在硬膜外麻醉下，运用Ⅱ型直型针刀，松解臀中肌止点，股方肌起点，髋关节后侧、外侧关节囊，术后处理同第一次针刀松解术。

2015年4月12日第三诊，患者诉：髋关节功能活动明显改善，但仍不能下蹲、穿袜。查体：“4”字试验（+），髋关节超伸检查受限，髋关节伸10°、屈95°、外展30°、内收35°、内旋20°、外旋30°。予以第三次针刀治疗：在局部麻醉下进行，运用Ⅰ型直型针刀，松解髂胫束上段、中段的粘连瘢痕。术后口服抗生素常规预防感染3天。48小时后予以患侧下肢皮牵，重15kg，持续1小时，每天2次连续30天，同时内服柔筋散，予以针刺治疗15天，取穴：环跳（患）、秩边（患）、髀关（患）、足三里（患）、膝阳关（患）、绝骨（患），嘱患者依髋关节强直康复操锻炼。

2015年4月25日第一次随诊，患者诉：行走及平卧时已无疼痛感，下蹲时仍感疼痛，活动基本正常，复查右髋关节X线片显示关节间隙增宽。嘱患者依康复操加大锻炼量。

2015年6月23日第二次随诊，患者诉：已无疼痛感，日常生活未觉不便。查体：“4”字试验（–），髋关节超伸检查正常，髋关节伸15°、屈120°、外展40°、内收40°、内旋40°、外旋40°。复查右髋关节X光片显示关节间隙恢复正常。

**按语：**依据髋关节弓弦力学系统，髋关节强直后形成的网状立体病理构架，第一、二次针刀松解髋关节周围动静态弓弦力学单元的粘连瘢痕，如髋关节前侧、后侧、外侧关节囊，髂股韧带，内收肌群起点，以及股直肌、臀中肌、股方肌起点，故关节疼痛明显改善。第三次针刀治疗在第一、二次针刀治疗基础上，对髋关节重要的静态弓弦力学结构——髂胫束进行全面松解，故功能活动明显改善。

针刀术后予以针刺治疗，可以起到通经活络，行气止痛之功效，从而加强局部组织的修复能力，使髋关节尽快恢复动态平衡状态。

该患者因外伤致髋关节长时间制动导致髋关节动静态弓弦力学单元受损，髋关节弓弦结合部周围的肌肉、肌腱、韧带、筋膜、关节囊等软组织出现广泛粘连、挛缩、瘢痕从而导致疼痛、功能障碍。根据慢性软组织损伤病理构架的网眼理论，以上三次针刀松解术以及术后手法、康复锻炼从根本上破坏了髋关节强直的病理构架，从而恢复了髋关节的力学平衡状态，故能最终消除疼痛，使髋关节活动自如。

## 六、膝关节强直临证医案精选

患者：陈某某，女，47岁，工人，于2016年8月16日来院就诊。

主诉：左膝部肿痛，活动受限2个月。

现病史：患者半年前因外伤致左股骨髁骨折行“L”形钢板固定，4个月后骨折愈合，但左膝关节出现僵直疼痛，1个月前疼痛加剧并伴膝关节水肿，屈伸不利，行走困难。

查体：髌骨各方向活动度明显减小，髌周压痛明显，浮髌试验（+），膝关节屈10°，伸0°。

影像学检查：左膝关节正侧位X线片示股骨髁间嵴变尖，内侧关节间隙狭窄，膝外翻角：0°。

诊断：外伤性膝关节强直。

治疗：第一次针刀松解膝关节前内侧软组织粘连，瘢痕。在1%利多卡因局部麻醉下使用Ⅱ型针刀，松解髌上囊、髌下脂肪垫、髌内侧支持韧带、髌外侧支持韧带及鹅足的附着部。术后扶患者下蹲，膝关节即可屈达40°，静滴磷霉素6g，日一次连续3天，预防感染。并予以中药关节强直散外敷3天。处方：海桐皮10g，火硝15g，血竭12g，番泻叶10g，乳香10g，分研细筛，然后搅拌，炼蜜调敷。

2016年8月30日二诊，患者诉：疼痛明显减轻，水肿消失，功能活动改善。查体：浮髌试验（–），膝关节屈达50°，伸0°。予以第二次针刀治疗，松解股直肌与股中间肌之间的粘连瘢痕以及髂胫束的挛缩。术后施以手法弹压膝关节，静滴磷霉素6g，日一次连续3天，预防感染。48小时后对患侧下肢进行皮牵引，重量15kg，时间1小时，每天二次，连续3天。并予以中药关节强直散外敷3天。

2016年9月13日三诊，患者诉：仅在膝关节后侧有疼痛感，功能活动明显改善。予以第三次针刀治疗，松解腓肠肌内、外侧头附着部的粘连瘢痕。术后口服抗生素3天预防感染，48小时后继续皮牵连续30天，嘱患者依膝部康复操锻炼。并予以针刺治疗，取穴：血海（患）、膝眼（患）、阳陵泉（患）、昆仑（患）。日一次，连续15天。

2016年10月25日第一次随诊，患者诉已可正常行走，上楼时稍感吃力，下蹲时仍有疼痛感。查体：髌骨各方向活动度正常，髌周无压痛，膝关节屈140°，伸0°。继续皮牵并嘱患者依膝部康复操加大锻炼量。并予以针刺治疗，取穴同上，日一次，连续15天。

2017年3月10日第二次随诊，患者诉：膝部疼痛完全消失，下蹲自如，行走及上下楼正常，左膝关节正侧位X线片示：股骨髁间嵴变尖，关节间隙恢复正常，膝外翻角：10°。

**按语**：依据针刀医学关于膝部弓弦力学系统的解剖结构，以及膝关节强直的网状状立体病理构架，第一次针刀松解膝关节静态弓弦力学结构——髌上囊，髌下脂肪垫，膝关节疼痛明显减轻。第2～3次针刀松解术在第一次针刀松解的基础上进一步松解动态弓弦力学单元：股直肌，股中间肌，髂胫束，腓肠肌内外侧头的附着部，故膝关节功能活动明显改善。

对患侧膝关节予以皮牵引，维持疗效，可使患腿膝外翻角恢复到正常范畴，重建膝关节的力学平衡。中药外敷能够舒筋活血，消肿止痛，并通过皮肤将药物传导至经络、筋骨，激发肌体的调节功能，可迅速消除疼痛，促进伤口愈合。

该患者因外伤致左膝关节长时间制动导致膝关节动态平衡被破坏，其弓弦结合部周围的肌肉、肌腱、韧带、筋膜、关节囊、软骨等组织已产生广泛的粘连、挛缩、瘢痕，从而导致疼痛、功能障碍，膝外翻角异常。根据慢性软组织损伤病理构架的网眼理论，以上3次针刀松解术以及术后手法、康复、锻炼从根本上破坏了膝关节强直的病理构架，从而恢复了膝关节的动态力学平衡状态，故能最终消除疼痛，使膝关节活动自如。

## 七、踝关节强直临证医案精选

患者：梁某，男，48岁，农民，2017年5月17日来我院就诊。

主诉：右踝关节疼痛，活动不利3个月，加重1周。

现病史：患者半年前因外伤至右腓骨远端骨折，石膏固定6周，踝关节制动2个月后愈合，但踝关节疼痛，活动不利，跛行，经康复治疗，稍有好转，1周前无明显诱因，疼痛加剧，夜间痛甚，无法上下楼。

查体：踝关节背屈5°、跖屈10°、跟骨叩击试验（+）。

影像学检查：右踝关节X线片示腓骨远端骨面毛糙，踝关节关节间隙变窄。

诊断：外伤性右踝关节强直。

治疗：第一次针刀松解三角韧带及周围粘连瘢痕组织：在局部麻醉下运用Ⅱ型弧形针刀，分别松解三角韧带起点的后方、中部、前部及踝关节囊的粘连瘢痕，胫跟韧带行经路线，胫跟韧带前部止点，胫舟韧带止点，跟舟足底韧带止点的粘连瘢痕。术后，在助手协助下进行，踝关节对抗性牵引，使踝关节背屈、跖屈3～5次，后施关节弹压术促使关节恢复到正常角度。踝关节功能位石膏托固定14天。口服抗生素常规预防感染3天。48小时后，依踝关节强直康复操进行康复锻炼，并予以中药足浴。中药处方：黄芪60g，当归20g，白芍20g，甲珠20g，威灵仙150g，白芷10g，盐附片20g。将上方浸泡于4000ml水中，半小时后煮沸，待温度适中后足浴半小时，每日1次，连续3天。

2017年5月30日，第二诊，患者诉：右踝关节疼痛缓解，功能活动明显改善。查体：背屈10°、跖屈25°。予以第二次针刀治疗，松解踝关节外侧韧带及周围粘连瘢痕组织在局部麻醉下运用专用Ⅰ型弧形针刀和Ⅰ型直型针刀分别松解踝关节前侧、外侧、后侧关节囊的粘连瘢痕，距腓韧带起止点、跟腓韧带起点、距腓后韧带起点的粘连瘢痕。术后在助手协助下进行，踝关节对抗性牵引，使踝关节充分背屈、跖屈3～5次，后施关节弹压术促使关节恢复到正常角度。口服抗生素常规预防感染3天。48小时后，依踝关节强直康复操进行康复锻炼3个月，并依上方予以中药足浴15天。

2017年6月12日第一次随诊，患者诉：右踝关节有轻微疼痛感，劳累后加重，功能活动恢复正常。查体：背屈20°、跖屈40°、跟骨叩击试验（–）。嘱患者依踝关节强直康复操继续康复锻炼。依上方中药足浴15天，内服中药柔筋散15天。

2008年9月26日第二次随诊，患者诉：右踝关节已无疼痛感，活动自如，已能参加体育活动。复查X线片，踝关节正侧位片示：关节面光滑，关节间隙正常。

**按语：**依据踝关节弓弦力学系统，踝关节强直后形成的网状立体病理构架，第一次针刀松解踝关节内侧静态弓弦力学单元的粘连瘢痕如三角韧带起点的后方、中部、前部及踝关节囊的粘连瘢痕，胫跟韧带行经路线，胫跟韧带前部止点，胫舟韧带止点，跟舟足底韧带止点，故关节疼痛缓解，功能活动明显改善。第二次针刀治疗在第一次针刀治疗基础上，对踝关节外侧静态弓弦力学单元如踝关节前、外、后侧关节囊，距腓韧带起止点、跟腓韧带起点、距腓后韧带起点的粘连瘢痕进行松解，故功能活动基本恢复正常。

中药足浴能够舒筋活血，消肿止痛，活血散瘀，并通过皮肤将药物传导至经络、筋骨，激发肌体的调节功能，可迅速消除疼痛，促进功能恢复，伤口愈合，而快速达到治愈目的。

该患者因外伤致踝关节长时间制动导致踝关节弓弦力学系统受损，主要是静态弓弦力学单元的粘连瘢痕，踝关节弓弦结合部周围的肌肉、肌腱、韧带、筋膜、关节囊等软组织出现广泛粘连、挛缩、瘢痕从而导致疼痛、功能障碍。根据慢性软组织损伤病理构架的网眼理论，以上两次针刀松解术以及术后手法、康复锻炼、中药足浴从根本上破坏了踝关节强直的病理构架，从而恢复了踝关节的力学平衡状态，故能最终消除疼痛，使踝关节活动自如。

# 第八章 关节强直针刀临床研究进展

## 一、肩关节强直针刀临床研究进展

### 1. 针刀治疗

吴坛光等[1]采用后侧肩关节囊松解联合“C”形针刀术式治疗肩关节僵直 13 例，疗效确切。治疗方法：喙突顶点经肱骨结节沟，到大结节后方 2cm，构成一个横型“C”形线。用甲紫标记该线上的喙突顶点外缘、肱骨小结节、结节间沟和大结节后方 2cm 四点。用利多卡因阻滞臂丛神经，采用Ⅰ型四号针刀进针，针刀与皮肤垂直，而刀口线与肱骨长轴一致，按针刀手术四步进针规程进针，直达骨面，纵疏横剥，松解粘连瘢痕，出针后，贴创可贴。术毕进行手法松解：患者平卧，医者位于患侧，一手按住肩关节上端，另一手托患肢肘关节，做肩关节旋转运动，可听到患侧肩关节有撕裂声，提示粘连部位已松解。治疗结果：共 13 例，治愈 10 例，显效 2 例，有效 1 例。

## 二、肘关节强直针刀临床研究进展

### 1. 针刀治疗

李树生[2]用针刀治疗长期从事搬运工作而出现肘关节强直的患者，治疗方法：仰卧位，患者肩关节外展 90°，常规消毒铺巾，局部麻醉。在尺骨鹰嘴治疗时：在尺骨鹰嘴上后方，针刀刀口线与尺骨纵轴平行，穿过肱三头肌肌纤维，刺入达骨面，稍提针刀，纵行疏通横行剥离 3～5 刀，以松解肱三头肌止点粘连；在尺骨鹰嘴两侧，刀口线与肱骨纵轴平行，垂直皮肤刺入达骨面，稍提针刀，行切割治疗，以松为度，针刀体向侧方倾斜和骨面约呈 30°，铲剥一侧肘后深筋膜，再将刀口线调转 90°，将刀体倾斜和肱骨干约呈 30°，刺入鹰嘴前缘，将粘连的鹰嘴下滑囊切开，此时针刀在关节囊内切勿粗暴操作，以防对软骨面的损伤，对侧亦同法治疗。在肱骨外上髁治疗时：于桡侧腕伸肌和肱桡肌之间进针刀，刀刃与肌腱纤维平行，达骨面，纵行疏通横行剥离 3～5 刀，松解桡侧副韧带。在肱骨内上髁治疗时：刀口线与肱骨纵轴平行，在尺侧屈腕肌与指浅屈肌之间进针刀，达骨面纵行疏通横行剥离 3～5 刀，以松解尺侧副韧带。在肘前横纹上约 0.5cm，肱二头肌腱外侧治疗时：术者用左手拇指按压软组织，针刀沿甲面刺入，刀口线与肱骨纵轴平行，针刀直达骨面，稍提针刀，切开松解肘前侧关节囊，以松为度。共治 30 例，治愈 21 例，好转 9 例，总有效率 100%。

**2. 针刀结合运动疗法治疗**

陈舒[3]等用针刀配合运动疗法治疗创伤后肘关节强直。针刀疗法：针刀松解尺骨鹰嘴尖、肱三头肌止点、肱骨内外上髁、肘横纹上 0.5cm 肱二头肌外侧，在上述治疗点行针刀治疗，每周 1 次，治疗 4 周。运动疗法：关节松动术，一位医者固定肘关节上端，另一医者紧握肘关节下端小范围、有节律缓慢推动肘关节，以肘关节微微酸痛为度，然后逐渐增加关节活动度。患者主动屈伸肘关节，以肘关节微微疼痛为度。以不同方向抛球。治疗时间总计 45 分钟，每日 1 次。共治 35 例，治愈 15 例，好转 19 例，无效 1 例，总有效率 97.1%。

戴士良[4]运用针刀与手法治疗外周型肘关节强直 62 例，效果显著。治疗方法：针刀治疗：选择最容易形成劳损点或慢性损伤性炎症机化粘连点作为针刀施术点。①在肘后尺骨鹰嘴上约 1cm 处定一点，针体垂直肱骨滑车背面，刀口线与肱三头肌纤维平行刺入，直达骨面，先纵行剥离 2～4 下，然后将针体倾斜铲剥骨面，在铲起手法同时摆动刀锋进行疏剥，幅度在 1cm 之内。②在肱骨外上髁下缘约 0.5cm 处，于桡侧腕伸肌和肱桡肌腱之间选一进针点，刀口线与肌腱纤维平行刺入深约 0.5cm，摆动针体，将两肌腱膜疏剥开来，直到针刀下移动无阻为止。③在紧贴尺骨鹰嘴尖上缘，取一点进针，刀口线与肱骨纵轴平行，先纵行剥离 2～3 下后，然后倾斜针体向侧方与骨面约 30° 角。铲剥一侧肘后深筋膜，随后再向相反方向倾斜与骨面呈 30° 角，铲剥另一侧深筋膜至松解开为止，然后将刀口旋转 90° 与肱骨纵轴垂直，在鹰嘴窝内作切开剥离，将鹰嘴下滑液囊切开。④在肘横纹上约 0.5cm 正中，术者用左手拇指甲从肱二头肌腱索一侧边缘掐下，在下掐过程中以拇指拔动皮下其他组织，直到将皮肤顶到骨面，右手将针刀平面紧贴拇指甲刺入，纵疏横剥，将肘内侧深筋膜铲起，术毕。

手法治疗：针刀松解术毕，立即施行推拿手法。①在肘横纹上缘内侧，肱二头肌腱索处，用拇指和食指从近端向远端提拿肱二头肌腱索。把皮下各种组织的粘连分离开来，用同法提拿肱三头肌腱。②在肱骨外上髁处，沿肱桡肌方向向远端提拿，用手法将桡侧腕长伸肌、腕短伸肌、指伸肌附着点疏剥开来，在肱骨内上髁处用同样手法将旋前圆肌、指浅屈肌、尺侧腕屈肌剥离开来。接着令患者侧卧于治疗床上，患肢内侧朝上，肘尖下垫一小枕，术者左手固定上臂，右手握住腕部，嘱病人充分放松患肢，稍用力缓缓活动肘关节，以不引起明显疼痛为度，逐渐加大角度，等病人不注意时，突然弹压前臂到伸直，以松解针刀和提拿手法后的残余粘连。弹性夹板固定治疗：在弹压手法成功后，用弹性夹板固定，使屈肌弹性和张力逐渐恢复。嘱患者随时用力做握拳、伸指活动和做肩关节各向活动。1 周后视病情去夹板，逐渐做肘关节屈伸运动，屈伸时尽量达到最大限度。以不疲劳为度，直至治愈。药物治疗：术后，即给予患者静滴消炎药物，一般连用 3～7 天。同时配合内服、外敷活血化瘀、舒筋止痛之类中药，注意创口处不能外敷药物。10～15 天为 1 疗程，一般 1～3 个疗程即可。治疗结果：1 次针刀松解治愈 37 例，2 次针刀松解治愈 19 例，3 次针刀松解治愈 6 例，共治愈 59 例，好转 3 例。

**3. 针刀结合手法治疗**

张天民[5]等用针刀配合手法治疗肘关节强直，在尺骨鹰嘴尖、肱骨内外上髁顶点、肘前横纹上的 0.5cm 肱二头肌腱外侧定点，行针刀松解术，手术 5～7 日 1 次，可在同一施术部位反复松解 3 次。术后手法：伸直型强直：助手双手压患肢上臂前侧，医者一手握患肢腕关节背侧，一手压在肘关节前方，被动屈曲肘关节到最大活动限度后，弹压屈肘，然后伸直肘关节。屈曲型强直：助手双手压患肢上臂后侧，医者一手握患肢腕关节掌侧，一手压在肘关节后方，被动伸直肘关节到最大活动限度后，弹压伸肘，然后屈曲肘关节。每次施以手法治疗后，用支架固定 3 日，开始进行肘关节主动伸屈功能锻炼。共治 25 例，治愈 13 例，好转 12 例，总有效率 100%。

**4. 针刀结合中药熏洗治疗**

郑宏斌[6]用针刀手法结合熏洗治疗外伤肘关节强直，针刀治疗：病人仰卧位，患肢平放于手术桌上，患肢常规消毒，铺无菌洞巾。在肘关节背面，尺骨鹰嘴正上方约 1cm 定一点，针刀和肱骨滑车背面呈 90°角刺入，刀口线和三角肌纤维平行，直达骨面，先纵行剥离 1～2 次，然后将刀身倾斜和骨面形成 30°角，将三头肌一侧从骨面铲起，在铲起的同时摆动刀锋进行疏退剥离术，在 1cm 范围之内。在肱骨外上髁下缘约 0.5cm 进针达 0.5cm，刀口线和肌腱平行，摆动针身将两肌腱膜疏通、剥离开来。如果粘连较重，应反复疏通、剥离，致针刀下无阻力为度，1 周 1 次。手法矫正：在肘关节内侧肘横纹上缘，肱二头肌腱索处，医生提拿肱二头肌，用拇指和食指从近端向远端推拿，在推拿过程中，注意细心剥离皮下各组织的互相粘连。在肱骨内上髁处用推揉手法将旋前圆肌、指浅屈肌、尺侧腕屈肌剥离开来。在上述手法做完后，将患肢肘部放于治疗台上，在肘尖下放一海绵垫，让患肢内侧朝上，外侧朝下，医生左手压住肱骨干，另一手握住前臂腕下，嘱患者充分放松，医生稍用力慢慢活动肘关节，以不引起明显疼痛为度，并逐渐加大角度，在增加角度过程中，待病人不注意时，突然弹压前臂至伸直。当针刀和上述手法完成后，肘部的凸者复平、凹者复起，粘连得到完全松解。手法之后在针刀口处用消毒敷料包扎，3 日后开始药物熏洗。中药熏洗药用制川乌 60g、制草乌 60g、红花 125g、丹参 125g、伸筋草 30g、透骨草 300g、虎杖 125g、陈皮 50g、防风 50g、羌活 50g，加水 10L，浸泡 30 分钟，煎沸浓缩至 8000ml。每剂药可连续使用 1 周。每次加热后，趁热熏洗肘关节，并用纱布蘸药液热敷患处，每日 2 次。共治 90 例，治愈 57 例，好转 28 例，无效 5 例，总有效率 94.5%。

## 三、膝关节强直针刀临床研究进展

**1. 针刀治疗**

何金国等[7]运用针刀闭合松解术治疗粘连性膝关节强直 30 例疗效观察。治疗方法：术前做膝关节定点标记（10～14 个点），患者仰卧于手术台上，采用腰部麻醉或 1%利多卡因多点局麻，按开放手术消毒铺无菌巾单，腰部麻醉者可上止血带。暴露膝关节，对伸膝装置中股四头肌肌膜间、股中间肌与股骨粘连带、髌骨周围韧带关节囊、髌上囊粘连带、髌下脂肪垫、膝关节前侧关节囊挛缩、膝内外侧副韧带起止点等处粘连进行松解。根据术前标记的定点，反复逐层切割粘连及瘢痕组织，力求全面松解粘连，同时注意应用“纵行疏通，横行剥离”的操作手法，对髌骨活动度较差者，于髌骨两侧缘及上下连接的韧带进行重点剥离松解。局部压迫止血 3～5 分钟，将标记点松解一遍后，术者手握小腿下部将膝关节适当用力屈曲，将前面松解部位当中筛选部分高应力点或条索进行补充松解。然后将患侧髋关节屈曲至耻区并固定，术者握住小腿下部，适当渐用力屈曲膝关节 3～5 次，有软组织撕裂声后再用力屈膝 2 次，对残余粘连再做补充松解，使膝关节活动度达到最大。取内固定者，先做闭合松解术，再切开取内固定物，以防止用力屈膝时发生意外再骨折。术后无菌纱布包扎。松解手术一般 7～8 天 1 次，视情况松解 1～3 次，再次松解为补充松解，再加上前次未松解的粘连点。针刀闭合松解术后用石膏将膝关节固定于屈曲 120° 位，适当应用活血消肿药物及抗生素。术后次日松开石膏进行膝关节间断主、被动功能锻炼，同时作用力下蹲动作，尽可能屈曲膝关节，每天早、中、晚各做下蹲活动 10 次，辅以 CPM 机膝关节活动，每日 2 次，夜间维持石膏固定 1 周。治疗结果：松解术前后膝关节屈曲角度结果比较：术前屈膝角度 0～20° 14 例，20° ～40° 9 例，41° ～60° 7 例；术后屈膝角度 120° ～135° 19 例，90° ～119° 8 例，70° ～90° 3 例。参照的疗效评定标准：膝关节屈曲角度 120° ～135° 为优，90° ～119° 为良，60° ～89° 为可，0～59° 为差。本组 30 例经该方法治疗后，膝关节活动幅度均有 45° 以上增加，本组统计优良率达 90%。术后随访 6～18 个月，所有病例未发生术中意外骨折、术后感染等并发症。

万明智等[8]运用针刀治疗外伤性膝关节强直 20 例。患者仰卧位，腘窝放置薄枕使下肢平稳。寻找髌周紧张点、髌上囊、髌下脂肪垫及股四头肌的条索、硬结及压痛处，取 4～6 点作为进针刀点。甲紫标记后，皮肤常规消毒，术者戴无菌手套，铺无菌巾，局部麻醉，按四步进针规程进 4 号针刀，纵疏横剥以松解局部。术毕贴创可贴压迫止血，被动屈曲膝关节至最大范围，并于术后第 3 天开始每天被动屈曲膝关节锻炼，7 天为 1 个疗程，治疗 2～3 个疗程。结果：优 5 人，膝关节屈曲 150°；良 4 人，膝关节屈曲 140°；好转 7 人，膝关节屈曲 130°；有效 4 人，膝关节屈曲 100°。总有效率 100%。

尚小可等[9]运用针刀松解治疗膝关节术后纤维性僵直 52 例。选取膝周、髌上囊、髌内外侧支持带及髌下脂肪垫等处 10 个左右的痛点或压痛点，常规消毒铺巾，利多卡因标记点局部麻醉。四步规程进针刀，探及粘连与挛缩带后用针刀切割，到达骨面后行纵行疏通，横行剥离，感觉针下有松动感即出针刀。创可贴敷贴压迫止血，并被动活动膝关节至最大范围，宜轻柔。对于股中间肌与股骨的粘连进行通透剥离，对于股直肌的挛缩行表面剥离。5～7 天后进行第 2 次针刀松解，同时鼓励患者增强信心，加强股四头肌功能锻炼。结果优 32 例，良 3 例，差 7 例，总有效率 86.5%。作者认为针刀能精确地松解膝周各处的粘连挛缩以恢复膝关节的力学平衡，尤以关节外粘连挛缩疗效更佳。

**2. 针刀结合手法治疗**

高军茂[10]用针刀松解治疗骨折后粘连性膝关节强直。松解方法：对股四头肌与股骨干之间的粘连，可用 2 号或 3 号针刀于股骨内外两侧进针，在股四头肌与股骨干之间，进行铲剥切开粘连，重点是股骨干骨折线的区域。对膝关节内的粘连，主要是髌股关节之间的粘连，可从髌骨四周选 4～6 点，从不同方向用 4 号或 3 号针刀刺入关节间隙，切开相对坚韧的瘢痕粘连组织，对髌上滑囊之间的粘连也要重点松解，如感针下松动后出针，包扎。手法弹压方法：患者屈髋 45°，窝下垫一支持物，固定大腿，术者用手握住足踝，屈曲弹压膝关节，逐渐加力，当有粘连撕开的感觉后，使膝关节屈曲至 90° 左右，然后去掉支持物，屈髋 120° 左右，屈曲弹压膝关节，使其达到最大屈曲范围。屈曲固定及功能锻炼：手法弹压成功后用绷带或石膏托固定膝关节于最大屈曲位，24～48 小时后可解除固定，然后进行主动或被动伸屈的功能锻炼，并可配合理疗和内服及外用中药等。共治 12 例，治愈 9 例，好转 3 例，总有效率 100%。

赵俊喜[11]等用针刀松解配合髌骨按摩治疗膝关节强直。治疗方法：病人仰卧，术者用手指触摸患者膝部，有结节或条索状物，且压痛明显处，定位（1～3个）常规消毒铺洞巾，用针刀从定位处刺入进行松解，术毕局部注射强地松龙及利多卡因。嘱患者术后常规服用抗生素药物，48小时后主动行膝关节锻炼。3日后接受髌骨按摩治疗，手法采用揉、推、摇、提、拿、弹拨及分筋法，每次30分钟，2日1次，同时嘱患者适当加强功能锻炼。2周后根据具体情况可再次松解（方法同上）。以上松解部位多在髌上囊，髌骨两侧，髌旁支持带，髌下脂肪垫，内外侧膝关节副韧带等处。共治55例，治愈22例，好转32例，无效1例，总有效率98.2%。

张天民[12]等用针刀配合膝关节间断主动活动治疗膝关节强直，针刀治疗：病人仰卧于手术台上，局麻，分别对股四头肌腱与髌上囊粘连带、股中间肌与股骨粘连带、膝关节及周围压痛点、股直肌挛缩带、鹅足止点、沿髌骨左右两侧缘骨支持带及关节囊点、膝内外侧支持带副韧带起止点、髌下脂肪垫等用甲紫定点。按四步进针法进针刀，根据术前定点及病情轻重，逐次、逐层切割粘连索带及硬结达骨面，然后行纵疏横剥法；对股中间肌与股骨粘连带分别从股直肌与股内外侧肌交汇部及股直肌中央三个部位直达骨面进行通透剥离松解；对股直肌挛缩带，在该肌全层作纵行网状切开松解；对髌骨活动受限或不能活动者，经髌骨两侧缘进行针刀会师剥离松解。当感觉针刀下有松动感时即证明施术有效。每次手术一般松解8～10个粘连点。手术一般每5～7日1次，手术部位则根据第1次手术后膝关节活动情况，在第1次松解点作补充松解，再加上未松解的其他粘连点。手法推拿：每次手术完毕后，将患膝置于手术台边，一助手按住患者大腿，术者握住患肢踝关节上方，轻轻推压屈曲膝关节5～6次后，用力弹压膝关节1次，使膝关节被动活动达到针刀松解手术后的最大限量。膝关节间断主动功能锻炼每次手法完成，病人在手术台上休息10秒，嘱病人下床，双脚分开平肩站地，双手握手术台边，作主动下蹲活动，活动幅度达到手法活动的范围，共10次，回病房休息。在手术间隔期间，每日早、中、晚各作下蹲活动10～15次。药物治疗：每次手术后青霉素800万单位、庆大霉素8万单位静滴3日，双氯芬酸钠缓释胶囊每次50mg，每日3次，至下次手术。共治52次，治愈26例，好转26例，总有效率100%。

杨宗胜等[13]运用针刀配合关节松动术治疗膝关节强直15例。①针刀治疗。患者仰卧位，膝下垫枕，以舒适为度。皮肤常规消毒，用1%利多卡因适量局麻，按四步规程在髌骨左右两侧缘中点处进针刀，切开剥离，严重者针至髌骨下面上下撬动髌骨数下，然后倾斜针体，剥离筋膜和侧副韧带。在髌骨上缘正中点位置垂直进针刀，达骨面后倾斜针体，与股骨干成50°角行切开剥离，刺入髌上囊下面，进行广泛的通透剥离。在髌韧带中点处针刀垂直髌韧带刺入达髌韧带下面，沿着与髌韧带平行的方向倾斜针体与髌韧带平面约成15°角，疏通剥离髌韧带和髌下脂肪垫。在髌骨下三分之一处的两侧边缘各取一点，垂直进针达骨面，针体向髌骨外倾斜松解翼状皱襞。取常见压痛点行针刀松解。术毕，针眼处贴创可贴3天。②膝关节松动术。针刀术毕后，对患侧膝关节作旋转摆动、关节分离手法，对髌股关节作分离牵引、滑动手法，并轻轻弹压膝关节5～6次。注意术后康复及抗感染。结果优10例，膝关节功能完全恢复正常；良3例，膝关节活动度基本恢复；可2例，膝关节活动度增加，优良率87%。

顾陈长等[14]运用推拿结合超微针刀治疗中风后膝关节强直45例。①推拿治疗：患者仰卧，腘窝下可垫一个5～10cm高的枕头，医者用轻柔的拿法和滚法在患侧膝关节周围来回操作3～5分钟，以放松关节周围的软组织；助手站于床头，用双手固定患者双侧腋窝，身体向后倾站于床头，用双手固定患者双侧腋窝，身体向后倾向足端牵拉约15秒后屈膝屈髋颤压5次，并重复连疗程间休息2天，治疗3个疗程后评定疗效。②超微针刀：充分暴露膝关节，医者用左手拇指指尖沿髌骨上缘循按，找出挛缩性条索筋结点后按压固定；髌骨四周常规消毒，选取刀身长18mm、直径0.5mm的一次性超微针刀；于膝关节伸展位时，医者右手持超微针刀，刀口线平行于髌骨骨缘将其切断，一般进刀深度为3～5mm；术后用干棉球按压刀口以防出血。隔日治疗1次，5次为1个疗程，治疗3个疗程后观察疗效。治疗结果：45例患者中，显效2例、有效41例、无效2例，总有效率为95.56%。

王岁珠[15]等采用刀治疗膝关节强直。定位：以关节周围硬结、挛缩条索处、手术瘢痕处和压痛点为治疗部位。具体在髌骨周围、股骨内外、髌韧带、附着点、髌两侧支持韧带、髌下脂肪垫、内外侧副韧带、腓骨小头、胫骨内髁等部位。操作：患者仰卧位，尽量弯曲患侧膝关节，腘部用软垫垫起。每次治疗选择3～5个反应明显的部位，消毒麻醉后铺无菌洞巾，用4号针刀操作。按照针刀四步进针规程进针刀，直达骨面行纵疏横剥，对瘢痕硬结、条索状病灶，视其范围大小，施行切开并行剥离，可横行铲剥，侧刀推切剥离或广泛性通透剥离，至针下出现松动感为度。松解髌下脂肪垫时，在髌韧带中点直进针刀，穿透髌韧带后倾斜针刀与髌韧带平面约呈15°角后分别疏通剥离，将粘连的髌韧带与脂肪垫充分分离。每周治疗1次，3次为1个疗程。手法治疗：患者仰卧伸直膝关节，医者用手抓住髌骨，用力上下左右活动10～20次后，将患关节担在床沿，小腿悬空，医者一手按在股骨下段，另一手握胫骨下段向下弹压使膝关节屈曲活动，幅度由小到大。弹压10～20次后，突然适当用力按压，此时多能听到明显的韧带撕裂声，然后保持尽量屈曲位3～5分钟后结束手法。膝关节屈曲功能经治疗有所恢复后可令患者在屈膝屈髋体位下施以上述手法。每周治疗2～3次。共治15例，治愈13例，好转2例，总有效率100%。

**3. 针刀结合中药熏洗治疗**

尹玮[16]用针刀治疗外伤性膝关节强直。患者取仰卧位，充分暴露膝部，在髌上囊、髌下脂肪垫及股四头肌的条索、硬结、压痛处取4～6个点作为进针点，并做标记。进行常规消毒后，按照四步进针规程进针刀，用4号直型针刀纵疏横剥进行闭合松解。中药：活血化瘀汤。白芍30g，当归15g，川芎10g，红花10g，桃仁10g，僵蚕10g，白芥子15g，根据病情严重程度行加减，水煎服，日一剂，同时用艾叶10g，防风10g，羌活10g，透骨草10g，伸筋草10g。水煎熏洗患处，早晚各1次。共治44例，治愈31例，好转11例，无效2例，总有效率95.5%。

孙新波[17]运用舒筋活络洗剂配合针刀治疗创伤后膝关节僵直42例。①针刀治疗。熏洗后，取内外膝眼、髌上股直肌附着点、内侧韧带附着点，皮肤常规消毒，按四步规程进针刀，纵行剥离2～4刀。3天1次，3次为1个疗程。②自拟舒筋活络洗剂熏洗。伸筋草、透骨草、路路通、桑枝、木瓜、川乌、草乌、红花、独活、牛膝等药煎水，先熏蒸后擦洗。并活动患侧膝关节，幅度由小到大，每天早晚各熏洗1次，每次30分钟，10天为1个疗程。结果优17例，关节活动范围完全正常；良18例，关节活动范围达到健侧 80%；可 6 例，关节活动范围达到健侧 60%～80%；差 1 例，无明显改善。优良率 83.3%。

敖宇空[18]等应用针刀、手法松解与药熏治疗肘膝部骨折后期关节强直。医者沿肘（膝）关节周围施以轻松手法，重点是通过经穴按诊确定结节、条索状物等具有显著压痛的阳性反应点，或通过手法寻找拉应力和压应力的集中点，作为针刀松解部位。一般每次仅选 4～6 个点施术。局部皮肤消毒后，选 4 号针刀按照四步进针规程进行操作。主要操作方法有：通透剥离、纵行疏通、横行剥离或铲剥切割。针刀治疗后配合手法拿、揉、弹拔关节周围软组织，沿肢体力线方向对抗牵引和被动屈伸关节等。屈伸幅度应以患者耐受为度，切忌粗暴用力，并注意保护骨折部位。针刀每周松解 1 次。术后第 2 日可进行中药熏洗与手法松解。辨证选用中药方剂四肢损伤洗方，煮沸制成汤液 2000～3000ml，热蒸气熏蒸，温药水浸洗患肘（膝）部，配合主动或被动活动患肢关节。每次熏洗时间约 20 分钟，直到药凉为止。每日 2～3 次。中药熏洗后即行手法推拿及功能锻炼。7 日为 1 疗程，8 周内作疗程评定。共治 80 例，治愈 72 例，好转 8 例，总有效率 100%。

高曦等[19]应用针刀配合骨科洗药治疗创伤后膝关节挛缩僵直 44 例。在髌骨两侧中点、髌骨上缘中点、髌韧带中点、髌骨下 1/3 处的两侧边缘各取一点进行针刀松解，后行手法松解，最好配合硬膜外麻醉。术后，将川椒、艾叶、透骨草、海桐皮、五加皮、荆芥、防风、蒲公英、紫花地丁、赤芍、红花、甘草各 15g，加水 2000～3000ml，煎沸 15～30 分钟，过滤去渣，倒入盆内，先熏蒸，待冷却至 40℃～50℃时再敷洗患膝关节，每日 1～2 次，每次 30 分钟以上，每剂连续煎洗 2 日，10 日为 1 疗程。44 例患者治疗 2 个疗程后，优 9 例，占 20%，肿胀疼痛消失，关节活动范围＞120°，伸直 0°，股四头肌肌力正常，肌肉无萎缩；良 25 例，占 57%，肿胀、疼痛基本消失，膝关节活动范围 90°～120°，伸膝受限＜10°，股四头肌肌力正常或无减弱，肌肉无萎缩；可 8 例，占 18%，肿胀、疼痛减轻，膝关节活动范围 60°～90°，伸膝受限≥10°，或膝关节活动幅度较治疗前增加 30° 以上，肌力减弱至Ⅳ级，肌肉有萎缩；差 2 例，占 4.5%，膝关节肿胀、疼痛及功能无明显改善，屈曲小于 60°，肌力Ⅳ级以下，肌肉萎缩。总有效率 95.45%。

**4. 针刀结合中药内服治疗**

彭树刚[20]运用针刀配合马钱子木瓜丸治疗 RA 膝关节强直的 100 例疗效观察。针刀组 50 例：针刀治疗：①第一次针刀治疗：病人仰卧于针刀治疗床上。膝下垫薄垫。用记号笔定点针刀治疗部位：髌上囊、膝内外侧支持带副韧带起止点、鹅足止点、股四头肌腱与髌上囊粘连带等。1%利多卡因局麻，刀具为Ⅰ型 4 号直行针刀。严格按照无菌操作。确定针刀方向，刀口线与施术部位神经血管、肌肉韧带纵轴一致，针刀体与术区皮肤相垂直，按四步进针规程进针刀。针刀经皮肤皮下组织，到达治疗部位，然后行纵疏横剥，沿骨面铲剥 2～3 刀。②第二次针刀治疗：用Ⅱ型 4 号直行针刀，严格按照无菌操作。松解股中间肌与股骨粘连带、股直肌挛缩带、髂胫束、沿髌骨左右两侧缘骨支持带及关节囊点及髌下脂肪垫等处的粘连，针刀经皮肤、皮下组织，到达治疗部位，然后摆动刀刃，松解软组织之间的粘连。③第三次针刀治疗：用Ⅱ型 4 号直行针刀，严格按照无菌操作。松解腓肠肌内外侧头处粘连，针刀经皮肤、皮下组织，到达治疗部位，然后摆动刀刃，松解软组织之间的粘连。待各点针刀施术完成后，逐个部位抽出针刀。

局部压迫止血 3 分钟后，创可贴覆盖针眼。针刀松解膝关节囊及周围软组织后，术者握住患者患侧小腿上段，嘱患者尽量伸屈膝关节，在最大伸膝位和最大屈膝位时，术者分别向相同方向弹压膝关节 2 次。每次手术后口服阿莫西林胶囊 0.2g/次，3 次/天，共服用 3 天，英太青每次 0.1g，每天 3 次，至下次手术前暂停服用。针刀治疗每星期 1 次，治疗 3 次为 1 个疗程。膝关节间断被动功能锻炼做完针刀治疗 48 小时后开始对患者病变膝关节做间断被动功能锻炼。嘱患者仰卧于治疗床上，病变膝关节自然伸直到最大限度，术者站在治疗膝关节同侧，用力按压膝关节，令患者膝关节尽量伸直，以患者耐受为度；然后令双膝自然屈曲到最大限度，术者站在治疗膝关节同侧，用力挤压膝关节，令患者膝关节屈曲到最大限度，以患者耐受为度；两者交替操作，每次间断按压 30 分钟，每日 2 次。待下次针刀治疗前暂停。中药组 50 例：采用口服马钱子木瓜丸及康复锻炼治疗，马钱子木瓜丸口服及康复锻炼方法与针刀组相同。治疗 3 周后评定疗效。观察治疗前后膝关节屈伸活动度。针刀组 50 例治疗前：18.54° ±10.16° ，治疗后：102.34° ±25.43° 。中药组 50 例：治疗前：20.78° ±9.39° ，治疗后：81.06° ±21.32° 。表明针刀配合马钱子木瓜丸治疗类风湿关节炎膝关节强直，可有效改善膝关节活动度，疗效明显优于中药组。

**5. 针刀配合其他疗法**

周辉等[21]运用自制针刀结合伤科手法治疗膝关节伸直型纤维性强直 38 例。治疗组 38 例，对照组 24 例，治疗组采用针刀结合伤科手法松解，配合局部 TDP 照射、CPM、功能锻炼及中药熏洗治疗。对照组采用伤科手法治疗、局部 TDP 照射、CPM、功能锻炼及中药熏洗治疗。①针刀治疗。患者仰卧位，被动屈曲患膝至最大限度。在关节周围的硬结、条索处、压痛处及瘢痕处，用甲紫标记。硬膜外麻醉后，常规消毒铺巾，刀口线与治疗部位的血管、神经、肌纤维、肌腱、韧带走行方向一致。进针后，呈放射状大面积松解。瘢痕粘连严重处作剥离松解。②伤科手法治疗。关节活动较前松动后，即可进行伤科手法治疗。医者抓住髌骨，用力上下左右活动数十次后，再进一步松解粘连，当闻及撕裂声，膝关节屈曲度增加至＞110º 为松解成功。如膝关节屈曲无改善，用针刀进一步松解，再次行手法治疗，直至膝关节屈曲＞110º。操作结束后，予地塞米松 10mg、利多卡因 6ml，注入撕裂处，反复屈伸膝关节数次，使药物在关节腔内充分扩散。“8”字绷带固定膝关节于最大屈曲位，24～48 小时后解除固定。针眼处贴创可贴，术后安放止痛泵。使用 CPM 器：术后 48h 开始使用 CPM 器，速度由慢到快，活动度从小到大。每次 1～2 小时，每天 4 次。以局部持续疼痛不超过 1 小时为安全尺度，术后 5～7 天拔除硬膜外导管，继续使用 CPM 器，3 周后可停用。术后当天或次日局部 TDP 照射。③功能锻炼。主动功能锻炼和被动功能锻炼。④中药熏洗。自拟膝洗方，于针口愈合后使用，每天 1 次，连续治疗 14 天为 1 疗程。间歇 5 天后，再开始下 1 疗程治疗，连续治疗 2 疗程。结果治疗组 38 例，优 26 例（68.42%），良 8 例（21.05%），可 2 例（5.26%），差 2 例（5.26%），总有效率 94.74%；对照组 24 例，优 11 例（45.83%），良 4 例（16.67%），可 4 例（16.67%），差 5 例（20.83%），总有效率 79.17%。治疗组疗效优于对照组。

段永敏等[22]运用针刀为主综合治疗创伤后粘连性膝关节强直 23 例。①针刀治疗。皮肤常规消毒，局部麻醉，对于股四头肌和股骨干之间的粘连用 2 号或 3 号针刀，于股骨内外两侧进针刀，达股四头肌和股骨干之间，行铲剥切开粘连。对于髌股关节之间的粘连，从髌周选 4～6 点，用 4 号或 3 号针刀，按四步规程进针，刺入关节间隙，切开坚韧的粘连组织，感针下松动后即出针。创可贴贴针眼处压迫止血，必要时可在术后 3 周内再行针刀松解 1～2 次。②膝关节松动手法。针刀松解后，弹压膝关节，幅度由小到大重复 3 次。屈曲固定、CPM 功能锻炼及牵引：手法弹压后，用石膏托固定膝关节于最大屈曲位，24 小时后解除固定，开始用 CPM，并指导患者进行关节锻炼及加强股四头肌的功能锻炼。结果：痊愈 15 例，有效 6 例，无效 2 例，总有效率 91.3%。作者认为粘连性膝关节强直容易导致伸膝装置粘连和膝关节内粘连，针刀能有效地松解以上病变。

勾瑞恩等[23]采用针刀松解结合运动疗法治疗膝关节伸直位僵直患者 62 例。①针刀松解。局麻或硬膜外麻醉，针刀松解髌骨两侧中点、髌骨上缘中点、髌韧带中点、髌骨下 1/3 处的两侧边缘各取一点用针刀经皮垂直刺入，然后按不同角度，倾斜针体疏通剥离。分别松解股四头肌腱，髌韧带、髌上囊及各滑囊之间粘连，直至通过手法可将膝关节屈至正常角度为止。后行手法松解。②运动疗法。关节松动，患者取卧位，膝微屈，术者以双拇指抵于患者髌骨上、下、左、右边缘，使髌骨向上、下、左、右各个方向滑动；牵伸，患者取俯卧位，于患膝关节屈曲至受限点时，进行无痛性股四头肌等长抗阻收缩，持续 5～10 秒，使肌肉感觉疲劳为度，然后嘱患者放松肌肉，用力屈曲患膝关节至预定的活动范围，休息几秒钟后重复该动作，该训练每日进行 3～5 次；肌力训练，对患者膝关节伸肌肌群及屈肌肌群进行徒手抗阻训练，或者利用墙壁拉力器、股四头肌训练器给予患者抗阻训练。62 例患者经 15～30 日治疗后，优 39 例，占 62.9%，无肿胀疼痛，膝关节屈曲≥110°，下蹲自如，日常工作生活正常；良 l8 例，占 29%，无肿胀疼痛，膝关节屈曲＞90°，下蹲稍受限，但不影响正常工作；中 5 例，占 8.1%，无肿胀，膝关节屈曲＞60°且＜90°，下蹲困难，稍影响日常工作生活。总有效率 100%。

**6. 自制针刀结合手法治疗**

李戈[24]等用针刀结合手法治疗骨折后因长期固定引起的膝关节强直，针刀治疗：以 2.0～2.5mm 的克氏针，将针尖磨成刃宽 2.0～2.5mm 的刀刃形，尾部屈曲成把手形状的自制针刀。患者仰卧，硬膜外麻醉，常规消毒铺巾，在髌骨内、外侧，股骨下端内外侧选取 3～6 个进针点，以外侧松解为主。被动屈伸膝关节，选取有硬结条索的部位进行松解，先在髌骨旁进针，进入髌股关节面，用针刀松解；然后在髌骨上缘自其上约 10cm 范围内进针，松解髌上囊，对股四头肌与股骨干之间的瘢痕、粘连进行松解。当感觉原来坚韧的组织有松动感，关节活动较前松动后，可行手法治疗。一助手抓住大腿，另一助手抓住小腿，利用身体重力缓慢用静压力屈曲膝关节，术者用手置于膝部和大腿前面，感觉到组织挛缩处，于障碍屈曲处用针刀进一步松解，屈曲加大至一定程度时，加大力度，此时可闻及残余粘连、松解的撕裂声，膝关节可屈曲至 100°～120°，用无菌敷料包扎。中药外洗：手术结束后 3～5 日，伤口愈合后，配合中药外洗。术后 1～3 周，每日 1 次，以双柏散加味煎水外洗：术后 3 周起，用骨外洗方加减煎水外洗，一日 1 次。共治 15 例，治愈 12 例，好转 2 例，无效 1 例，总有效率 93.3%。

**7. 水针刀治疗**

韩晓鹏[25]运用水针刀治疗创伤性膝关节周围组织粘连 5 例。①水针刀疗法。按水针刀的操作规程，结合膝关节 CR 片或 MRI 所示，标记内外侧副韧带、髌上囊、髌下囊、半膜肌滑囊处的压痛点。常规消毒后取大号马蹄水针刀，按水针刀进针法刺入骨面，回抽无血后行割拉摇摆三通三刀法，若遇硬结将其切开，然后扇形注入 3 号松解液，大面积粘连处，用筋骨纵横摇摆三通三刀法，扇形剥离后，于施术处加拔火罐，驱其淤血。术毕，创可贴贴敷。术后屈伸膝关节数下，每隔 10～15 日水针刀治疗 1 次，3 次为一个疗程。②关节松动术与中医按摩法。术后即可采用 Maltland 技术，三级与四级手法，以改善关节活动范围；术后第二天，使用中医按摩；术后第三天采用药物辅助治疗，以加强疗效。结果本组 5 例，痊愈 4 例，好转 1 例。

## 参考文献：


[1] 吴坛光，李建华，袁浩. 后侧肩关节囊松解联合“C”型针刀术式治疗肩关节僵直［C］. 第四届全国微创针刀学术年会暨第五次湖北省针灸学会针刀学术交流会会议论文集. 2012.

[2] 李树生. 针刀疗法为主治疗特殊群体的肘关节强直［J］. 中国社区医师（医学专业），2011，13（9）：164.

[3] 陈舒，万全庆. 运动疗法联合针刀治疗创伤后肘关节强直疗效观察［J］. 浙江中医杂志，2015，50（2）：125-126.

[4] 戴士良. 针刀与手法治疗外周型肘关节强直的体会［C］. 全国第七届针刀医学学术交流大会论文集. 2016：135.

[5] 张天民，蒋佩汝，葛恒君，等. 针刀治疗肘关节强直［J］. 湖北中医杂志，2005，（11）：53.

[6] 郑宏斌. 针刀手法结合熏洗治疗外伤肘关节强直 90 例［J］. 四川中医，2006，24（11）：107-108.

[7] 何金国，刘翔飞，吴献民，等. 针刀闭合松解术治疗粘连性膝关节强直 30 例疗效观察［J］. 临床医药实践，2013，22（12）：907-908.

[8] 万明智，徐光春，祁本杰. 小针刀治疗外伤性膝关节强直［J］. 时珍国医国药，2011，22（7）：1797.

[9] 尚小可，郑君，牛东生. 针刀松解治疗膝关节术后纤维性僵直 52 例［J］. 宁夏医学杂志，2010，32（9）：812.

[10] 高军茂，靳秀云. 小针刀松解治疗粘连性膝关节强直 12 例［J］. 现代中西医结合杂志，2000，（19）：1937-1938.

[11] 赵俊喜，王永洲. 小针刀松解配合髌骨按摩治疗膝关节强直 55 例体会［J］. 甘肃中医，2000，（5）：54-55.

[12] 张天民，曹恒君，邵高海. 针刀配合膝关节间断主动活动治疗膝关节强直［J］. 中国骨伤，2003，16（12）：752-753.

[13] 杨宗胜，简伟. 针刀配合关节松动术治疗膝关节强直 15 例［J］. 实用中医药杂志，2011，27（1）：43-43.

[14] 顾陈长，石艳，陈士云. 推拿结合超微针刀治疗中风后膝关节强直 45 例［J］. 按摩与康复医学，2017，8（17）：42-43.

[15] 王岁珠，韩晓峰. 小针刀治疗膝关节强直 15 例临床观察［J］. 中国乡村医药，2005，（6）：52-53.

[16] 尹玮. 中药配合小针刀治疗外伤性膝关节强直疗效观察［J］. 实用中医药杂志，2015，31（9）：802.

[17] 孙新波. 舒筋活络洗剂配合针刀治疗创伤后膝关节僵直 42 例［J］. 河南中医，2012，32（3）：328.

[18] 敖宇空，张新武，廖旦生. 针刀手法松解与药熏治疗肘膝部骨折后期关节强直 90 例临床观察［J］. 江西中医药，2006，(11)：58.

[19] 高曦，于雪峰，王红. 针刀配合骨科洗药治疗创伤后膝关节挛缩僵直 44 例［J］. 中医药学报，2006，34（3）：47.

[20] 彭树刚. 针刀配合马钱子木瓜丸治疗 RA 膝关节强直的疗效观察［C］. 全国第十一届中西医结合风湿病学术会议论文汇编. 中国中西医结合学会风湿病专业委员会，2013：4.

[21] 周辉，陈兴恺. 自制针刀结合伤科手法治疗膝关节伸直型纤维性强直 38 例疗效观察［J］. 新中医，2011，43（6）：108-110.

[22] 段永敏，于洋. 针刀为主综合治疗创伤后粘连性膝关节强直 23 例［J］. 深圳中西医结合杂志，2009，19（6）：378.

[23] 勾瑞恩，张朋. 针刀松解结合运动疗法治疗膝关节伸直位僵直 62 例［J］. 河南中医学院学报，2008，23（6）：75.

[24] 李戈，周俊德，周辉. 针刀经皮松解结合手法治疗创伤性膝关节强直 15 例［J］. 新中医，2006，（8）：74-75.

[25] 韩晓鹏. 水针刀治疗创伤性膝关节周围组织粘连 5 例［C］. 中国针灸学会微创针刀专业委员会第二届学术研讨会学术论文集，2010：226.

# 第九章

# 关节强直针刀术后康复保健操

“康复”这个词语来源于中世纪的拉丁语，其意是指“重新获得能力”。

20世纪90年代，国际卫生组织对康复的定义为：康复是指综合协调地应用各种措施，最大限度地恢复和发展病者、伤残者的身体、心理、社会、职业、娱乐、教育和周围环境相适应的方面的潜能。

所以，“康复”一词的含义是强调患者本身的活动能力和发展患者的潜能，说明康复的意义是强调患者的主动能力。针刀疗法发明以来。在其四大基本理论的指导下，治愈了成千上万的慢性软组织损伤和骨质增生患者，对一些局部的软组织损伤及骨质增生性疾病，比如桡骨茎突肌腱炎、跟骨骨刺等，只需使用1～2支针刀进行一次闭合性松解就能治愈，于是，有的医生就片面地认为，针刀治疗疾病就是靠针刀扎几下就行了，不需要其他辅助措施，其结果是普遍存在针刀见效快，复发率高的现象，以至于医生和患者都承认针刀治疗有效，但在短时间内就会复发。造成这种现象的原因一方面是对慢性软组织损伤的病理机制认识不足，只把疼痛点当成针刀的治疗点，不清楚慢性软组织损伤的病理结构是以点成线、以线成面的立体网络状病理构架，另一方面是不重视针刀术后的康复，忽略了人体自身的主观能动性。针刀治疗只是帮助人体进行自我调节的一种手段，是一种扶正的手段，人体弓弦力学系统的修复必须由人体自身发挥调节作用才能恢复正常的动态平衡。随着针刀医学的发展，针刀治疗的适应证不断扩大，已经从骨伤科疾病扩展到内、外、妇、儿、五官等多科疾病的治疗，在长期的类风湿关节炎疾病的治疗实践中，发现针刀的治疗次数不再是1～2次，可能达到8～10次，针刀的治疗部位也不再是1～2刀，而是10～12刀，或者更多。这样，针刀术后人体的自我修复就需要更长的时间，因此，我们根据人体弓弦力学系统和慢性软组织损伤的病理构架理论设计了类风湿关节炎疾病针刀术后康复操，帮助人体进行针刀术后的自我调节，这种方法是让患者主动参与，充分发挥人体的自主意识，将动态弓弦力学单元的锻炼和静态弓弦力学单元的锻炼两者有机地结合起来，加快针刀术后组织的修复，尽快恢复人体弓弦力学系统的力平衡。

本套康复操具有如下特点：

（1）每一式都在神情安逸、放松中练习，使患者取得事半功倍的疗效，总在喜、怒、哀、怨、恨中，何来平衡之趣。

（2）在伸肩式和跪膝式中都安排了肌肉作静力收缩练习的时间，持续用力8秒后，然后加大用力作短促的动力收缩一次。这是根据针刀医学整体理论、网眼理论和中医推拿“寸劲”演变而来，这种方法可以将运动练习从动态弓弦力学单元的练习逐渐转变到静态弓弦力学单元的练习，从局部弓弦力学系统的练习逐渐转变到整体弓弦力学系统的练习，体现了以点成线，以线成面的整体康复理念。

（3）虽然每一式都明确了练习部位和主要运动肌群，且每式都具有调节机体的整体性和协调性的作用，但其练习量的多少需要患者根据自身的条件，量力而行，不可拘泥。

（4）很多练习者欲速愈，试图整天地练习，却忘记了欲速不达的古训，在完成了适合自身练习量的前提下，应参加非练习的各项动作内容，甚至参加社会活动，在乐趣中培养康复的信心，我们谓之“功课以外，快乐之中”。

## 一、预备式

身心放松，神态安逸，两脚并拢，周身中正，两手自然下垂，目平视前方，深呼吸3次（图9-1）。

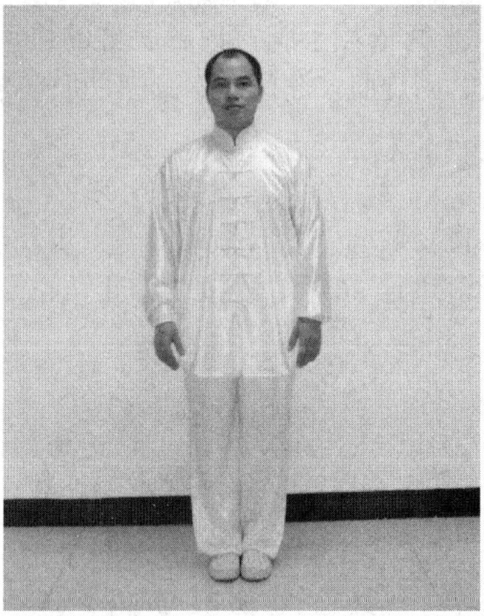

图9-1　预备式示意图

## 二、伸肩式

**1. 练习原理**

本式练习肩关节肩袖肌群、肩带肌及腕掌部肌群的协同运动能力。

**2. 练习方法**

两脚并拢，周身中正，两手体前十字交叉上举于头顶上方，翻掌心向上，肩、肘、腕及双臂用力作推举状，持续8秒，第9秒时，加大用力向上推举一次，随即放松，保持原姿势，双腕交替向上推揉36次，放下双臂，还原体侧，自然呼吸三次，重复上述动作9遍（图9-2，图9-3）。

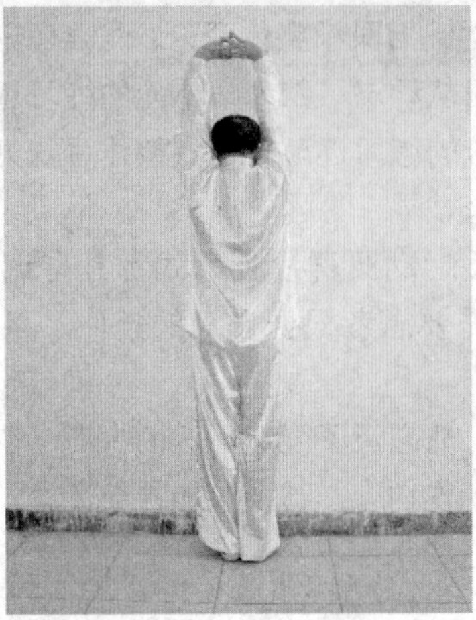
图 9-2　伸肩式示意图 1

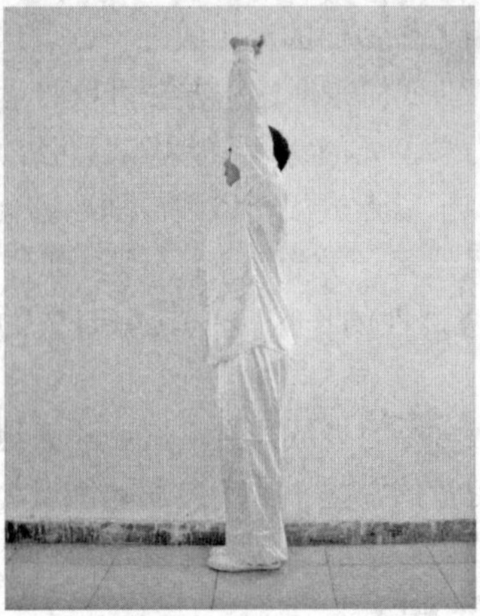
图 9-3　伸肩式示意图 2

## 三、压胸式

**1. 练习原理**

胸椎的动态平衡和力学平衡依赖于胸背部各肌群的协调运动和胸肋关节的微小运动。本式练习增强了多裂肌、回旋肌、肋间肌、颈髂肋肌等的协调运动能力，调整了胸椎各关节的平衡关系。

**2. 练习方法**

面墙而立，双臂向上伸直轻贴墙壁，双脚后撤一大步，全身放松，双臂向上尽力伸展，胸部尽力压贴墙壁。反复进行 36 次。中立位停止，自然呼吸（图 9-4）。

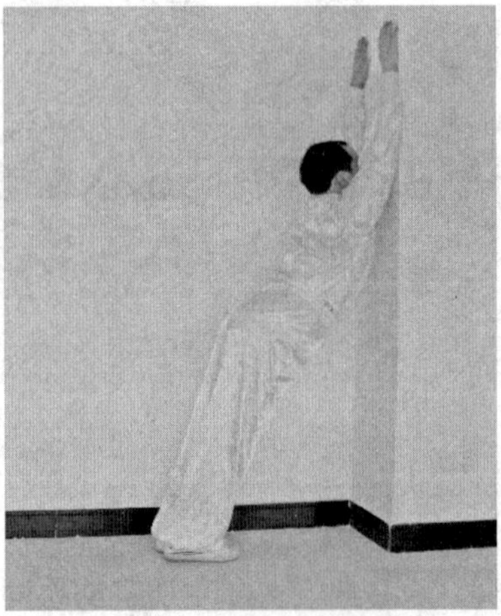
图 9-4　压胸式示意图

## 四、搓腰式

**1. 练习原理**

本式练习操锻炼腰背肌群、上肢肌和下肢肌各肌群的协调能力。通过腰部运动，培补身体元气，提高生命原动力。

**2. 练习方法**

两手从体侧向后上升，中指相接，抚于腰部向下搓动，至尾骨尖轻揉3次，双手上升，搓回腰部，连续9次，还原放松，自然呼吸（图9-5，图9-6）。

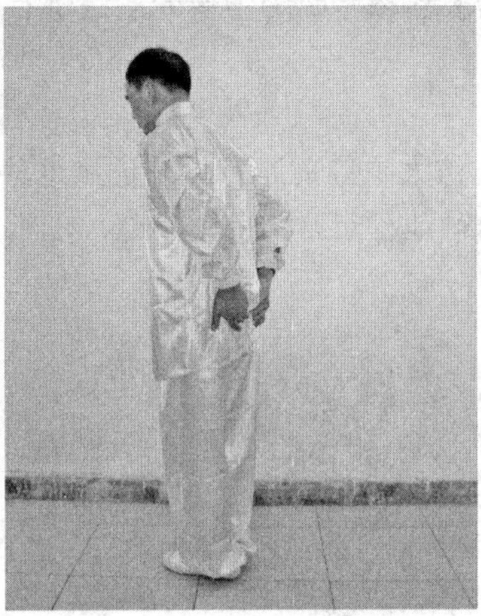

图9-5　搓腰式示意图1

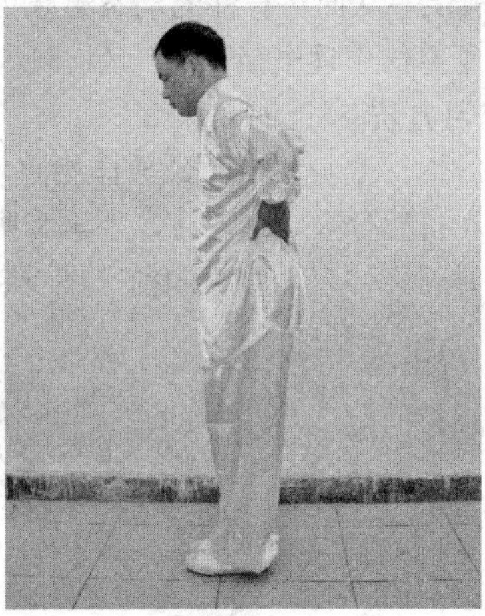

图9-6　搓腰式示意图2

## 五、跪膝式

**1. 练习原理**

本式练习锻炼膝关节股四头肌各止点、髌腱、膝关节各肌群、跟腱及足部各肌腱的协同运动能力。

**2. 练习方法**

双手叉腰，双脚并步站立，保持躯干和大腿成一直线，膝关节慢慢下跪，体会膝关节髌腱、膝关节内外侧肌群及脚后跟腱的牵拉紧张感，坚持8秒，第9秒稍用力下跪，牵拉髌腱及跟腱1次，并步还原，深呼吸3次（图9-7）。

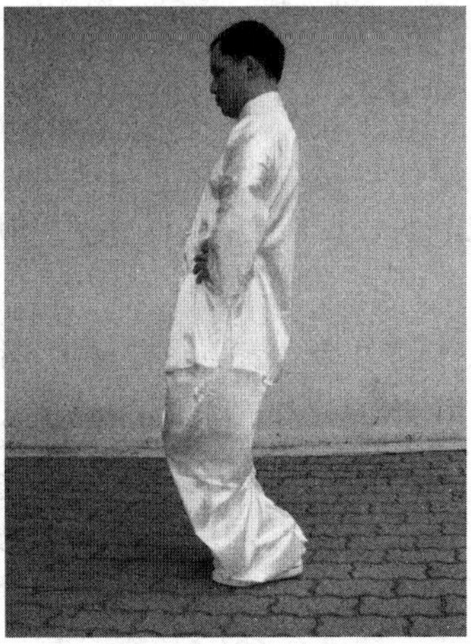

图9-7　跪膝式示意图

## 六、象行式

**1. 练习原理**

本式康复操锻炼腰背肌、脊柱周围的韧带及上下关节突关节以及与全身所有肌群的协调运动能力，从而将脊柱的动态弓弦力学单元和静态弓弦力学单元的锻炼有机地结合起来，恢复整体生理平衡。

**2. 练习方法**

四肢触地，全身放松，颈项自然向前伸展，仿大象向前爬行，前进后退共 20 步，还原放松，自然呼吸。练习时，手掌和脚掌放松触地行走，向前迈步时，位于后面的那条腿一定要努力伸直，脚掌向前（图 9-8）。

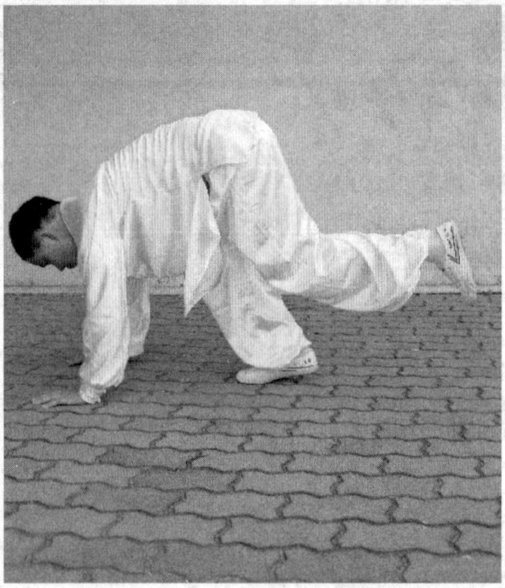

图 9-8　象行式示意图

## 七、推腹式

**1. 练习原理**

本式练习操对内脏进行挤压和按摩，使内脏均接受了有序的被动运动，同时，锻炼了腰背肌群、多裂肌、回旋肌等的协调能力，所以提高内脏和肢体的协同运动能力。

**2. 练习方法**

平躺于练习毯上，两手从体侧上升，掌心相叠置于胸部，肩、肘、腕放松，相叠的双手沿体前正中线轻推至耻骨联合部，稍停，轻压，然后，相叠的双手稍离腹部皮肤寸许，沿体前正中线返回胸部，双手沿体前正中线再轻推至耻骨联合部，稍停，轻压，如此反复 50 次，还原放松，自然呼吸 3 次。同理，继续沿两侧锁骨中线各轻推 50 次，然后再回到体前正中线轻推 50 次，还原放松，自然呼吸 3 次（图 9-9，图 9-10）。

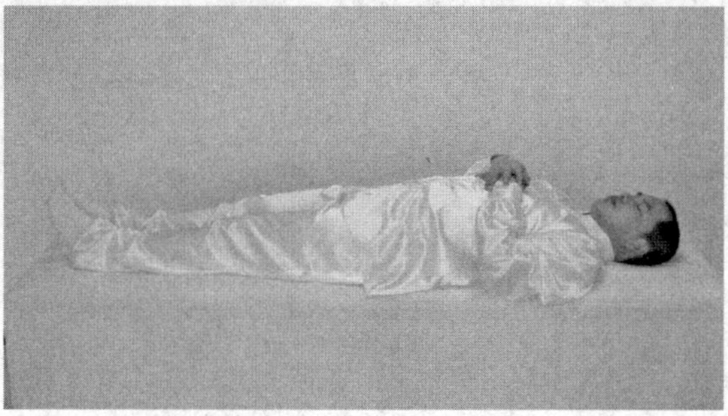

图 9-9　推腹式示意图 1

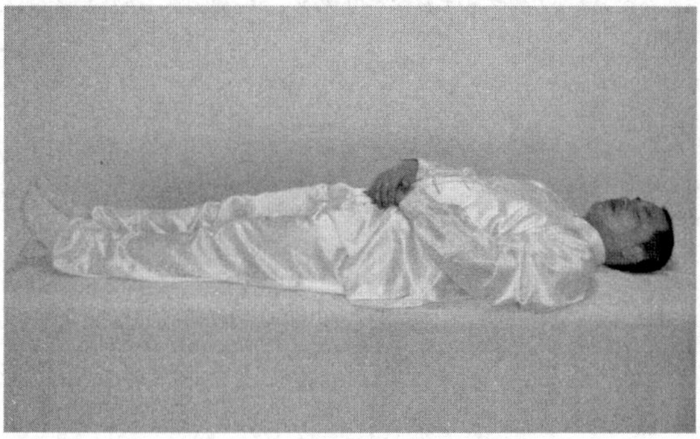

图 9-10　推腹式示意图 2

## 八、推掌式

**1. 练习原理**

本式练习操通过呼吸运动的力量传递，让内脏和脊柱周围的韧带及上下关节突关节产生有序运动，锻炼脊柱静态弓弦力学系统和内脏的协同运动能力。

**2. 练习方法**

平躺于练习毯上，两手掌心相叠置于腹部，全身放松，自然呼吸，认真体会吸气时腹肌对双手掌的推动和气流对腰部的撑涨感，默数 300 次（图 9-11）。

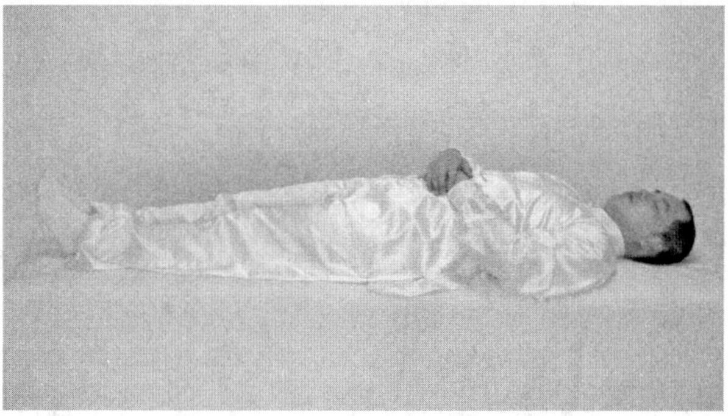

图 9-11　推掌式示意图